스스로 마음을 가꾸는 일상 속

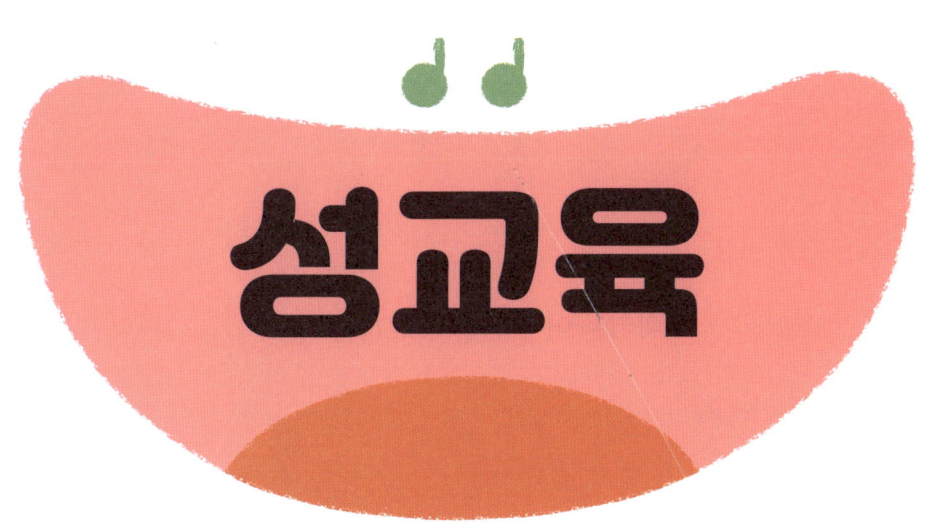

성교육

모듀

스마일 성교육은 어떤 책일까요?

① 학교 현장에서 아이들을 지도하며 성교육의 필요성을 느낀 특수교사 세 명이 함께 만들었습니다. 특수교사로서 성교육을 지도하면서 겪었던 고민과 효과적인 성교육 방법을 담았습니다.

② 교재 내용은 아이들의 눈높이에서 이해하기 쉽도록 구성했습니다. 아이들은 생활 속에서 자신의 힘으로 문제를 해결하는 능력을 키울 수 있을 것입니다.

③ 성교육을 국어 교과와 연계했습니다. 교재의 읽기 자료는 단어 수준의 읽기·쓰기를 하는 아이들에게 적합한 난이도로 구성했습니다. 또한 그림을 단서로 글의 내용을 파악할 수 있도록 했고, 일상 생활과 관련된 친숙한 단어는 직접 따라 쓸 수 있게 만들었습니다.

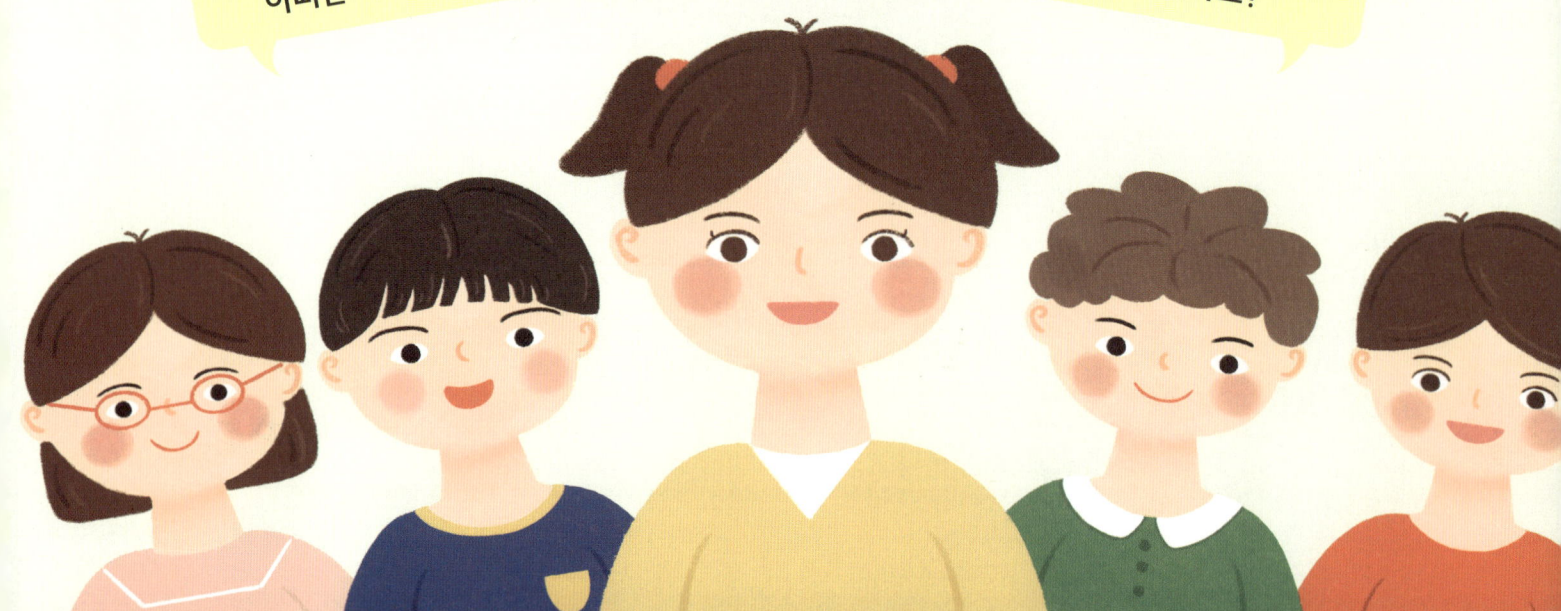

혼자서 똥 닦기가 어려워요.

친구에게 뽀뽀하면 안 돼요?

친구랑 같이 변기 칸에 들어가면 안 될까요?

왜 여기서는 코를 파면 안 되나요?

화가 날 때 소리 지르고 싶어요.

씻는 게 귀찮아요. 나는 냄새가 나도 괜찮아요.

아기는 어떻게 생기나요?

엄마는 왜 가슴이 커요? 아빠는 왜 털이 많아요?

모르는 아저씨가 사주는 아이스크림은 먹으면 안 되나요?

시리즈 구성

- 스마일 성교육 어린이편은 유아와 초등 저학년 학습자를 떠올리며 만들었습니다. 그러나 필요한 영역이 있다면 연령과 관계 없이 얼마든지 활용할 수 있습니다.

- 몸, 가족, 청결, 관계, 대처 기술 등 다양한 성교육 내용 요소를 다루며, 기본 개념을 배우는 것에서 시작하여 점차 복잡한 내용으로 확장하여 나아갑니다.

- 같은 주제나 개념을 여러 번 반복하여 다루면서 학습자의 이해에 깊이를 더하고, 이전에 배운 내용을 재확인해 온전한 자기 지식으로 만들어갈 기회를 제공합니다.

교재 구성

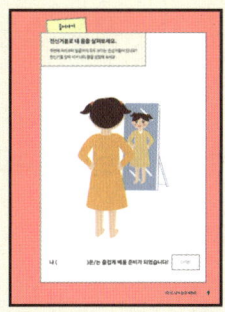

들어가기

- 단원과 관련 있는 활동으로 **흥미 유발**
- 다짐을 통해 학습에 대한 **동기 UP!**
- **학습자 주도**의 배움을 유도

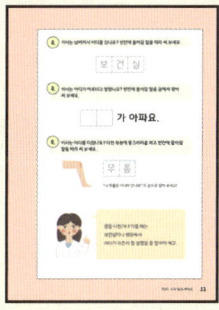

배움 열기

- 문제 상황 또는 주인공의 고민을 통해 앞으로 **배울 내용 암시**
- 초등 저학년의 문해력을 고려하여 **10줄 이하의 짧은 글**로 구성
- 글을 읽고 간단한 질문으로 내용 이해도 점검 → **독해 능력 향상**

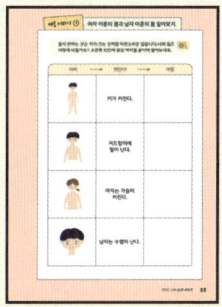

배움 더하기

- '배움 열기'에서 제시된 **문제 상황과 고민을 해결**
- 주제에 대한 본격적인 활동을 통해 **배움을 확장**
- 자연스러운 **반복 학습**으로 성교육 내용 요소를 차근차근 정복

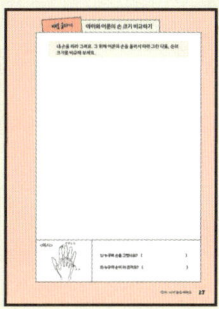

배움 굳히기

- 일상생활에 적용할 수 있는 **실천적 활동**으로 제시
- 단원과 관련 있는 **심화 활동**으로 구성
- 배운 지식을 다양한 상황에 적용하며 **일반화 촉진**

목차

1단원 나의 몸을 배워요

1. 내 몸을 살펴보아요 · 10p
2. 아이의 몸과 어른의 몸 · 23p
3. 보여주면 안 돼, 만지면 안 돼 · 28p

2단원 우리는 모두 소중해요

1. 소중한 내 얼굴 · 40p
2. 소중한 우리 가족 · 48p
3. 우리는 모두 소중한 존재 · 58p

3단원 내 몸을 깨끗하게 관리해요

1. 안 씻으면 생기는 일 · 66p
2. 팬티 속이 가려워요 · 81p
3. 가족 간 지켜야 할 예절 · 86p

4단원 화장실을 바르게 사용해요

1. 화장실에 가요 • 94p
2. 변기를 바르게 사용해요 • 102p
3. 화장실 예절을 알고 지켜요 • 120p

5단원 공적 장소와 사적 장소를 알아보아요

1. 공적 장소와 사적 장소 • 138p
2. 공적 장소에서 예절을 지켜요 • 148p

6단원 내 감정과 내 몸은 소중해요

1. 내 감정은 소중해요 • 162p
2. 감정을 표현하는 방법 • 173p
3. 나쁜 접촉에 대처해요 • 180p

붙임 딱지와 오리기 자료

선생님·보호자용 성교육 가이드
*교재 활용 전, 가이드를 읽고 지도해 보세요!

스스로
마음을 가꾸는
일상 속
성교육

이 책에 등장하는 친구들이에요!
친구들과 함께 우리의 몸과 마음을 즐겁게 배워요.

나는 궁금한 게 많은 호기심 대장이야.

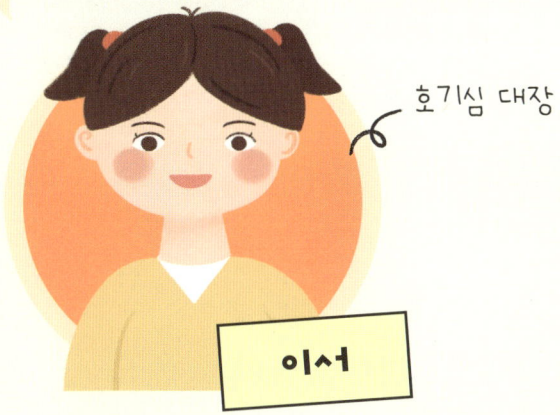

호기심 대장 / 이서

나는 친구들이랑 노는 걸 좋아해!

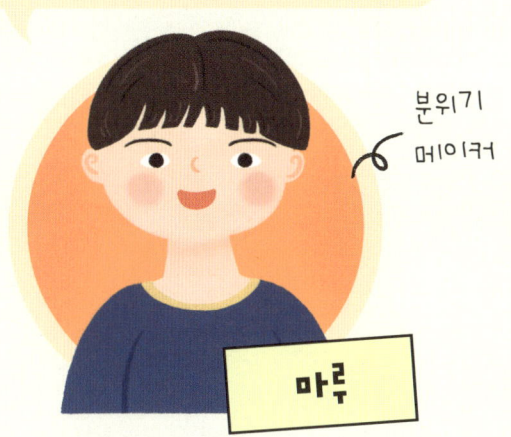

분위기 메이커 / 마루

나는 장난치는 게 세상에서 제일 재밌어!

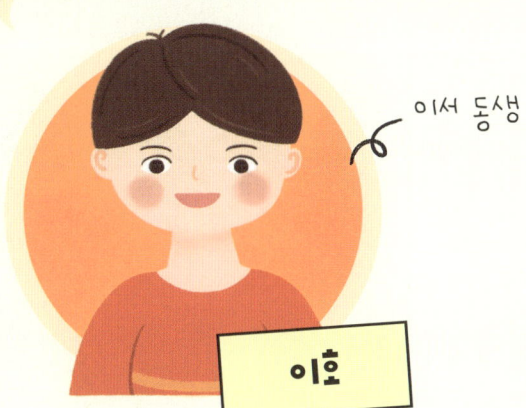

이서 동생 / 이호

나는 책을 읽고 공부하는 게 좋아.

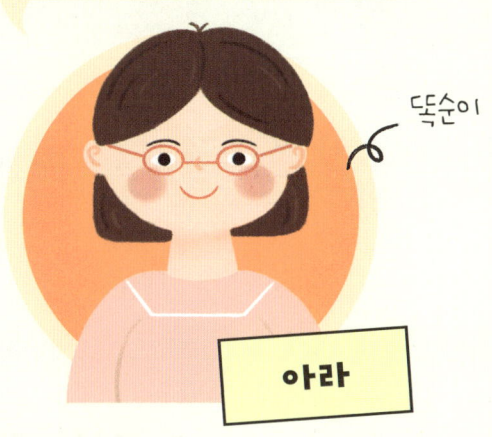

똑순이 / 아라

나는 단짝 친구인 마루랑 노는 게 제일 좋아!

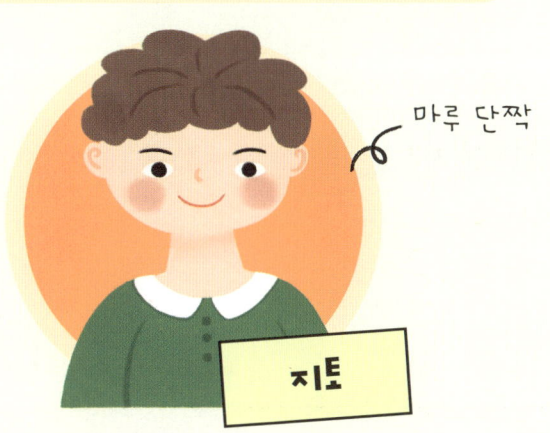

마루 단짝 / 지토

1단원 나의 몸을 배워요

단원 구성

1. **내 몸을 살펴보아요**
   #나의 몸의 명칭과 기능
   #아플 때 대처 방법

2. **아이의 몸과 어른의 몸**
   #어른이 되면 생기는 몸의 변화
   #남녀의 신체 차이

3. **보여주면 안 돼, 만지면 안 돼**
   #보여주면 안 되는 몸의 부위
   #만지면 안 되는 몸의 부위

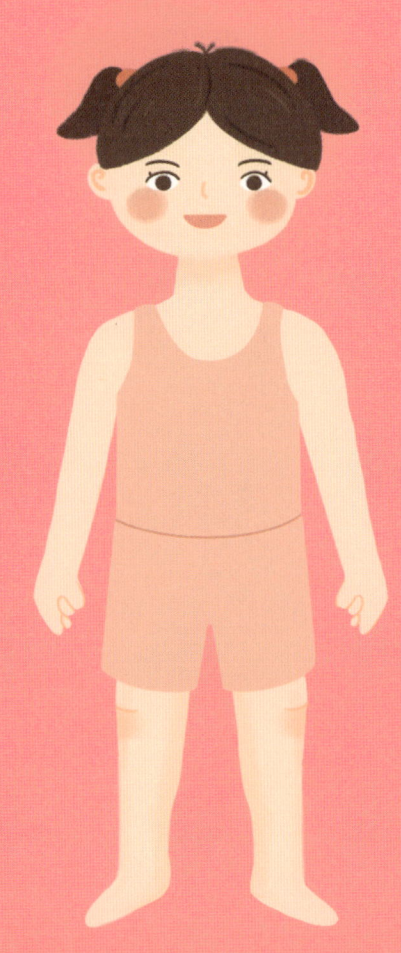

들어가기

전신거울로 내 몸을 살펴보세요.

주변에 머리부터 발끝까지 모두 보이는 전신거울이 있나요?
전신거울 앞에 서서 나의 몸을 관찰해 보세요.

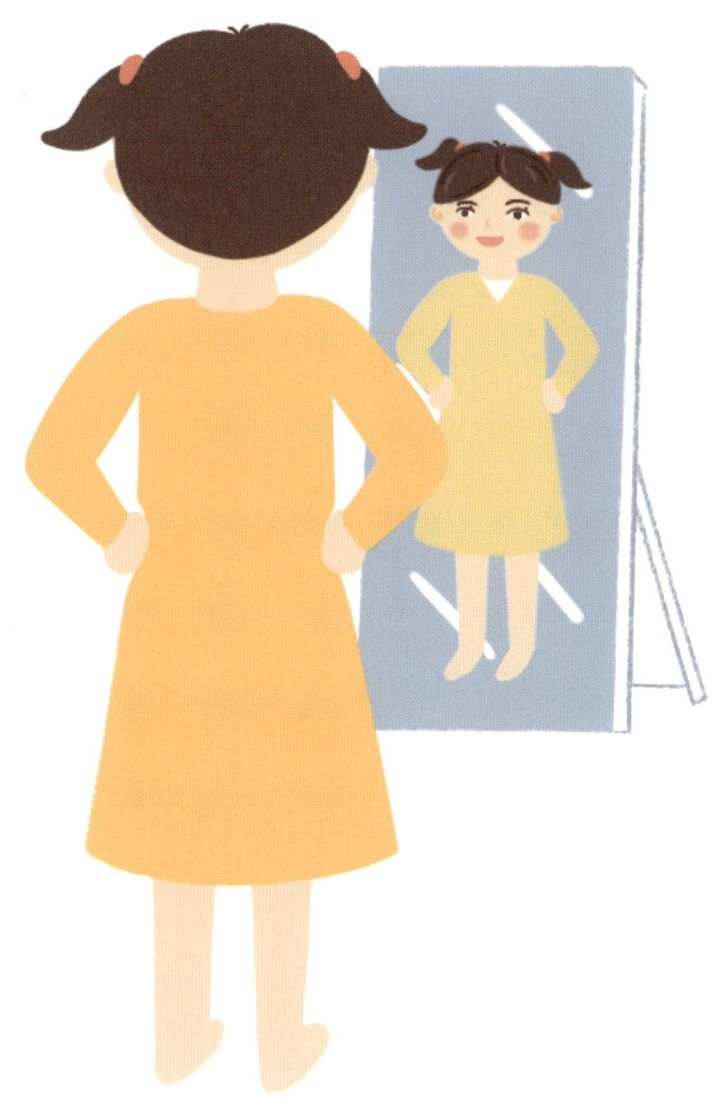

나 (　　　　　)은/는 즐겁게 배울 준비가 되었습니다!　(서명)

1단원. 나의 몸을 배워요

1. 내 몸을 살펴보아요

배움 열기 ① 다리를 다쳐서 보건실에 갔어요.

이서가 넘어져서 다리를 다쳤어요.
그래서 보건실에 갔어요.

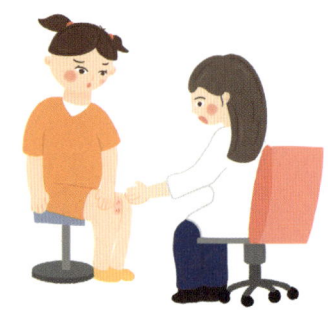

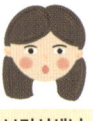
보건선생님: 어디가 가장 아프니?

이서: 다리가 아파요.

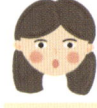
보건선생님: 다리 중에 어디가 가장 아프니?

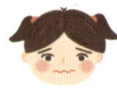
이서: 네? 다리요…….

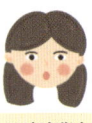
보건선생님: 세 군데 중에서 어디가 아프니?

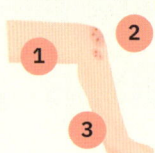

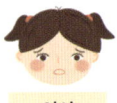
이서: 2번, 가운데가 아파요!

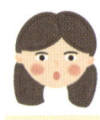
보건선생님: 거기는 무릎이란다.

Q. 이서는 넘어져서 어디를 갔나요? 빈칸에 들어갈 말을 따라 써 보세요.

| 보 | 건 | 실 |

Q. 이서는 어디가 아프다고 말했나요? 빈칸에 들어갈 말을 글에서 찾아 써 보세요.

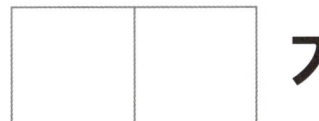 가 아파요.

Q. 이서는 어디를 다쳤나요? 다친 부분에 동그라미를 하고 빈칸에 들어갈 말을 따라 써 보세요.

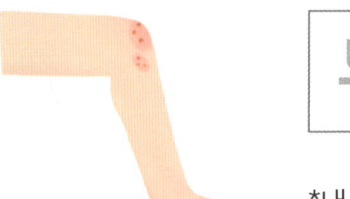

| 무 | 릎 |

*내 무릎은 어디에 있나요? 두 손으로 짚어 보세요!

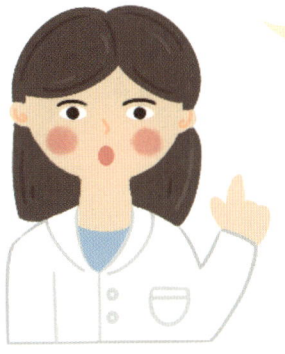

몸을 다쳤거나 아플 때는
보건실이나 병원에서
어디가 아픈지 잘 설명할 줄 알아야 해요.

1단원. 나의 몸을 배워요

배움 더하기 ① 우리 몸의 이름 익히기

1 그림을 보고 몸의 이름을 소리 내어 읽어보세요.

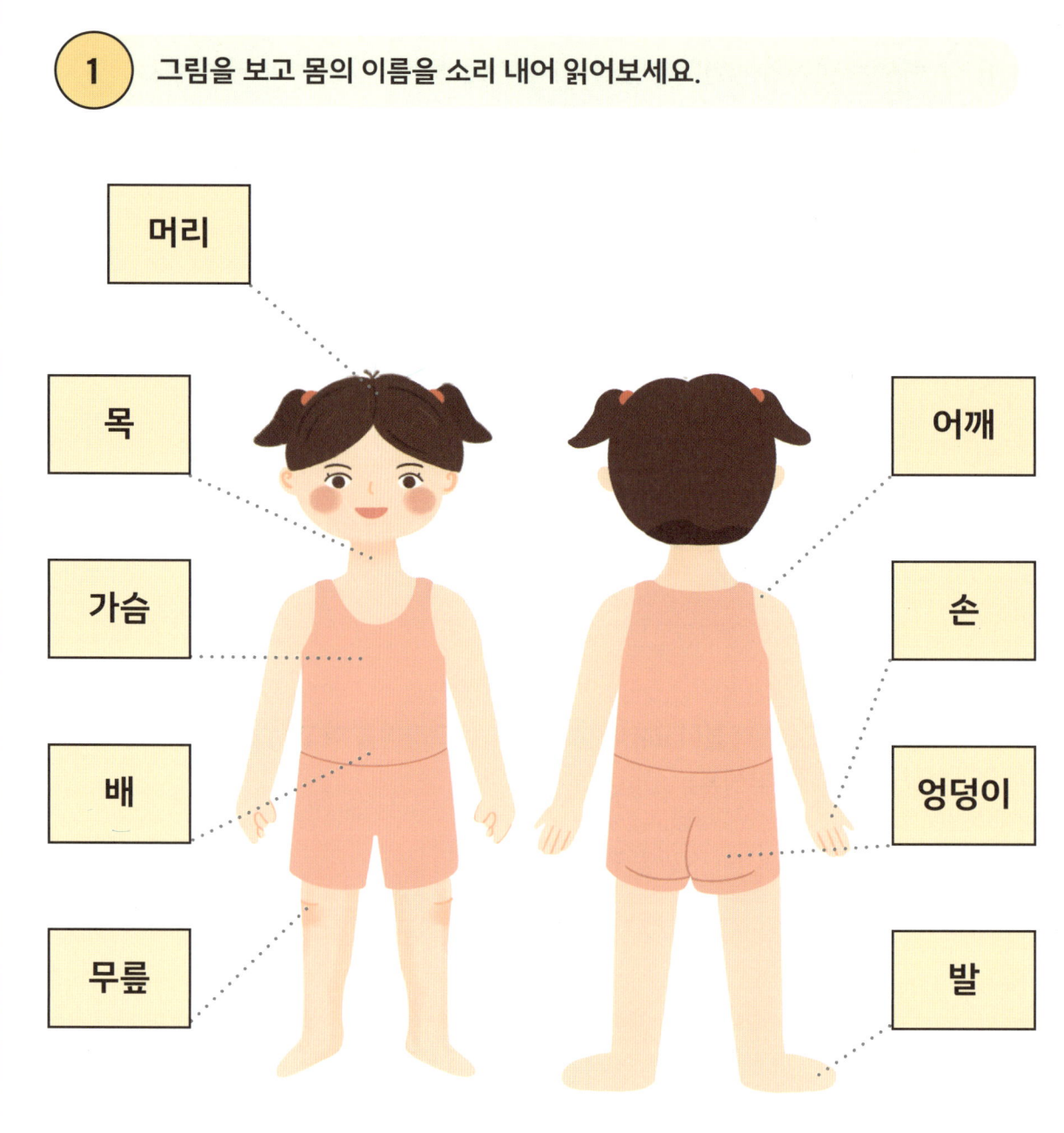

2 동요 '머리 어깨 무릎 발'을 부르며 몸의 이름을 익혀요. ♪♫

머리 어깨 무릎 발 무릎 발
머리 어깨 무릎 발 무릎 발
머리 어깨 발 무릎 발
머리 어깨 무릎 귀 코 귀

3 빈칸에 들어갈 글자 붙임 딱지를 붙여 보세요.

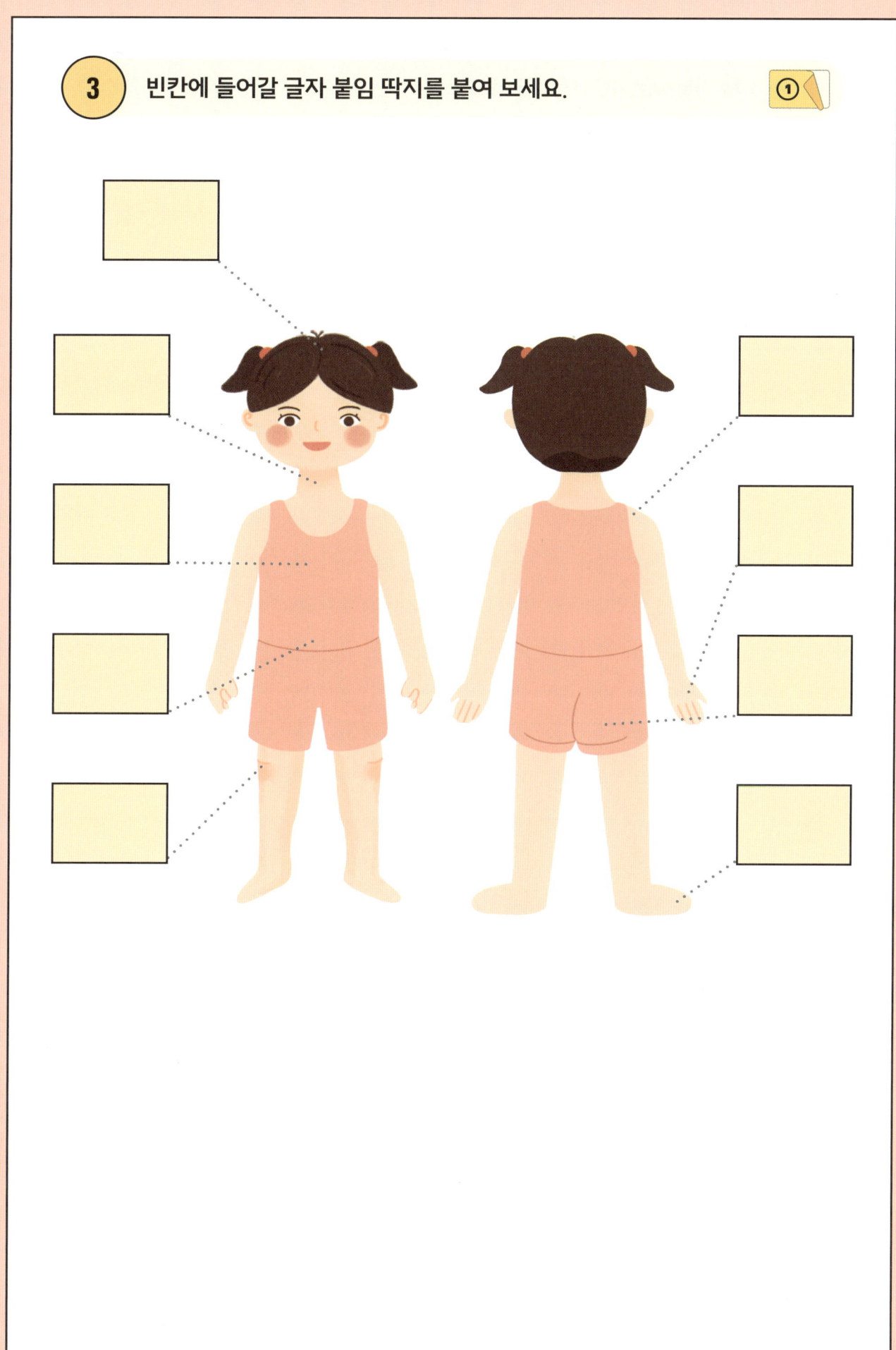

1단원. 나의 몸을 배워요

4 몸의 이름으로 빙고 놀이를 해요.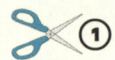

빙고판		

[빙고 놀이 방법] 빙고 놀이는 X표로 3줄을 만드는 놀이예요.

① [오리기 ①]의 '우리 몸 그림' 오리기
② 한 칸에 '우리 몸 그림' 한 개씩 붙이기
③ 한 명씩 돌아가며 내가 붙인 몸의 이름을 하나씩 이야기하기
④ 나 또는 친구가 말한 것은 X표 하기
⑤ X표로 한 줄이 완성되면 빙고!
⑥ 빙고 세 줄이 먼저 완성되면 이번 게임 빙고왕!

배움 더하기 ② 아픈 부위와 이름 연결하기

친구들은 어디가 아픈 걸까요? 그림과 글자를 줄로 잇고, 빈칸에 들어갈 말을 따라 써 보세요.

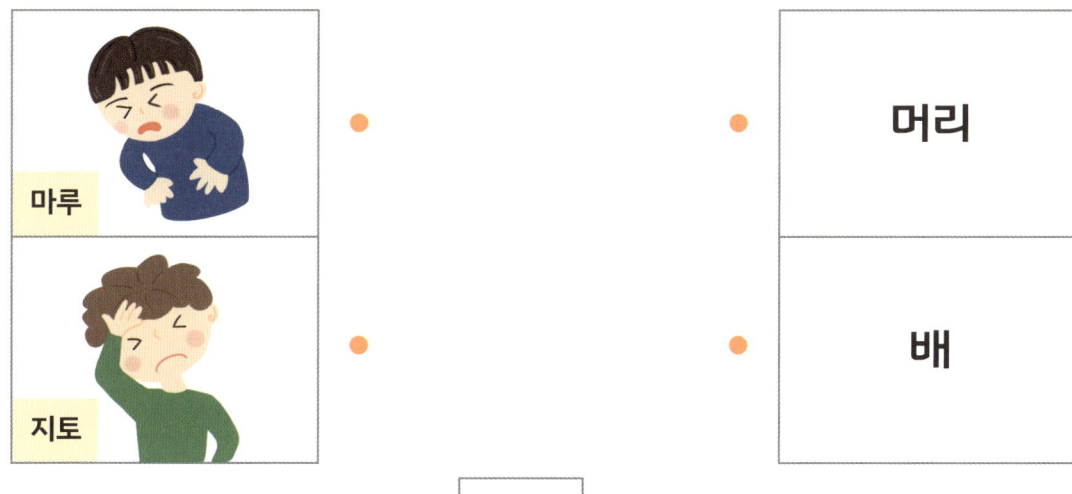

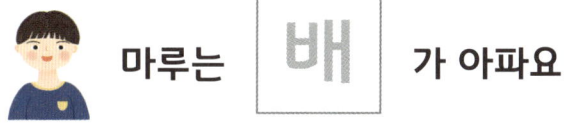
마루는 배 가 아파요.

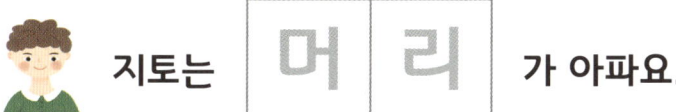
지토는 머리 가 아파요.

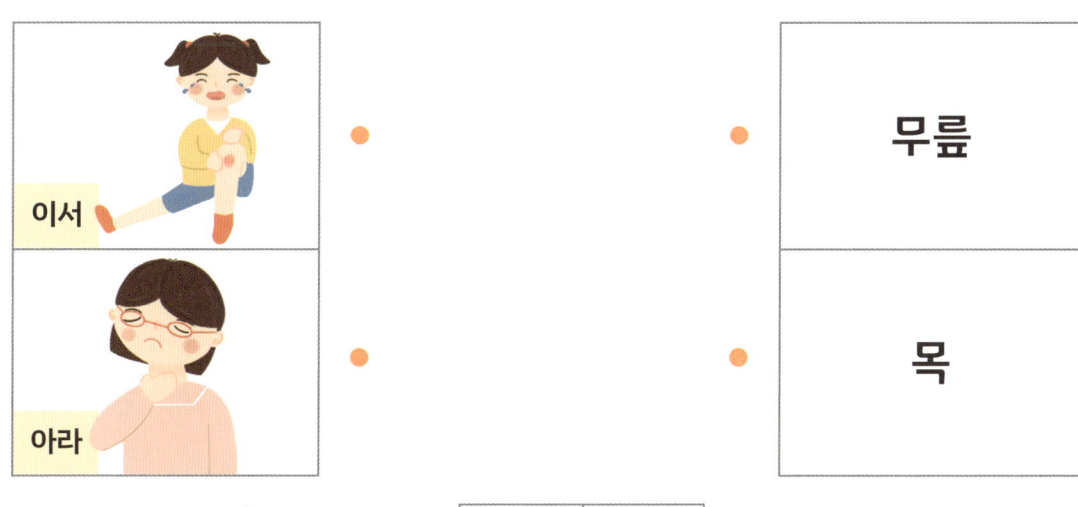

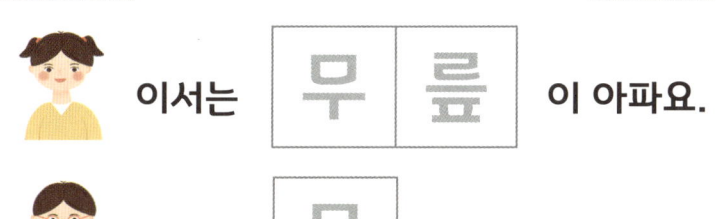
이서는 무릎 이 아파요.

아라는 목 이 아파요.

배움 곱하기 아픈 곳을 말하는 방법 알아보기

1 몸이 아팠던 경험을 나누어 보아요.

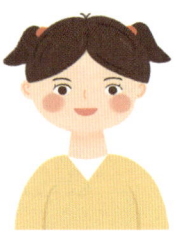

몸이 아팠던 적이 있나요?
어디가 아팠나요?

2 아픈 곳을 말하는 방법을 연습해요. 빈칸에 들어갈 말을 따라 쓰고 읽어 보세요.

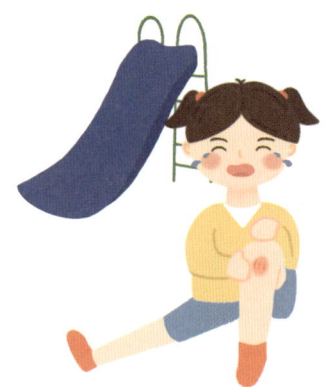

이서가 놀이터에서 놀다가 넘어져서
무릎이 아파요.
어떻게 해야 할까요?

같이 간 어른께

" 무 릎 이

　아 파 요 ." 라고 말해요.

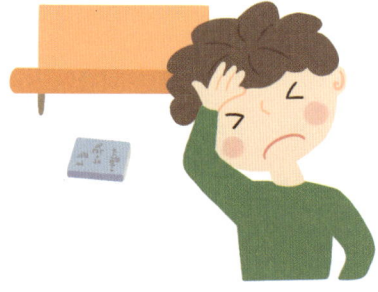

지토가 집에서 책을 보는데
갑자기 머리가 아파요.
어떻게 해야 할까요?

집에 계신 어른께

" 머 리 가

　아 파 요 ." 라고 말해요.

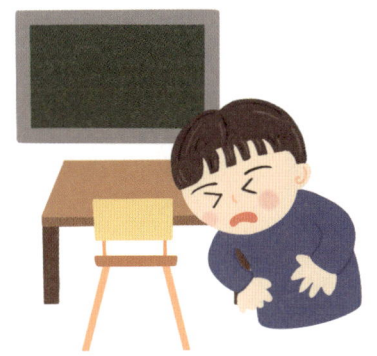

마루가 교실에서 수업을 듣는데
배가 아파요.
어떻게 해야 할까요?

선생님께

" | 배 | 가 |

| 아 | 파 | 요 | ." 라고 말해요.

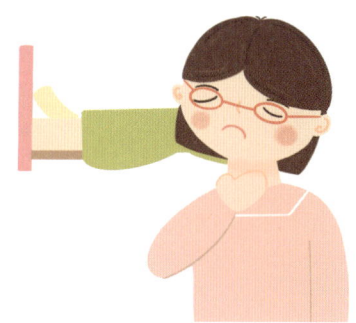

아라가 아침에 일어났는데
침을 삼킬 때마다 목이 아파요.
어떻게 해야 할까요?

집에 계신 어른께

" | 목 | 이 |

| 아 | 파 | 요 | ." 라고 말해요.

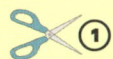 [오리기 ①]의 카드를 활용하여 말하기 연습을 해 보세요.

1단원. 나의 몸을 배워요

배움 열기 ② 나의 몸은 무엇을 하고 있나요?

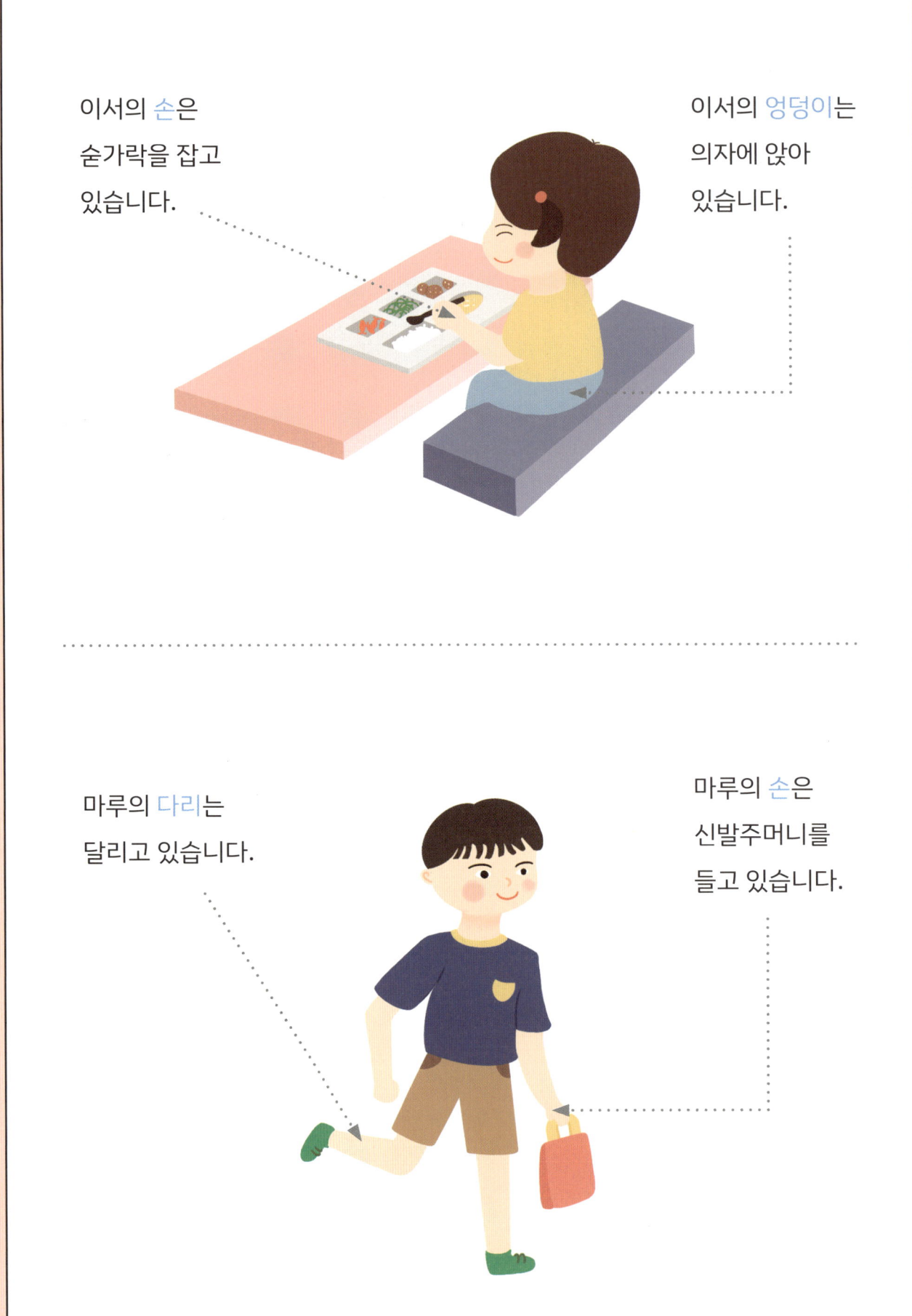

이서의 손은 숟가락을 잡고 있습니다.

이서의 엉덩이는 의자에 앉아 있습니다.

마루의 다리는 달리고 있습니다.

마루의 손은 신발주머니를 들고 있습니다.

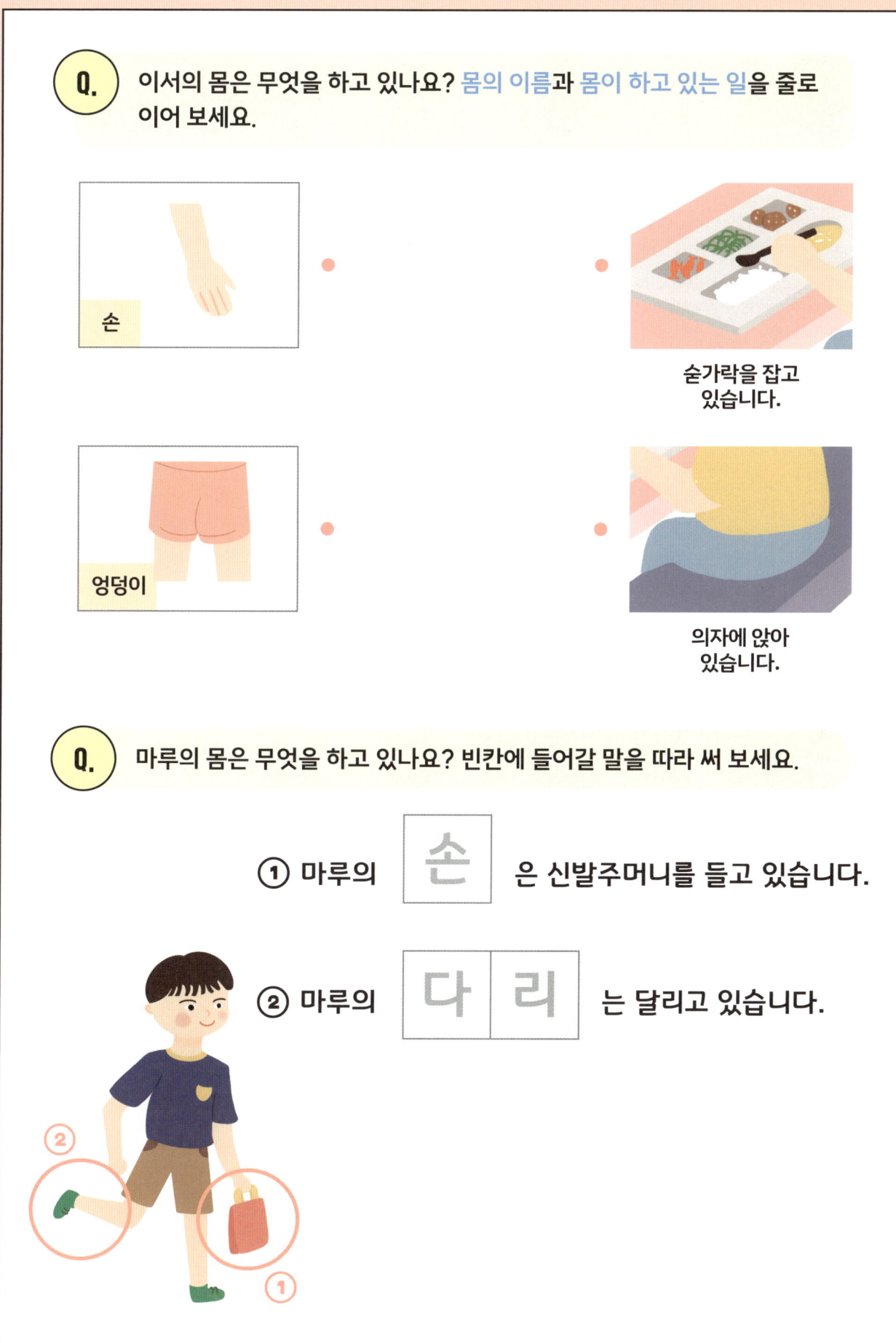

| 배움 더하기 ① | 내 몸이 하고 있는 일 관찰하기 |

1 나의 손과 엉덩이가 무엇을 하고 있는지 관찰해요.

나의 손은?

나의 엉덩이는?

2 지금 나의 손과 엉덩이는 무엇을 하고 있나요?

나의 손은?

<예시> 연필을 잡고 있다.

나의 엉덩이는?

<예시> 의자에 앉아있다.

내 모습을 사진으로 찍어서 관찰해도 좋아요.

배움 더하기 ② 나의 몸이 잘하는 일을 알고 자신감 충전하기

몸의 이름과 몸이 하는 일을 줄로 잇고, 문장을 완성해 보세요.

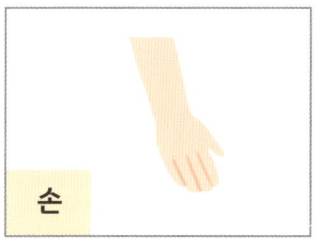
손

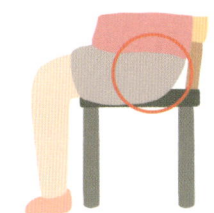
의자에 잘 앉아있습니다.

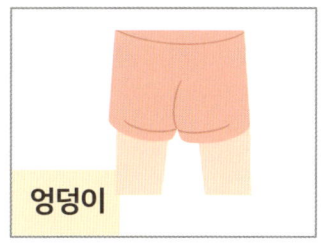
엉덩이

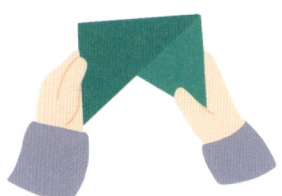
종이접기를 잘합니다.

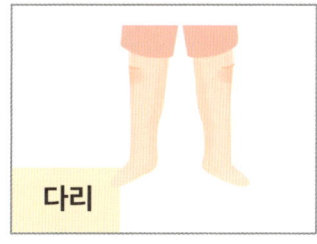
다리

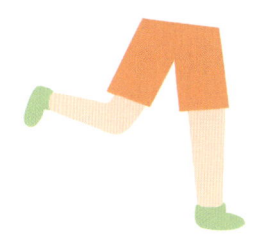
달리기를 잘합니다.

① 나의 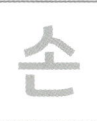 은 종이접기를 잘합니다.

② 나의 □□□ 는 의자에 잘 앉아 있습니다.

③ 나의 □□ 는 달리기를 잘합니다.

④ 나의 몸은 무엇을 잘하나요? 자유롭게 말하고 써 보세요.

1단원. 나의 몸을 배워요

배움 급하기 나의 멋진 몸을 생각하며 지토의 몸 꾸미기

지토의 몸을 따라 그리고, 알록달록 색종이로 채워보세요.

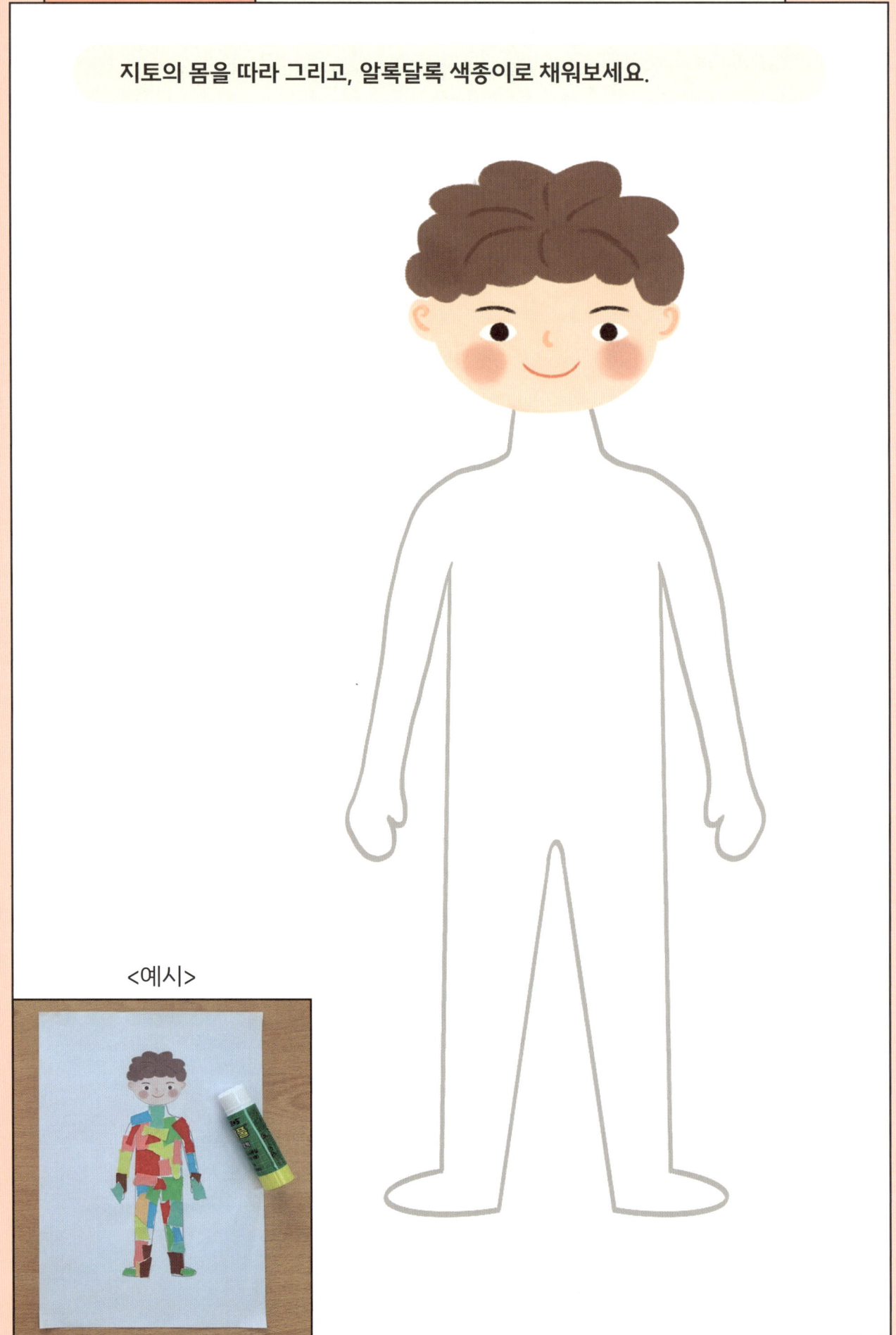

<예시>

2. 아이의 몸과 어른의 몸

배움 열기   수영장에 갔어요.

7월 2일 화요일 날씨 맑음

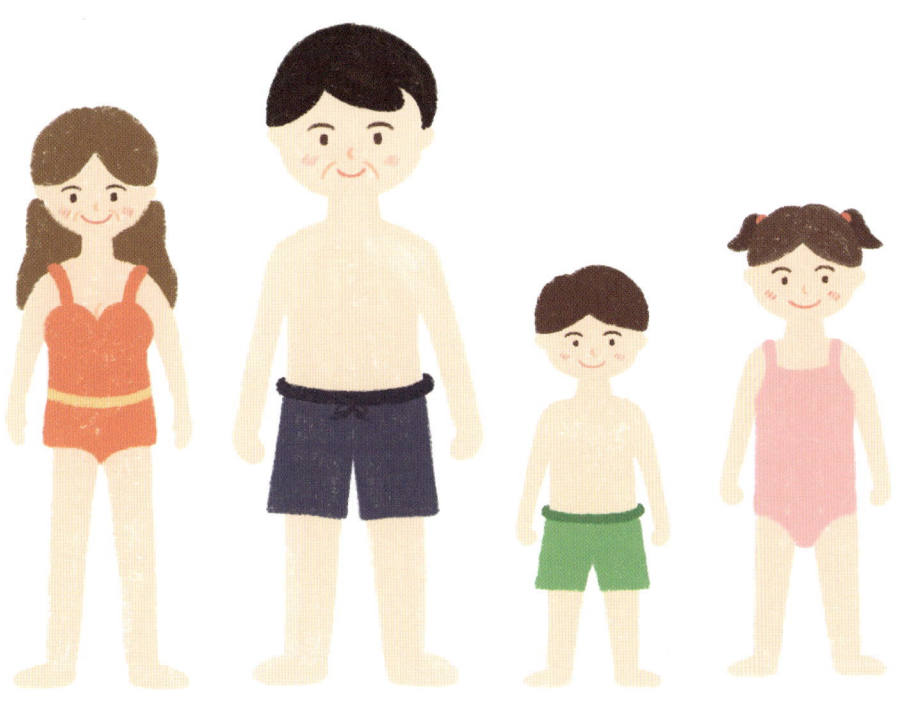

엄마, 아빠, 이호와 함께 수영장에 다녀왔다.

나는 엄마랑 **여자** 탈의실에 들어가고

이호는 아빠랑 **남자** 탈의실에 들어갔다.

여자 탈의실에 있는 어른들은 다 **가슴이 커서 놀랐다.**

나도 커서 저렇게 될까? 궁금하다.

Q. 이서와 엄마는 어떤 탈의실에 들어갔나요? 맞는 것에 ○표 하세요.

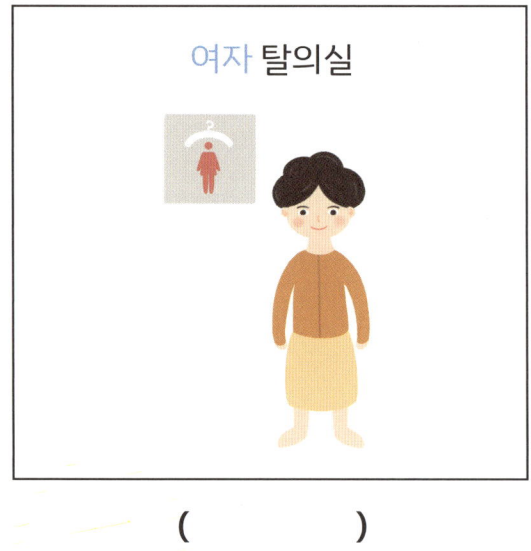
여자 탈의실
(   )

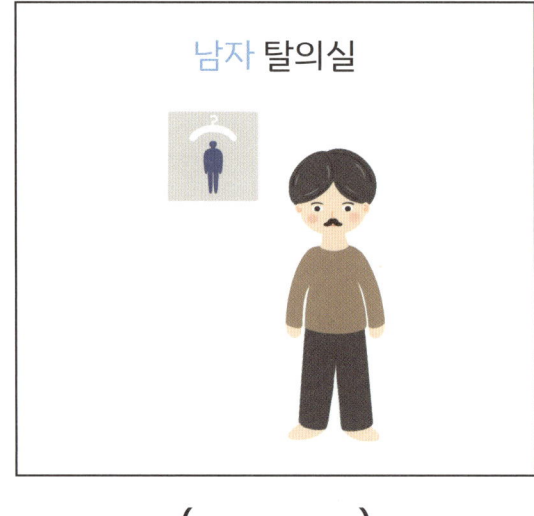
남자 탈의실
(   )

Q. 이호와 아빠는 어떤 탈의실에 들어갔나요? 맞는 것에 ○표 하세요.

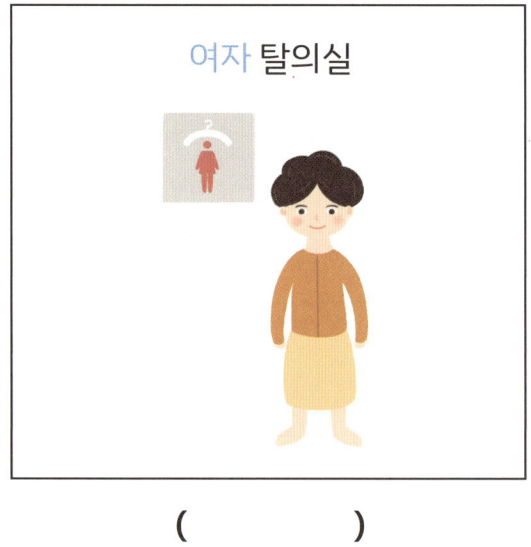
여자 탈의실
(   )

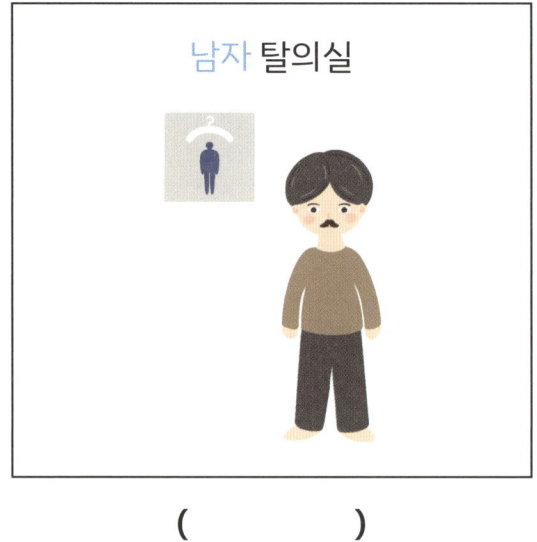
남자 탈의실
(   )

Q. 이서는 여자 탈의실에서 왜 놀랐나요? 빈칸에 들어갈 말을 따라 써 보세요.

여자 어른들은 다 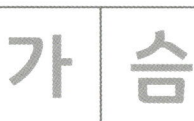 이 커서 놀랐다.

스마일 성교육

배움 더하기 ① 여자 어른의 몸과 남자 어른의 몸 알아보기

몸이 변하는 것은 키가 크는 것처럼 자연스러운 일입니다. 나의 몸은 어떻게 바뀔까요? 오른쪽 빈칸에 붙임 딱지를 붙이며 알아보세요.

아이 →	변한다! →	어른
	키가 커진다.	
	겨드랑이에 털이 난다.	
	여자는 가슴이 커진다.	
	남자는 수염이 난다.	

1단원. 나의 몸을 배워요

배움 더하기 ② 어른이 된 나의 몸 상상하기

1 어른이 되면 나의 몸은 어떻게 변할까요? 문장을 읽고, 바르게 쓴 것을 찾아 색칠해 보세요.

① 어른이 되면 | 키 | 눈 | 이/가 커진다.

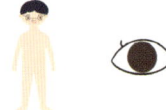

② 어른이 되면 | 귀 | 겨드랑이 | 에 털이 난다.

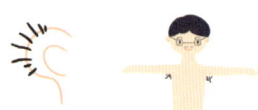

③ 어른이 되면 | 가슴 | 머리 | 이/가 커진다.

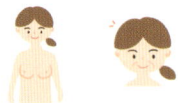

④ 어른이 되면 | 수염 | 뿔 | 이 난다.

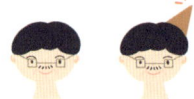

2 나는 어른이 되면 어떻게 변할 것 같나요? 어른이 된 나의 모습을 상상해 보세요!

	나는 키가 커서 지하철 손잡이를 잡을 수 있을 것이다.
	나는 멋지게 수염을 기를 것이다.
	나는? _____

우와 기대된다!

배움 곱하기 — 아이와 어른의 손 크기 비교하기

내 손을 따라 그려요. 그 위에 어른의 손을 올려서 따라 그린 다음, 손의 크기를 비교해 보세요.

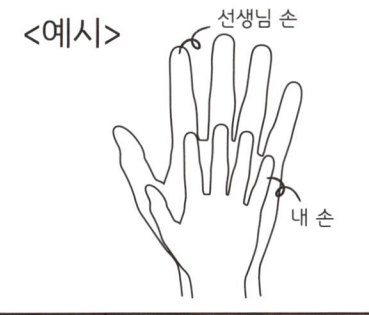
<예시>

1) 누구와 손을 그렸나요? (   )

2) 누구의 손이 더 큰가요? (   )

1단원. 나의 몸을 배워요

3. 보여주면 안 돼, 만지면 안 돼

배움 열기 ① 수영복을 입지 않고 수영을 하면 어떨까요?

이서는 '수영복을 입지 않고 수영을 하면 어떻게 될까?' 궁금했어요.

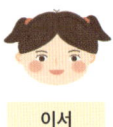
이서

엄마, 수영복을 입지 않고 맨몸으로 수영하면 더 좋을 것 같아요. 왜 수영복을 입어야 하나요?

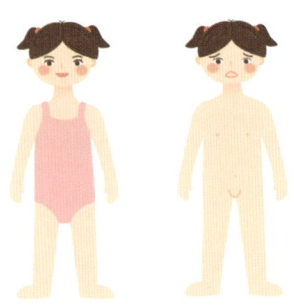

엄마

수영복으로 가려지는 가슴과 성기는 다른 사람이 만지면 안 되고, 다른 사람에게 보여줘도 안된단다. 아주 소중한 곳이기 때문이야.

이서

앗! 이호가 엉덩이를 보여주고 있어요!

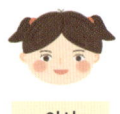

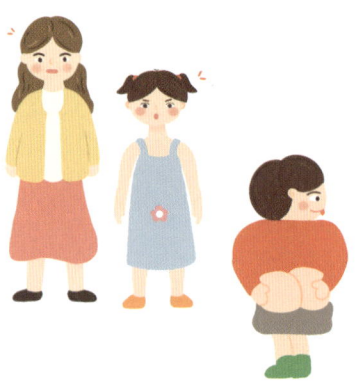

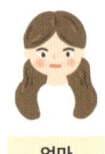
엄마

이호야! 그럼 안 돼! 수영복으로 가려지는 엉덩이도 다른 사람에게 보여주면 안 돼!

Q. 수영장에서의 바른 모습에는 O표, 바르지 않은 모습에는 X표 하세요.

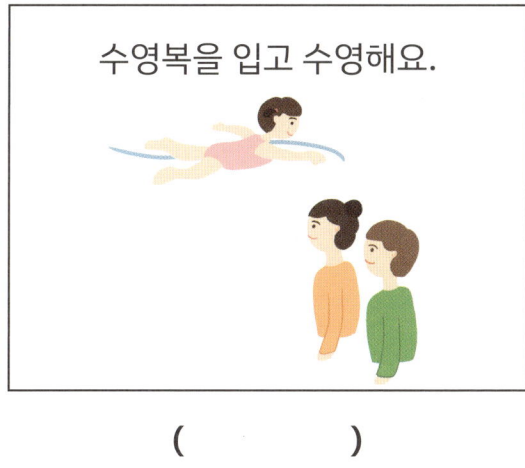
수영복을 입고 수영해요.
(   )

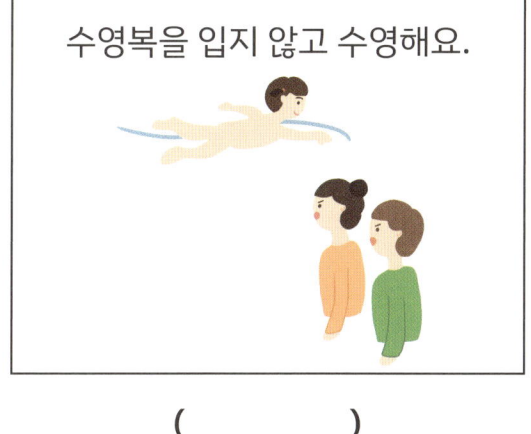
수영복을 입지 않고 수영해요.
(   )

Q. 엄마가 이호에게 소리친 이유는 무엇인가요? 빈칸에 들어갈 말을 써 보세요.

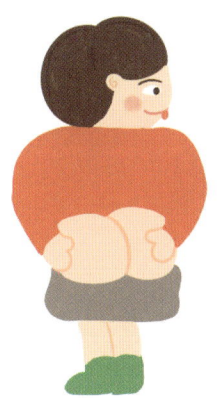

이호가 ☐☐☐ 를

보여줬기 때문입니다.

Q. 엄마의 말을 따라 쓰고 읽어보세요.

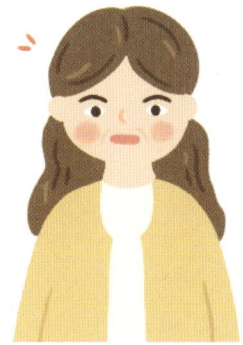

수영복으로 가려지는

| 가 | 슴 | 과 | 성 | 기 |

다른 사람에게 보여주면 안 돼!

1단원. 나의 몸을 배워요

배움 더하기 | 몸의 중요 부위 가리기

앗! 친구들이 옷을 벗고 있어요! 붙임 딱지를 붙여 옷을 입혀 주세요.

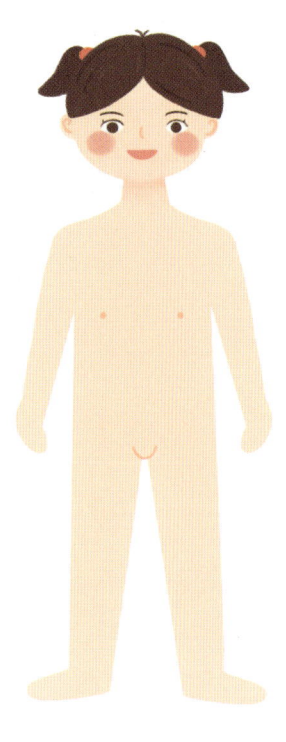
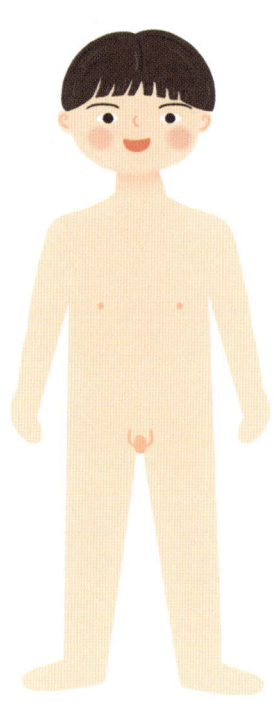
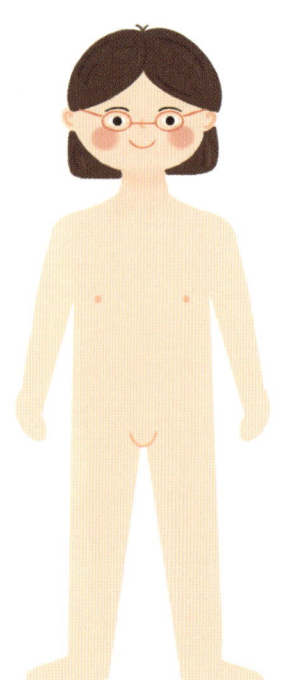
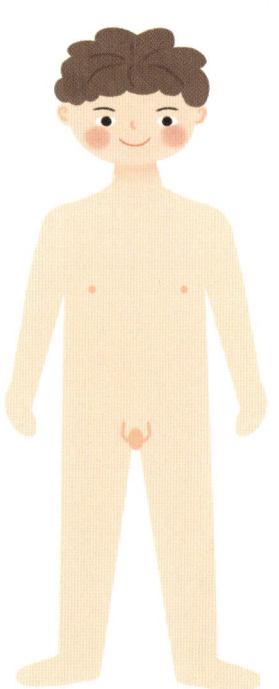

가슴과 성기는 소중하게 보호해야 합니다.

배움 열기 ② 동생이 엉덩이를 만져서 기분이 나빠요.

이호가 이서의 엉덩이에 똥침을 하고 도망갔어요.
이서는 화가 나서 소리를 질렀어요.

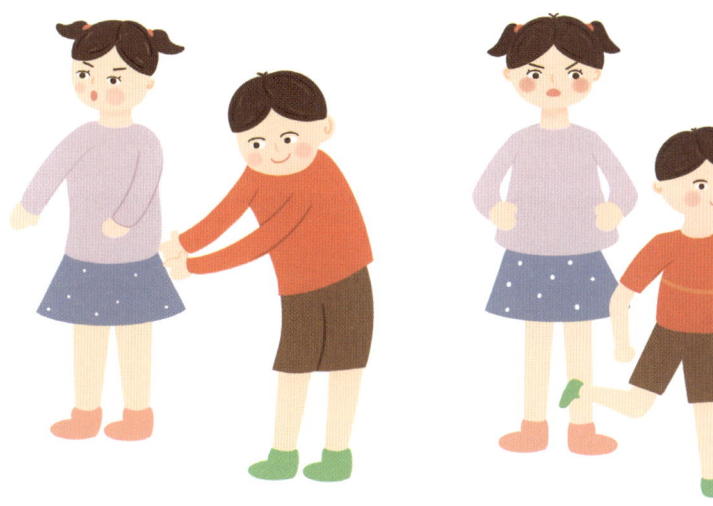

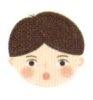
아빠: **이호야, 다른 사람의 몸을 함부로 만지면 안 돼.** 그럼 누나나 친구들이 기분이 나빠.

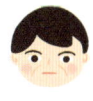
이호: 장난이었어요…….

아빠: 이호의 몸이 소중하듯이 다른 사람의 몸도 소중하단다. 친구들하고도 그런 장난을 치면 안 돼.

Q. 이서는 왜 기분이 나빴나요? 빈칸에 들어갈 말을 써 보세요.

이호가 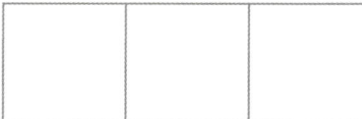 에 똥침을 했기 때문입니다.

1단원. 나의 몸을 배워요

Q. 아빠의 말을 따라 쓰고 읽어보세요.

다른 사람의 몸을 함부로 　만　지　면　 안 돼!

Q. 친구의 손을 잡는 것은 괜찮을까요? 아래 아빠의 말씀을 읽어 보세요.

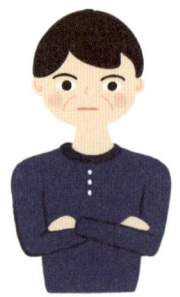

> 친구의 손이나 팔은 잡아도 되지만,
> 갑자기 잡으면
> 친구가 놀라고 기분이 나쁠 수 있어요.

Q. 만화 속 미나의 기분은 어떨까요? **좋다 / 나쁘다** 중에 알맞은 것을 골라 동그라미 하세요.

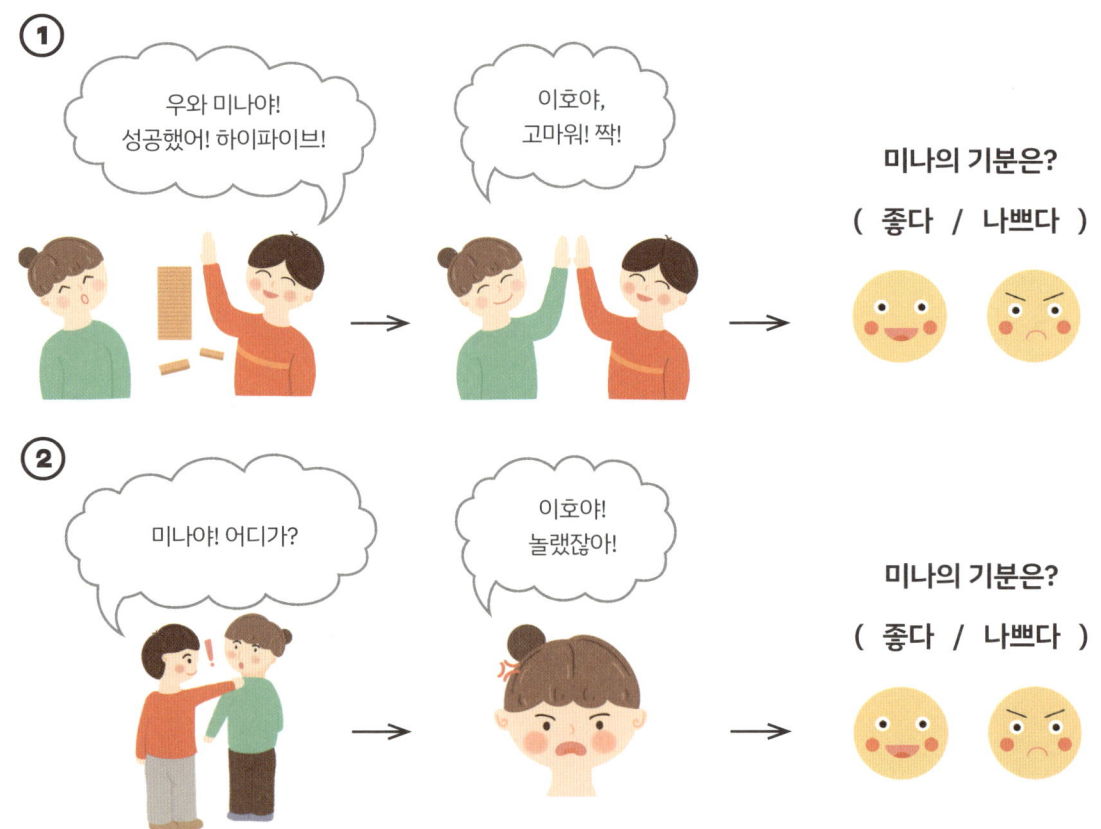

배움 더하기 ① 만져도 될까? 생각해 보기

다음 상황 속 친구들의 표정을 잘 살펴보세요. 그리고 **됩니다 O** / **안됩니다 X** 중 알맞은 것에 색칠해 보세요.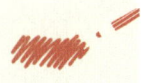

하이파이브	됩니다 O / 안 됩니다 X	엉덩이 만지기	됩니다 O / 안 됩니다 X
갑자기 껴안기	됩니다 O / 안 됩니다 X	어깨동무	됩니다 O / 안 됩니다 X

1단원. 나의 몸을 배워요

배움 더하기 ② 해도 괜찮은 행동과 절대로 하면 안 되는 행동 구별하기

해도 괜찮은 행동과 절대로 하면 안 되는 행동을 나누어 붙임 딱지를 붙여 보세요.

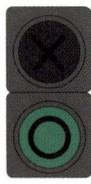

○ 괜찮아요!		

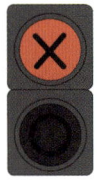

X 절대로 안 돼요!		

우리 몸 신호등 만들기

1 내 몸 신호등을 완성해 보세요. 친구가 만져도 된다고 생각하는 부위에 **초록색** 붙임 딱지를, 만지면 안 된다고 생각하는 부분에 **빨간색** 붙임 딱지를 붙여 보세요.

 친구가 만져도 되는 부위    친구가 만지면 안 되는 부위

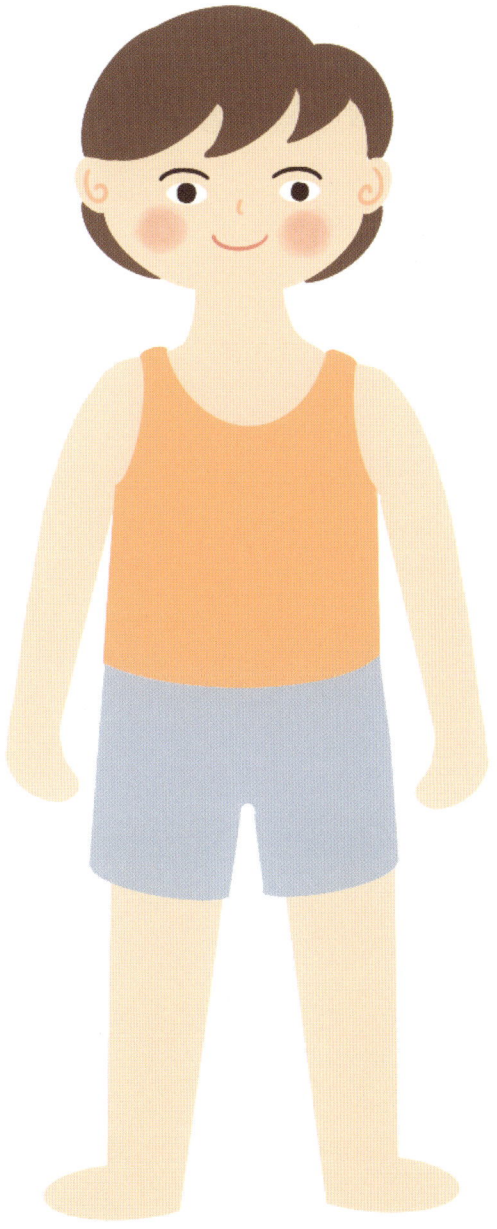

정답은 없어요. 내가 생각할 때 다른 사람이 만져도 되는 부위를 생각해 보세요.

1단원. 나의 몸을 배워요

2 친구 몸의 신호등을 완성해 보세요. 내가 만져도 된다고 생각하는 부위에 초록색 붙임 딱지를, 만지면 안 된다고 생각하는 부위에 빨간색 붙임 딱지를 붙여 보세요.

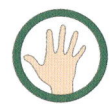 내가 만져도 되는 부위    내가 만지면 안 되는 부위

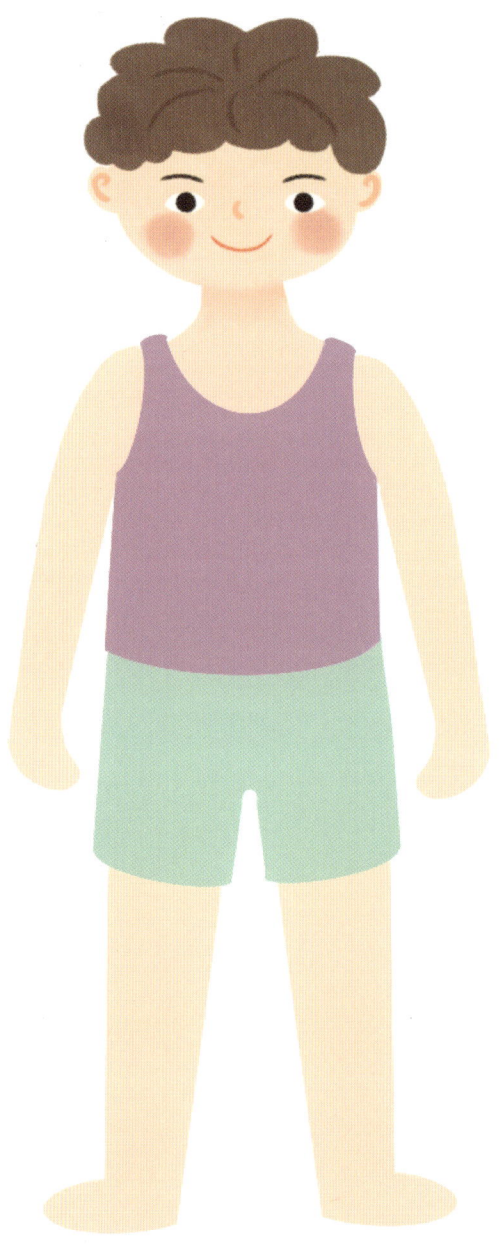

스스로
마음을 가꾸는
일상 속

성교육

2단원 우리는 모두 소중해요

단원 구성

1 소중한 내 얼굴
#내 얼굴
#우리 가족

2 소중한 우리 가족
#나의 출생 과정
#결혼 #임신 #출산

3 우리는 모두 소중한 존재
#소중한 나
#나와 너, 우리

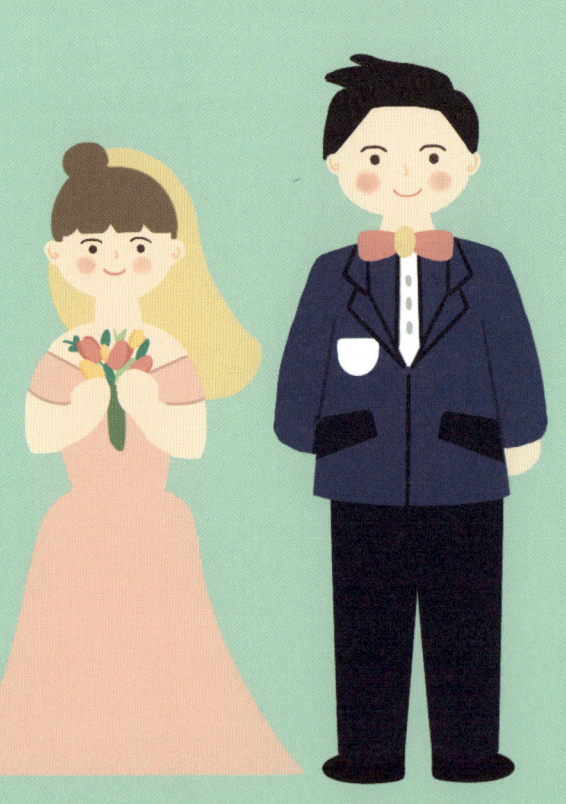

들어가기

다양한 가족의 모습을 살펴 보세요.

한 집에 사는 사람들을 가족이라고 해요.
아래의 그림을 살펴보며 이야기를 나누어 보세요.

우리 집에 같이 사는 가족은 몇 명인가요?

누가 있나요?

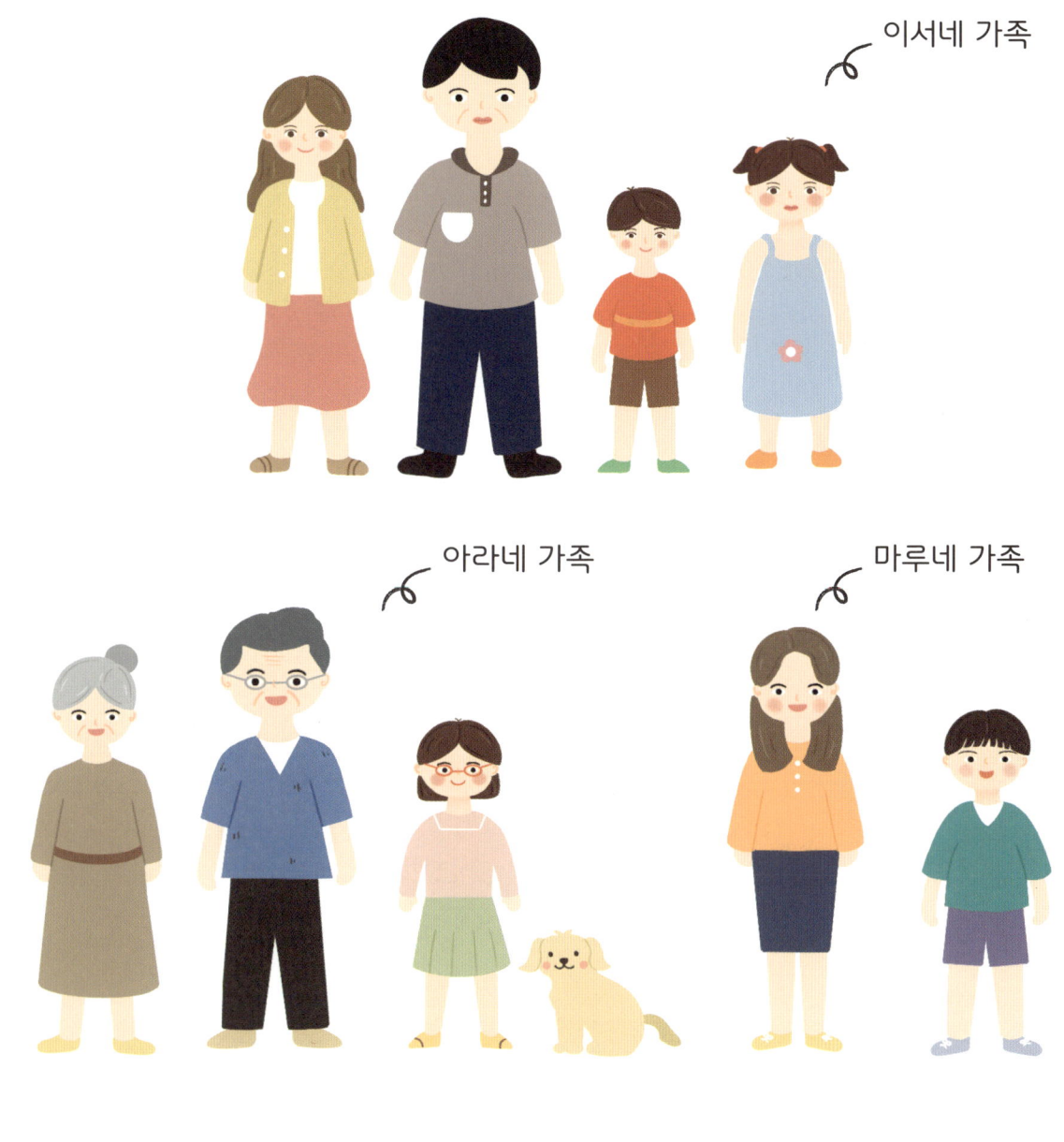

이서네 가족

아라네 가족

마루네 가족

나 (　　　　　)은/는 즐겁게 배울 준비가 되었습니다!　(서명)

2단원. 우리는 모두 소중해요

1. 소중한 내 얼굴

배움 열기 엄마와 내가 닮았대요.

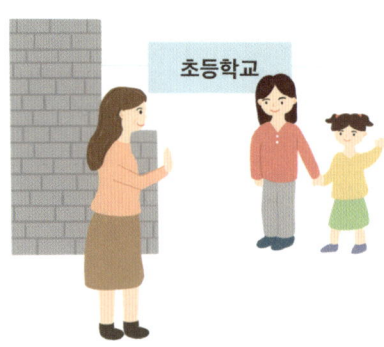

오늘은 엄마가 학교에 나를 데리러 왔어요.

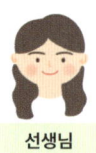
선생님: 이서가 엄마와 많이 닮았구나.

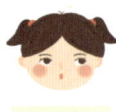
이서: 그렇게 똑같은가요?

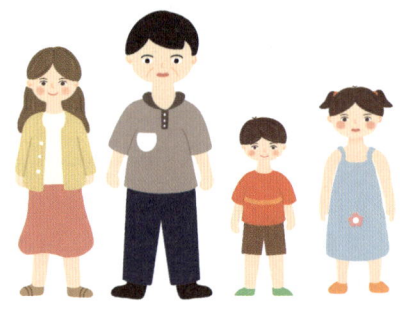

내 눈은 엄마를 닮았어요. 쌍꺼풀이 있고 큰 눈이에요.
내 입술은 아빠를 닮았어요. 두꺼운 입술이에요.

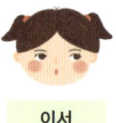
이서: 엄마, 나는 왜 엄마, 아빠와 닮았나요?

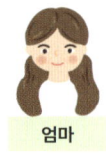
엄마: 우리는 가족이기 때문에 닮은 거야.

Q. 이서의 눈과 입은 누구와 닮았나요? 가족의 사진을 보고 엄마와 아빠 중에 골라보세요.

① 눈은?　　　　（　엄마　/　아빠　）

② 입술은?　　　 （　엄마　/　아빠　）

Q. 이서는 왜 엄마, 아빠를 닮았을까요? 빈칸에 들어갈 말을 따라 쓰고 읽어 보세요.

이서와 엄마, 아빠는 　가 족　 이기 때문에 닮았습니다.

Q. 이서네 가족은 몇 명인가요?

　　　명

2단원. 우리는 모두 소중해요　　41

배움 더하기 ① 얼굴의 이름 알아보기

1 얼굴 각 부분의 이름을 읽고, 내 얼굴에서 찾아보세요.

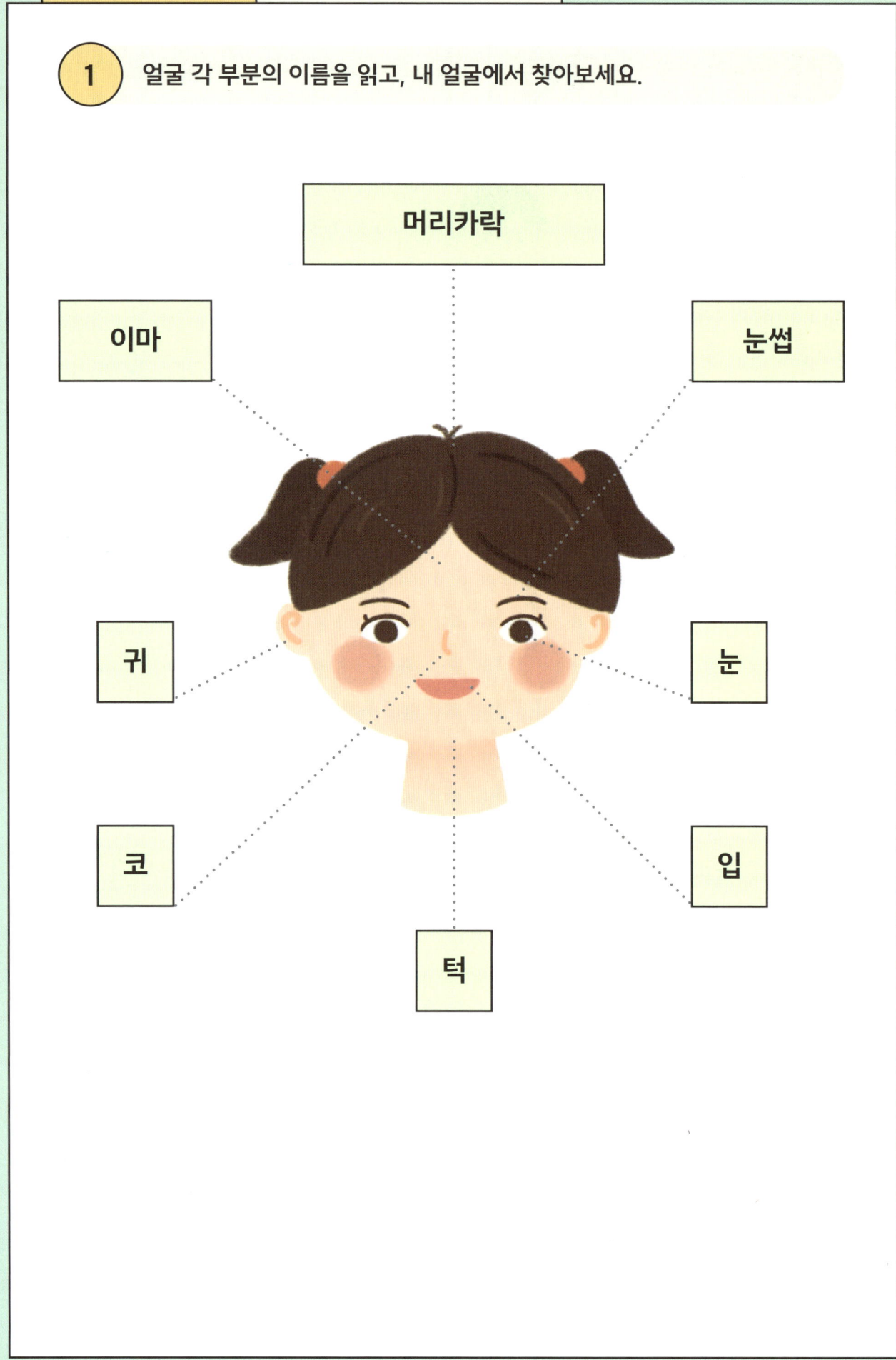

2 빈칸에 들어갈 글자 붙임 딱지를 붙여 보세요.

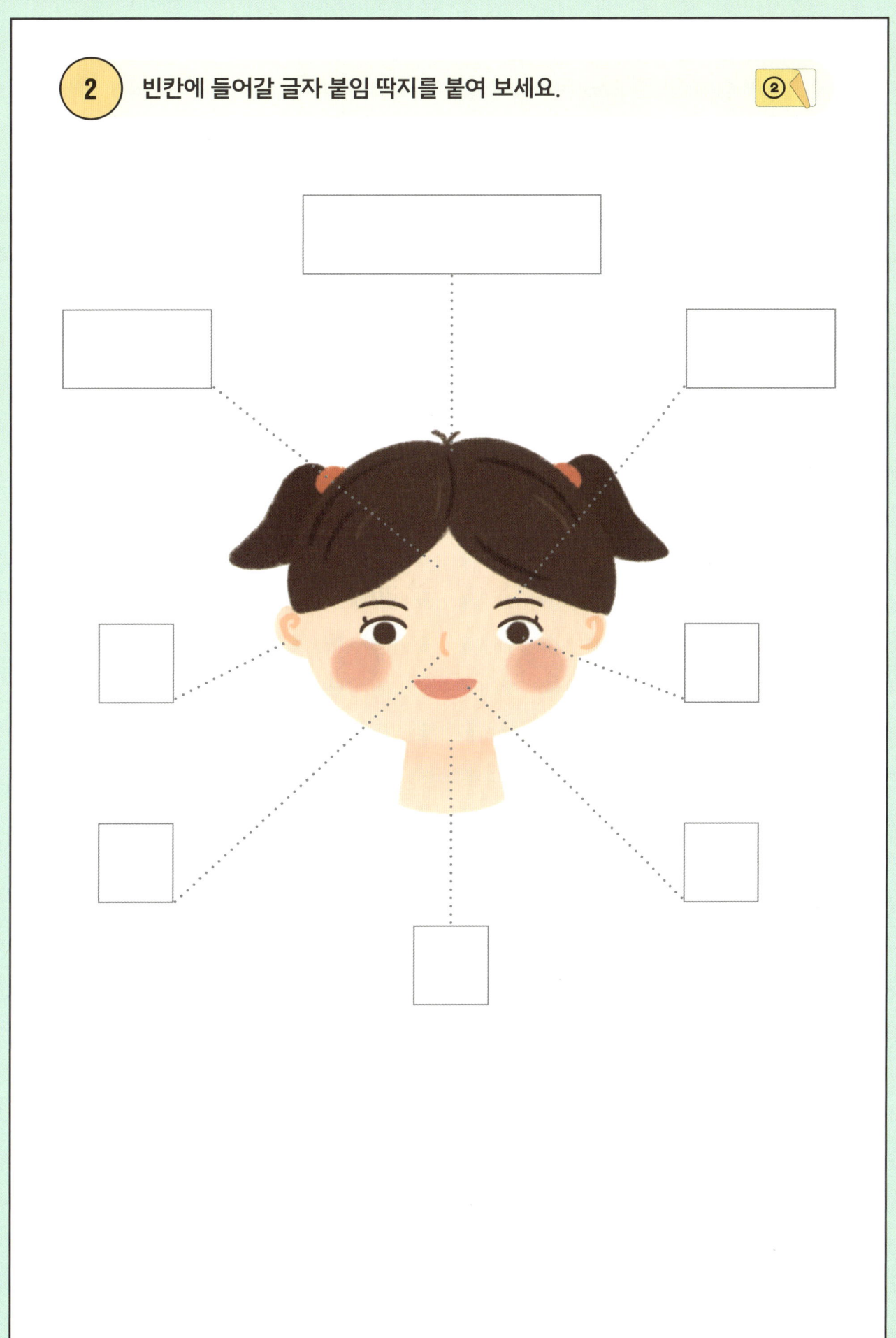

2단원. 우리는 모두 소중해요

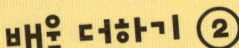 **'눈, 코, 입, 귀'가 하는 일 알아보기**

1 빈칸에 들어갈 말을 따라 쓰며 눈, 코, 입, 귀가 하는 일을 알아보세요.

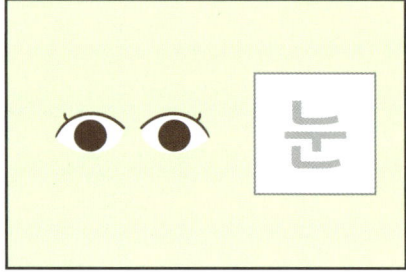

눈은 세상을 보아요.
└ 눈 덕분에 책을 읽을 수 있어요.

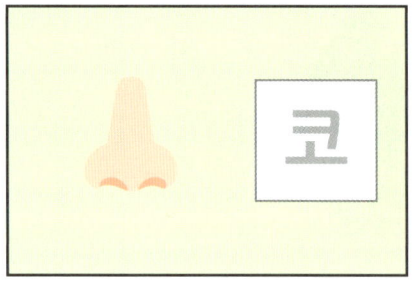

코는 냄새를 맡아요.
└ 코 덕분에 붕어빵 냄새를 맡을 수 있어요.

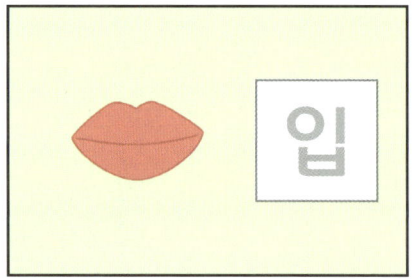

입은 음식을 먹어요.
└ 입 덕분에 맛있는 밥을 먹을 수 있어요.

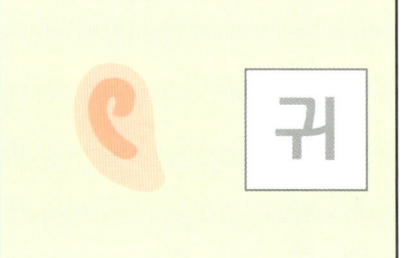

귀는 소리를 들어요.
└ 귀 덕분에 친구들의 이야기를 들을 수 있어요.

2 눈, 코, 입, 귀가 하는 일을 줄로 이어 보세요.

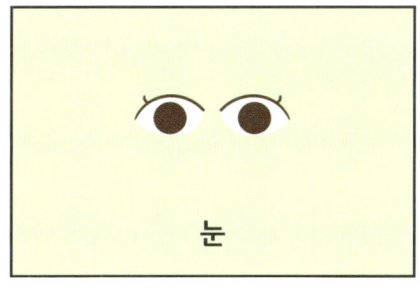

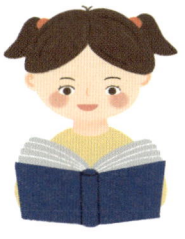
책을 본다.

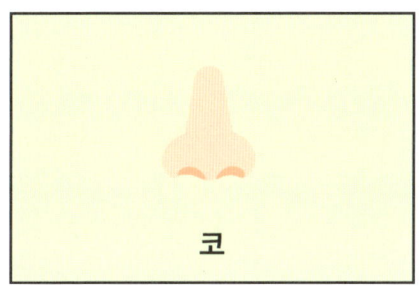

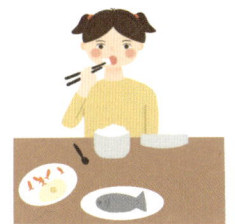
밥을 먹는다.

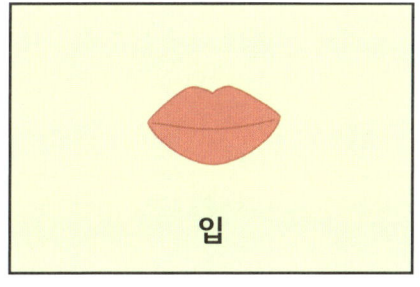

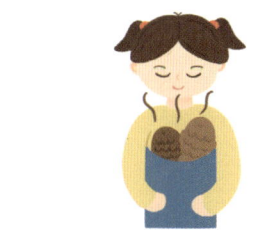
붕어빵 냄새를 맡는다.

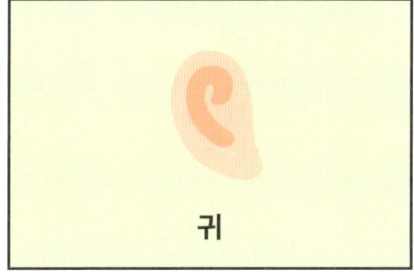

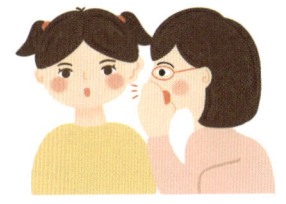
소곤소곤 귓속말을 듣는다.

2단원. 우리는 모두 소중해요

배움 더하기 ③ 얼굴 더 자세히 보기

1 얼굴에 털이 있는 부분은 어디일까요? 거울을 보며 내 얼굴에서 털을 찾아보고, 빈칸에 들어갈 말을 따라 써 보세요.

얼굴에 털이 있는 부분은 어디일까요?

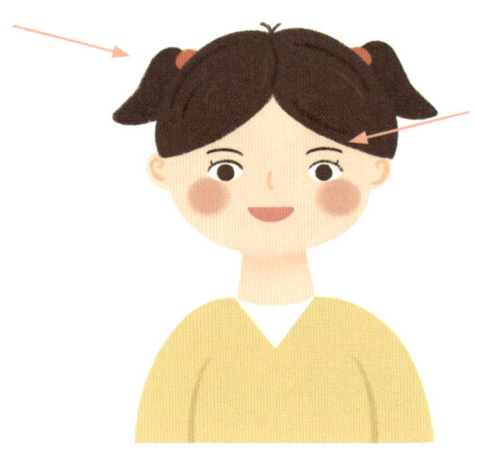

| 머 | 리 | 카 | 락 | 과

| 눈 | 썹 | 입니다.   *코털과 속눈썹도 있어요!

2 이서가 얼굴을 다쳤어요. 이서가 다쳤다고 말하는 것을 도와주세요.

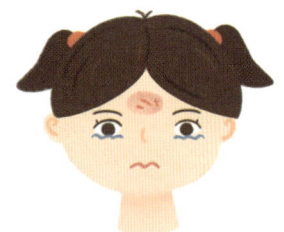

| 이 | 마 | 를 다쳤어요. | 턱 | 을 다쳤어요.

배움 굳히기 | '눈, 코, 입' 붙임 딱지를 붙여 얼굴 완성하기

나, 친구, 가족의 이름을 쓰고, 얼굴을 완성해 보세요.

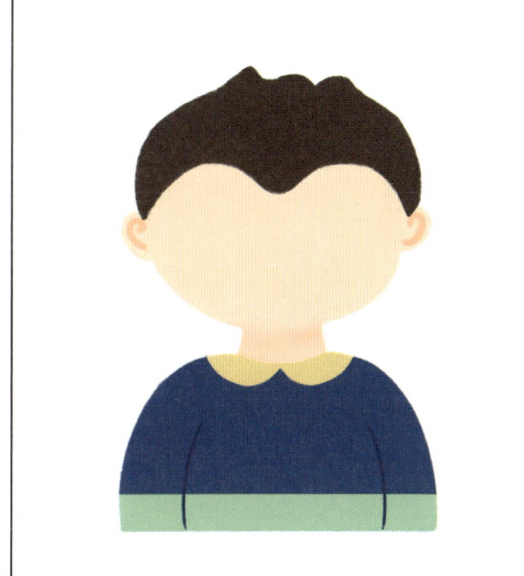

이름:

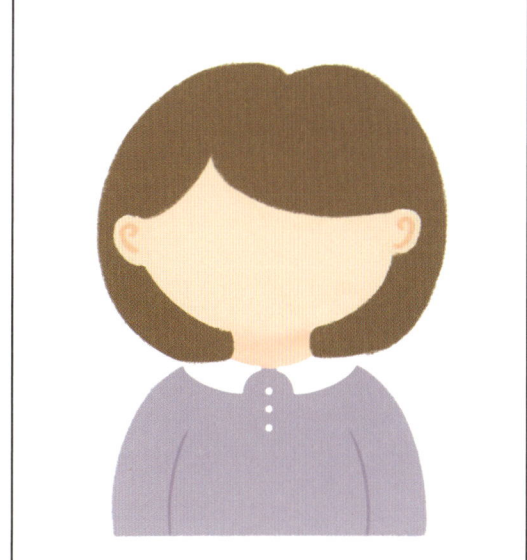

이름:

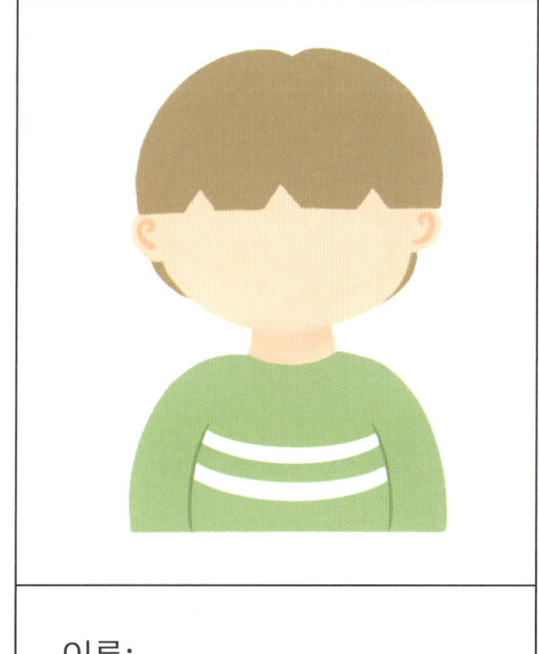

이름:

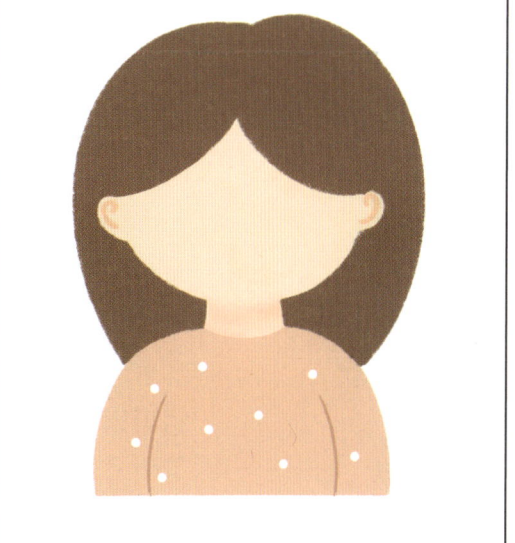

이름:

2단원. 우리는 모두 소중해요　47

2. 소중한 우리 가족

배움 열기 엄마, 아빠의 결혼사진을 보았어요.

엄마와 아빠의 결혼사진을 보았어요.
지금과 조금 달라요.

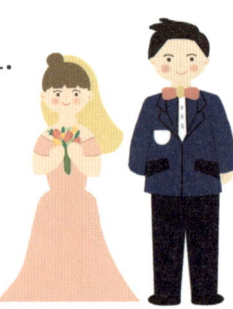

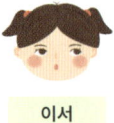
이서

엄마! 엄마와 아빠가 결혼할 때 나는 어디에 있었어요? 할머니 집에 있었어요?

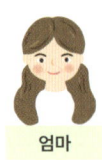
엄마

엄마와 아빠가 결혼할 때 이서는 없었어. 아직 태어나기 전이란다.

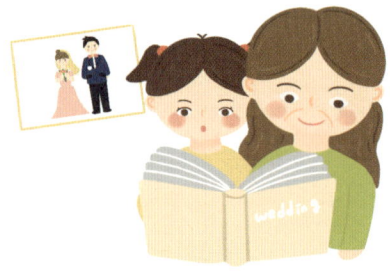

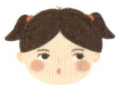
이서

그럼 언제 태어났어요?

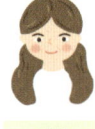
엄마

엄마와 아빠가 결혼을 하고, 엄마가 임신을 했어. 그리고 열 달 후에 이서가 태어났단다.

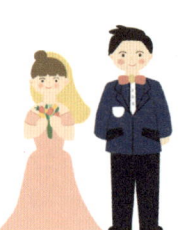 → 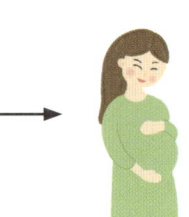 → 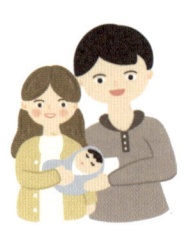 →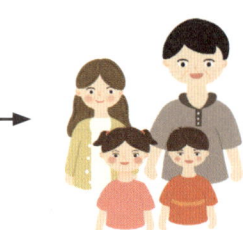

Q. 다음 문장을 읽고 알맞은 말에 ○표 하세요.

엄마, 아빠가 결혼식을 할 때 이서는 있었을까요? 없었을까요?

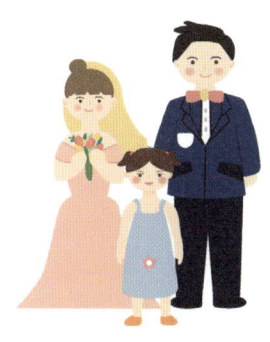 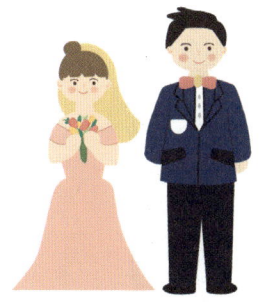

이서도 있었다.	이서는 없었다.
( )	( )

Q. 다음 그림을 보고 이서네 가족이 몇 명으로 변하는지 세어 보세요.

첫 번째 가족사진	두 번째 가족사진	세 번째 가족사진
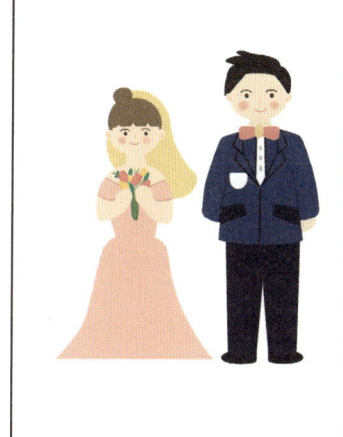	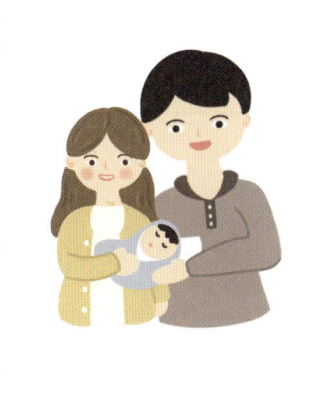	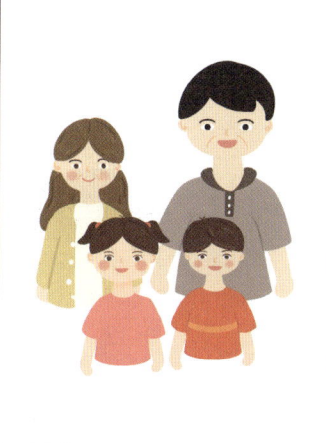
( )명	( )명	( )명

2단원. 우리는 모두 소중해요

배움 더하기 ① 결혼, 임신, 출산이 무엇인지 알아보기

1 다음 그림과 문장을 보고 빈칸에 들어갈 말을 따라 써 보세요.

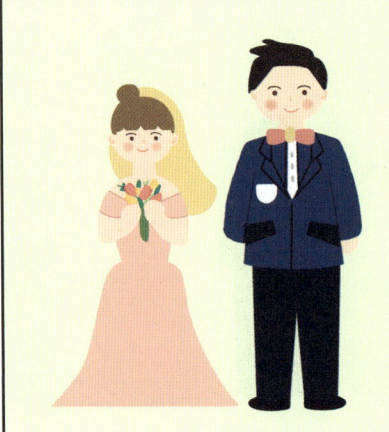

사랑하는 두 사람이 만나 함께 사는 것

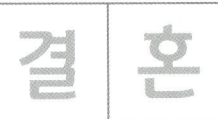

↓

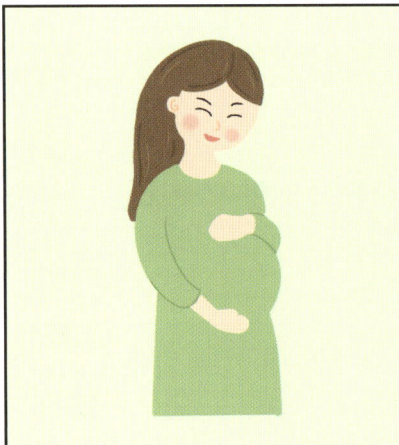

엄마의 몸에서 아기가 태어날 준비를 하는 것

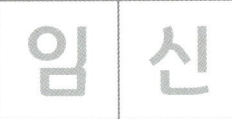

↓

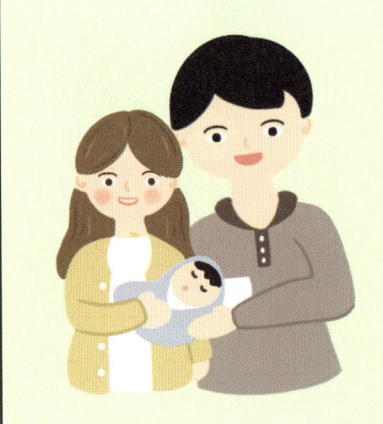

엄마 배 속에서 아기가 태어나는 것

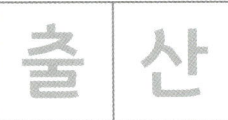

2 다음 그림을 색칠하며 결혼이란 무엇인지 생각해 보세요.

결혼

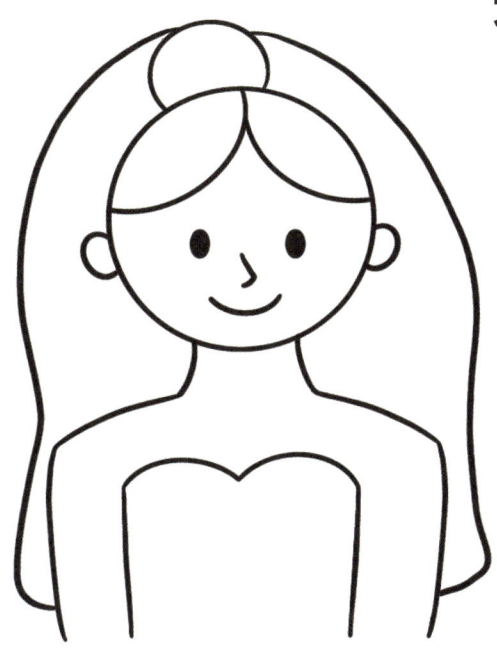
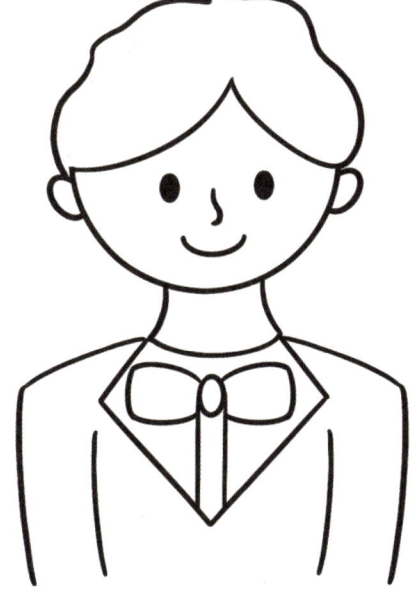

알맞은 말에 동그라미하고 문장을 읽어보세요.

(사랑 / 싫어) **하는** (한 / 두) **사람이 만나** (함께 / 따로) **사는 것**

임신과 출산에 대해 알아보고, 그림 위에 알맞은 붙임 딱지를 붙여 보세요.

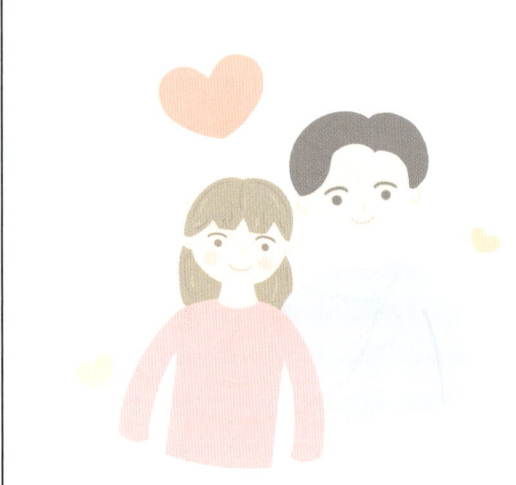

① 서로 사랑하는 두 사람이 '아기를 만들자'라고 함께 약속해요.

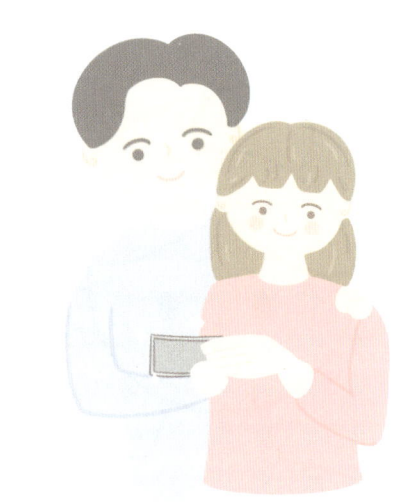

② 임신, 엄마의 배 속에서 아기가 태어날 준비를 해요.

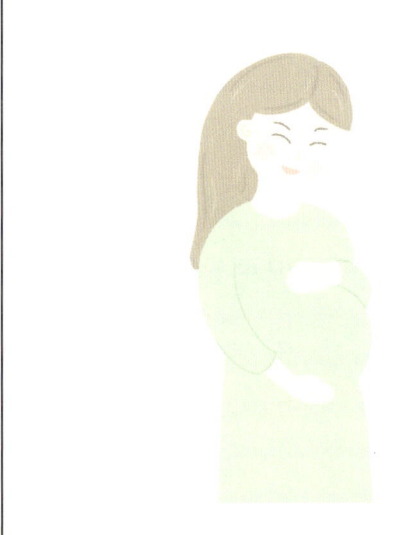

③ 아기가 배 속에서 열 달 동안 자라요.

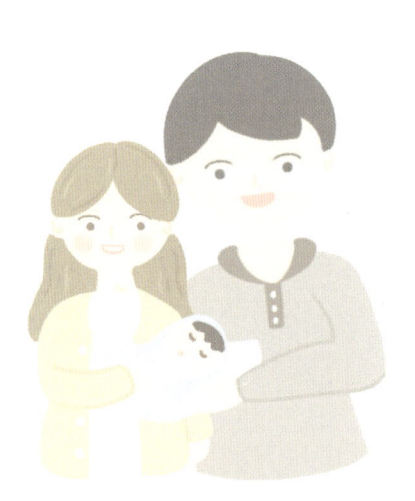

④ 출산, 아기가 태어나요.

4 다음 물음에 답하며 아기가 태어나는 순서를 알아보세요.

1) 아기가 태어나기 위해 가장 먼저 해야 하는 일은 무엇인가요?

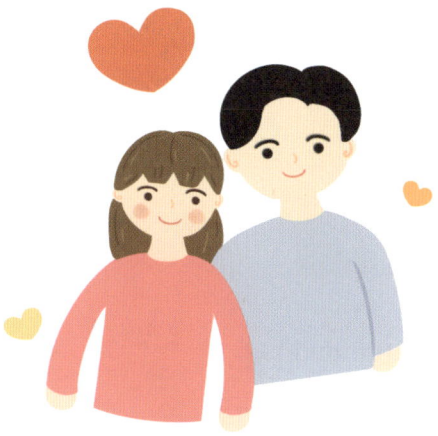

서로 | 사 | 랑 | 하는 두 사람이

'아기를 만들자'라고 | 함 | 께 | 약속해요.

2) 아기는 엄마, 아빠 중에 누구의 몸에서 태어날 준비를 하나요?

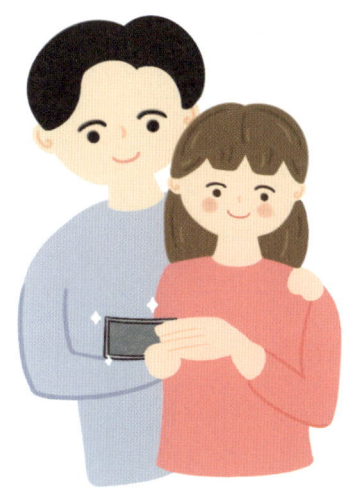

아기는 (엄마/아빠)의 배 속에서 태어날 준비를 해요.

5 아기는 엄마의 배 속에서 **몇 달** 동안 자라나요?

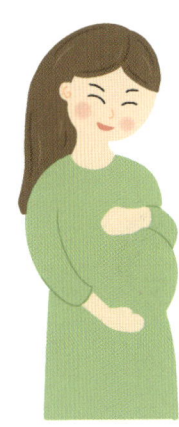 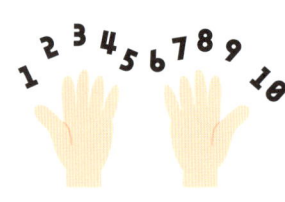

아기는 엄마의 배 속에서 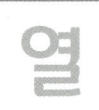 달 동안 자라요.

열 달은 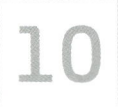 개월이에요.

6 나의 어릴 적 사진을 붙여요. 태어난 날과 시간도 적어보세요.

_____ 년 ___ 월 ___ 일 ___ 시 ___ 분

*사진이 없으면 그림을 그려도 좋아요!

배움 더하기 ② 결혼, 임신, 출산 더 알아보기

1 앞에서 배운 내용을 정리하며 그림과 문장을 줄로 이어 보세요.

엄마의 배 속에서 아기가 자라요. ● ●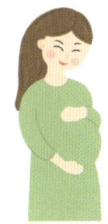
임신

아기가 태어나요. ● ●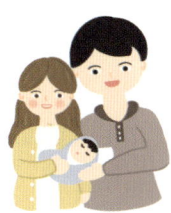
출산

사랑하는 두 사람이 만나 함께 살아요. ● ●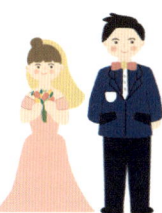
결혼

2 가족이 만들어지는 과정을 붙임 딱지로 붙여 보세요.

결혼	임신	출산	가족
①	②	③	④

2단원. 우리는 모두 소중해요

배움 곱하기 ① 다양한 가족의 모습 알아보기

가족의 모습은 서로 조금씩 달라요.
4가지 퍼즐 붙임 딱지를 붙여 다양한 가족의 사진들을 완성해 보세요.

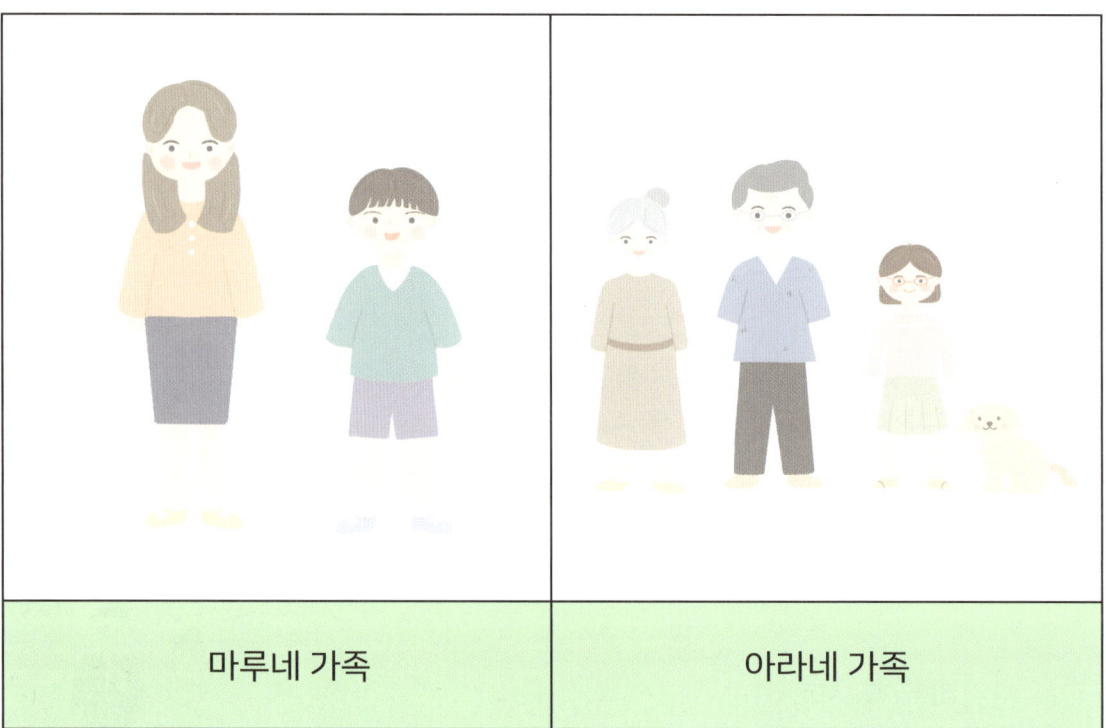

| 마루네 가족 | 아라네 가족 |

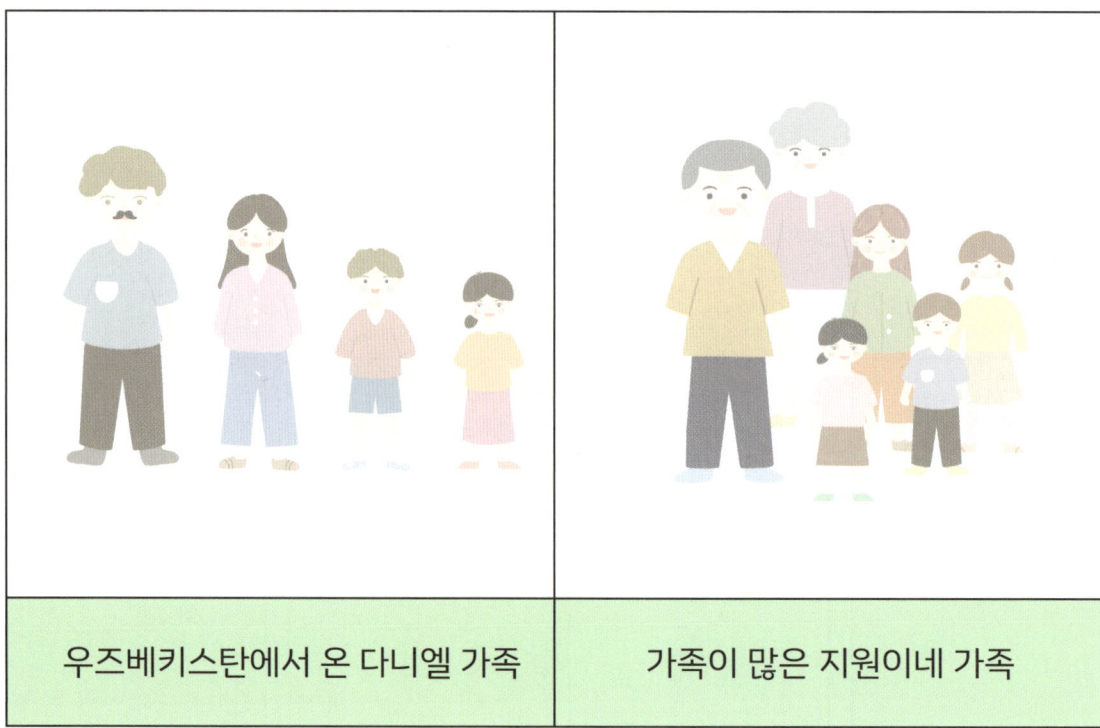

| 우즈베키스탄에서 온 다니엘 가족 | 가족이 많은 지원이네 가족 |

배움 굳히기 ② 같이 사는 우리 가족 소개하기

우리 가족을 그림으로 그리거나 붙임 딱지를 붙이고, 가족을 소개하는 문장을 완성해 보세요.

가족 구성원 예시

나	할머니	할아버지	엄마	아빠	이모
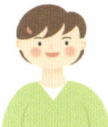	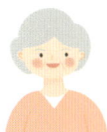	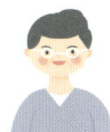	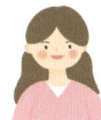	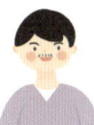	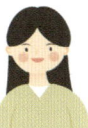
삼촌	언니/누나	오빠/형	남동생	여동생	강아지
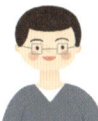	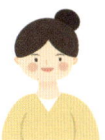	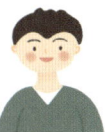	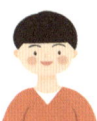	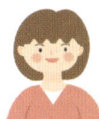	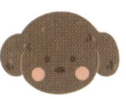

우리 가족 소개하기

우리 가족은 (　　　　　　　　　　　　　　　)가 함께 살아요.
　　　　　모두 (　　　　　)명이에요.

2단원. 우리는 모두 소중해요

3. 우리는 모두 소중한 존재

배움 열기 나의 어릴 적 모습은 어땠나요?

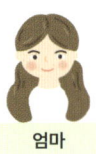 엄마: 이서의 어릴 적 사진을 보여줄까?

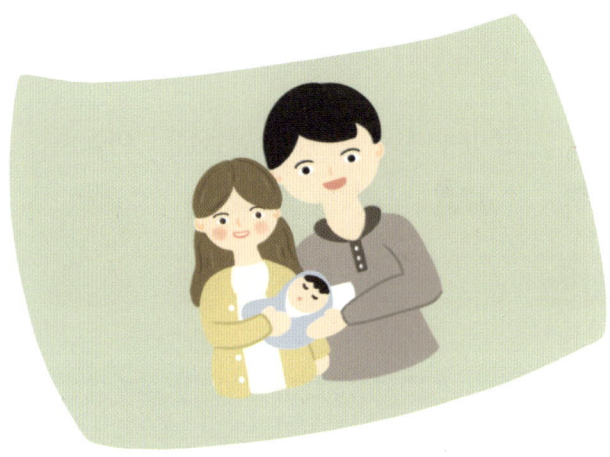

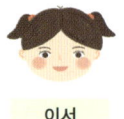 이서: 엄마와 아빠가 행복해 보여요! 나도 행복한 기분이 들어요.

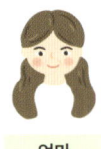 엄마: 그럼! 엄마, 아빠는 이서가 태어나서 정말 행복했단다! 이서는 엄마, 아빠에게 가장 소중한 존재야.

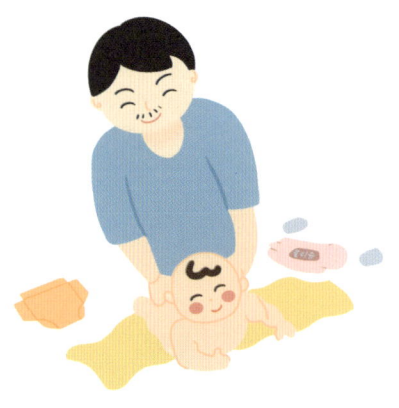
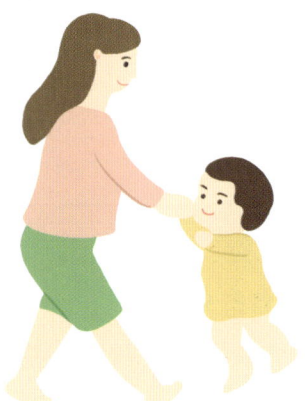

Q. 이서는 다음 사진을 보고 어떤 기분이 들었을까요? 어울리는 것에 ○표 하세요.

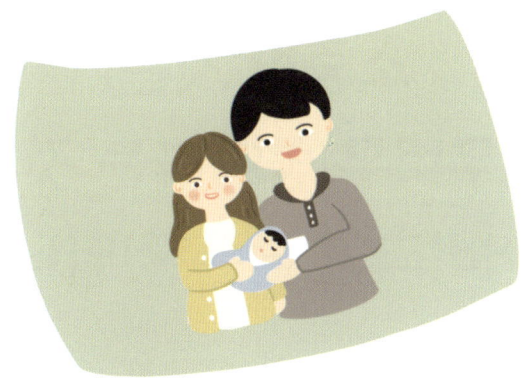

① 행복했다   ② 슬펐다

(   )   (   )

Q. 이서는 누구의 도움으로 자랐나요? 모두 ○표 하세요.

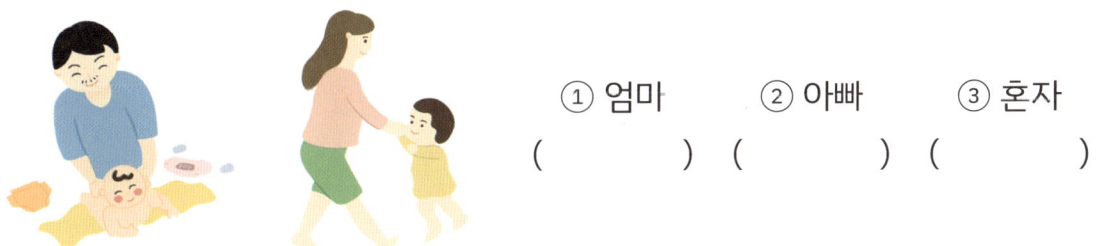

① 엄마   ② 아빠   ③ 혼자
(   )   (   )   (   )

Q. 이서는 우리 가족에게 어떤 존재인가요? 빈칸에 들어갈 말을 따라 쓰고 읽어보세요.

소 중 한 **존재**

배움 더하기 ① 나에게 소중한 것 알아보기

소중한 것의 의미를 알고, 나에게 소중한 것을 적어보세요.

소중한 것은
내가 너무너무 좋아하는 것입니다.
잃어버리면 슬픈 것입니다.

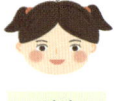
이서

나는 우리 엄마가 가장 소중해!

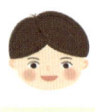
이호

나는 내 토끼 인형이 가장 소중해!

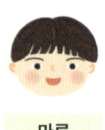
마루

나는 내 강아지 '바비'가 가장 소중해!

Q. 나에게는 무엇이 가장 소중한가요?

배움 더하기 ② 나에게 가장 소중한 것 소개하기

나에게 가장 소중한 것을 그림으로 그리거나 사진을 붙이고 꾸며보세요.

나에게 가장 소중한 것: (   )

나는 (   )이/가 좋아요.
나는 (   )이/가 소중해요.
나는 (   )와/과 있을 때 행복해요.

2단원. 우리는 모두 소중해요

배움 곱하기 | 소중한 사람들과 따뜻한 쪽지 주고받기

친구, 선생님, 가족들과 따뜻한 쪽지를 주고받고 아래에 붙여 보세요.

<예시>

이서야!
너는 나에게
정말 소중한 딸이란다!
사랑해! ♡
- 엄마가 -

일상속

성교육

스스로
마음을 가꾸는
일상 속

성교육

3단원 내 몸을 깨끗하게 관리해요

단원 구성

 안 씻으면 생기는 일
#깨끗한 몸
#세수하기
#샤워하기

 팬티 속이 가려워요
#성 청결
#성기 씻는 방법
#팬티 관리하기

 가족 간 지켜야 할 예절

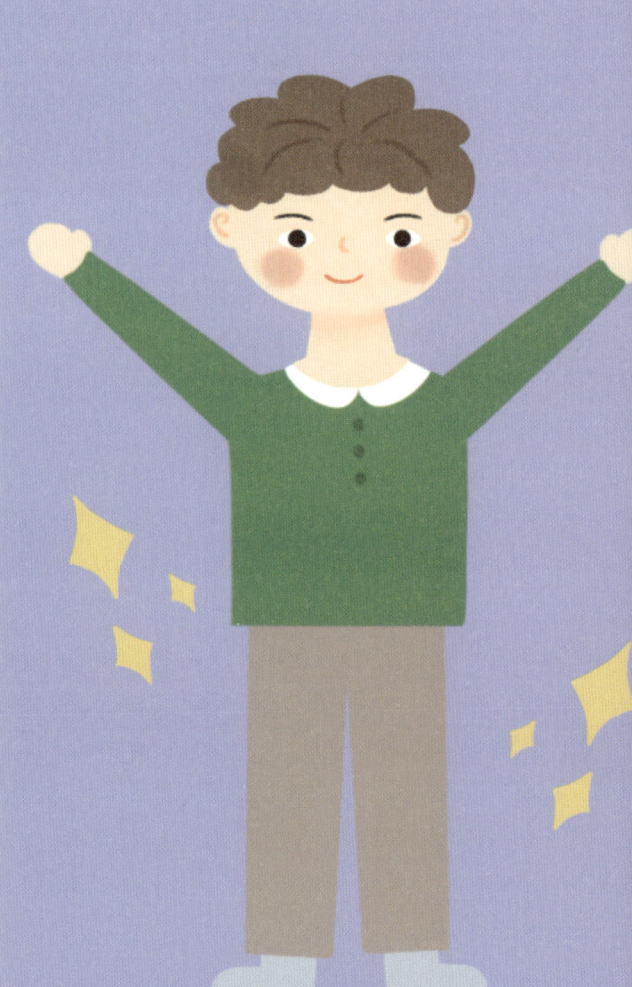

들어가기

내 손이 깨끗한지 살펴보세요.

오늘 손을 언제 씻었나요? 지금 내 손이 깨끗한지 살펴보세요.
손바닥과 손가락에 더러운 것이 묻진 않았나요?
손톱은 단정한가요?

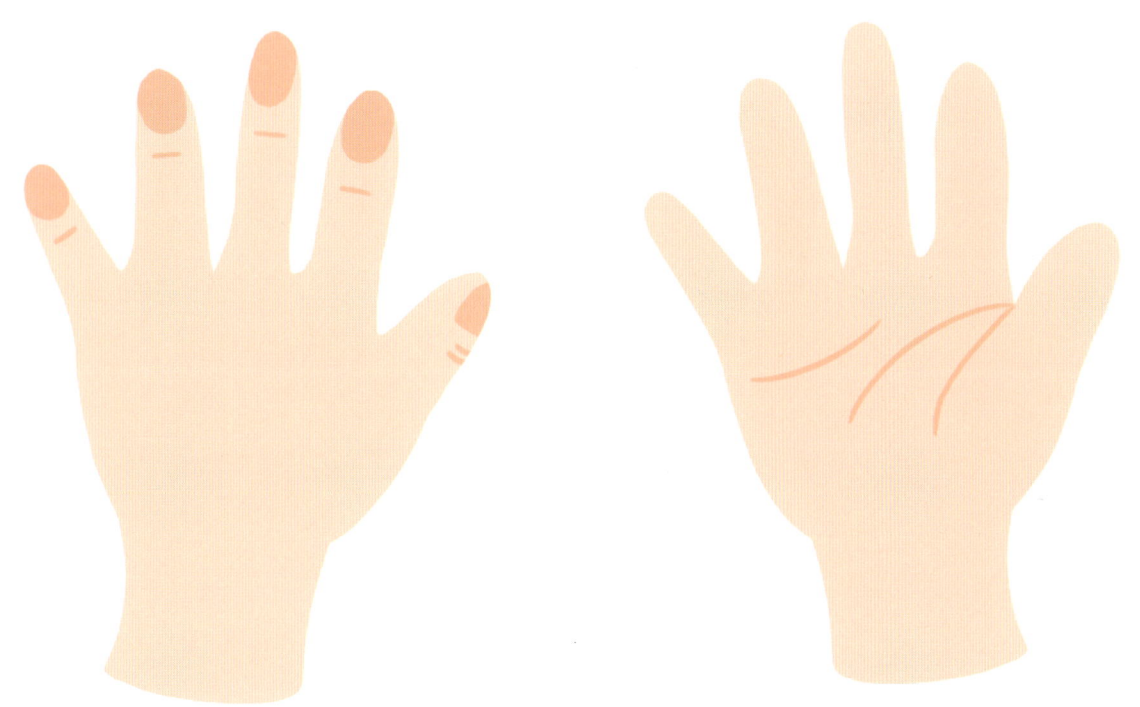

나 (　　　　　)은/는 즐겁게 배울 준비가 되었습니다!　　(서명)

3단원. 내 몸을 깨끗하게 관리해요

1. 안 씻으면 생기는 일

배움 열기 친구한테서 냄새가 나요.

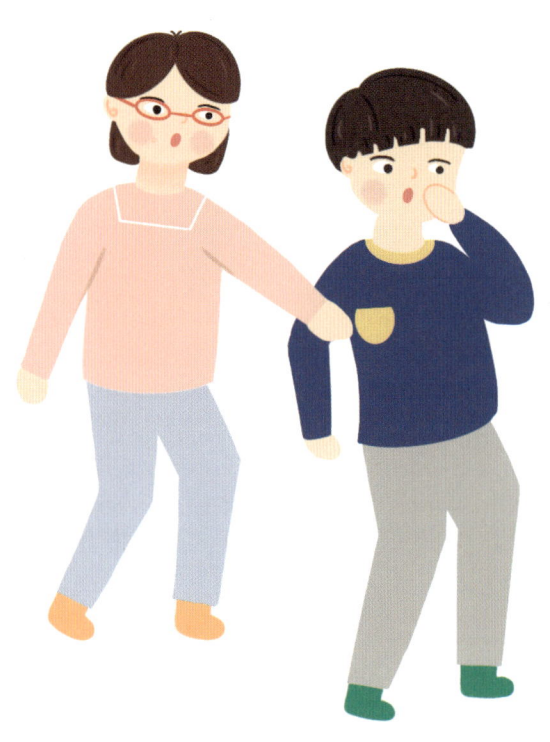
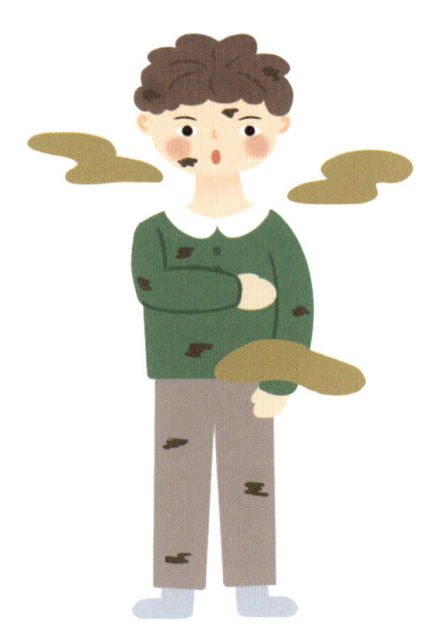

마루는 요즘 고민이 있어요.
지토한테서 냄새가 나기 때문이에요.
마루는 지토에게 편지를 써서 알려주려고 해요.
함께 편지를 읽어보세요!

지토에게

지토야 안녕? 나 마루야.

너는 나에게 정말 소중한 친구야.

네가 걱정이 되어서 편지를 써.

지토야, 씻지 않으면

몸에서 냄새가 날 수 있어.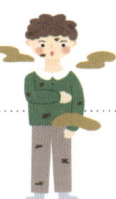

냄새가 나면 다른 친구들이 싫어할거야.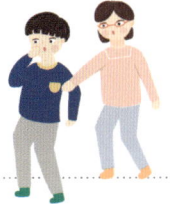

그리고 감기에 걸리거나

피부병이 날 수도 있어.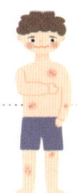

나는 네가 깨끗이 씻었으면 좋겠어.

우리 내일도 같이 놀자! 안녕!

마루 씀

몸을 씻지 않으면 어떻게 될까요? 빈칸에 들어갈 말을 따라 쓰고 읽어 보세요.

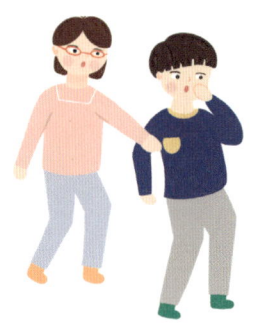 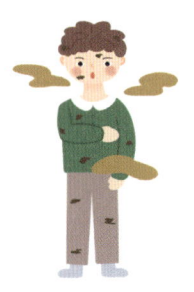

① 냄 새 가 난다.

② 친구들이 싫 어 한다.

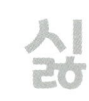 몸을 씻지 않으면 일어나는 일들을 생각해 보고, 줄로 이어 보세요.

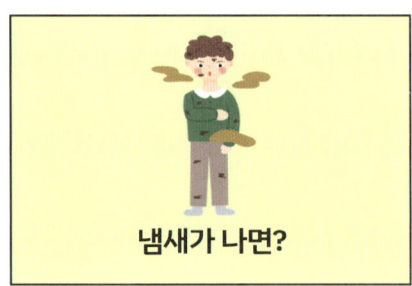
냄새가 나면?

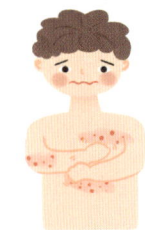
피부병이 생겨요.

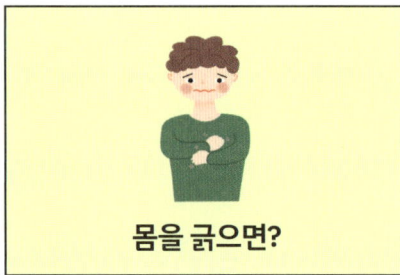
몸을 긁으면?

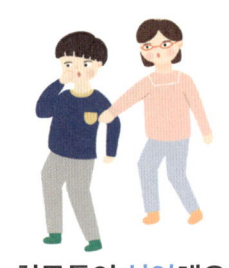
친구들이 싫어해요.

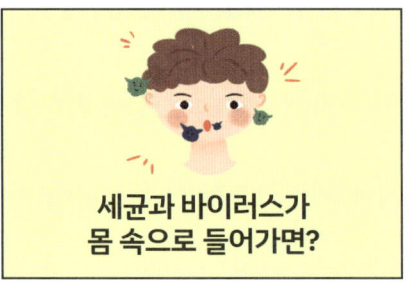
세균과 바이러스가
몸 속으로 들어가면?

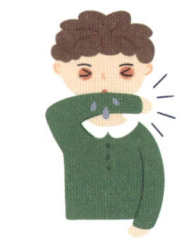
감기, 눈병에 걸려요.

배움 더하기 ① 몸을 깨끗하게 하는 방법 알아보기

1 몸을 깨끗하게 하려면 어떻게 해야 할까요? 그림을 보고 빈칸에 들어갈 말을 따라 써 보세요.

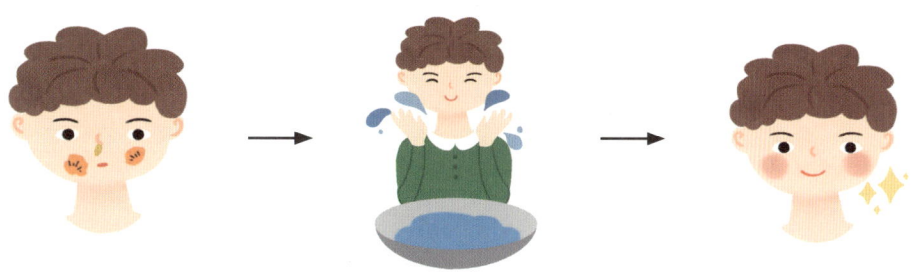

| 세 | 수 | 를 | | 해 | 요 |

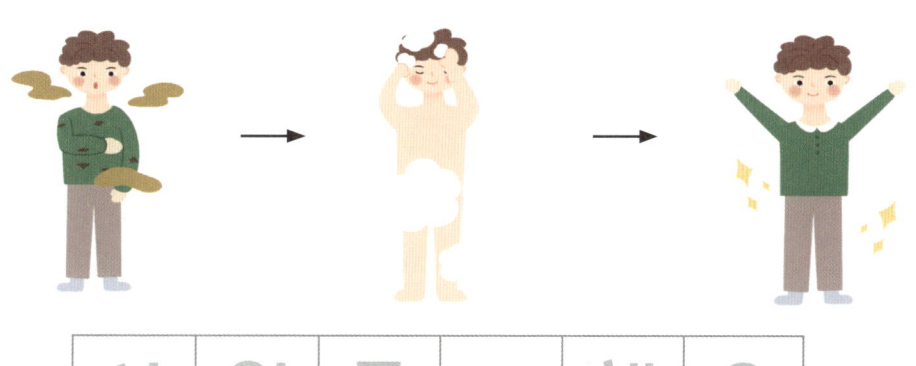

| 샤 | 워 | 를 | | 해 | 요 |

2 지토에게 필요한 것은 무엇인가요? 붙임 딱지를 붙여 알아보세요.

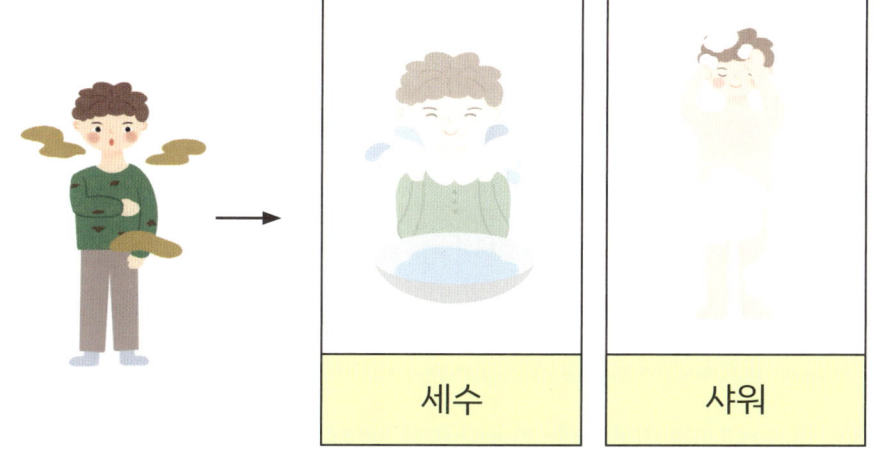

3단원. 내 몸을 깨끗하게 관리해요

배움 더하기 ② 얼굴 씻는 방법 알아보기

1 거울을 보고 내 얼굴의 눈, 코, 입이 어떤지 확인해요.
더러우면 '더러워요'에, 깨끗하면 '깨끗해요'에 색칠해 보세요.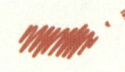

1. 눈 주변이 깨끗한가요?

| 더러워요 | vs | 깨끗해요 |

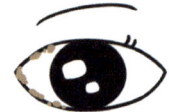 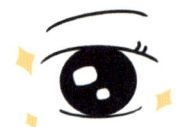

2. 코 주변이 깨끗한가요?

| 더러워요 | vs | 깨끗해요 |

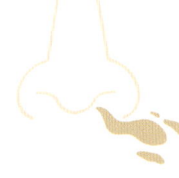 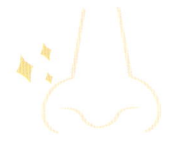

3. 입 주변이 깨끗한가요?

| 더러워요 | vs | 깨끗해요 |

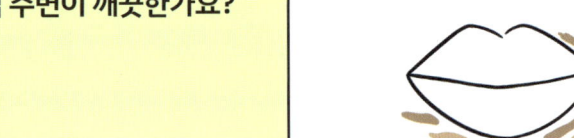 

2 세수할 때 무엇이 필요할까요? 따라 읽어보세요.

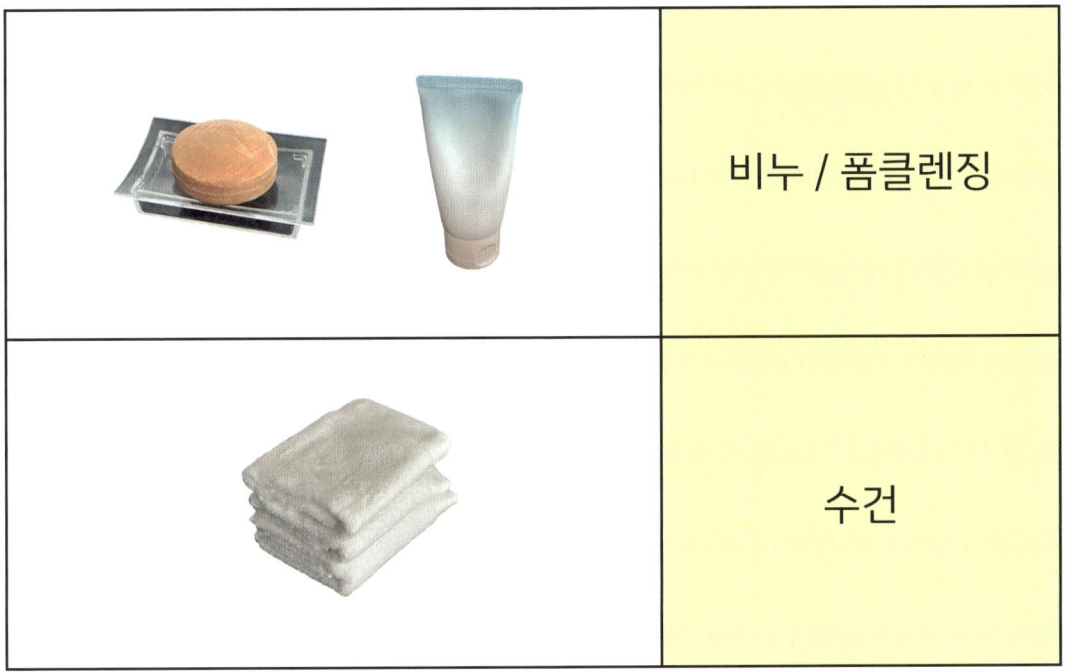

	비누 / 폼클렌징
	수건

3 세수할 때 필요한 도구에는 ○표, 필요 없는 도구에는 X표 하세요.

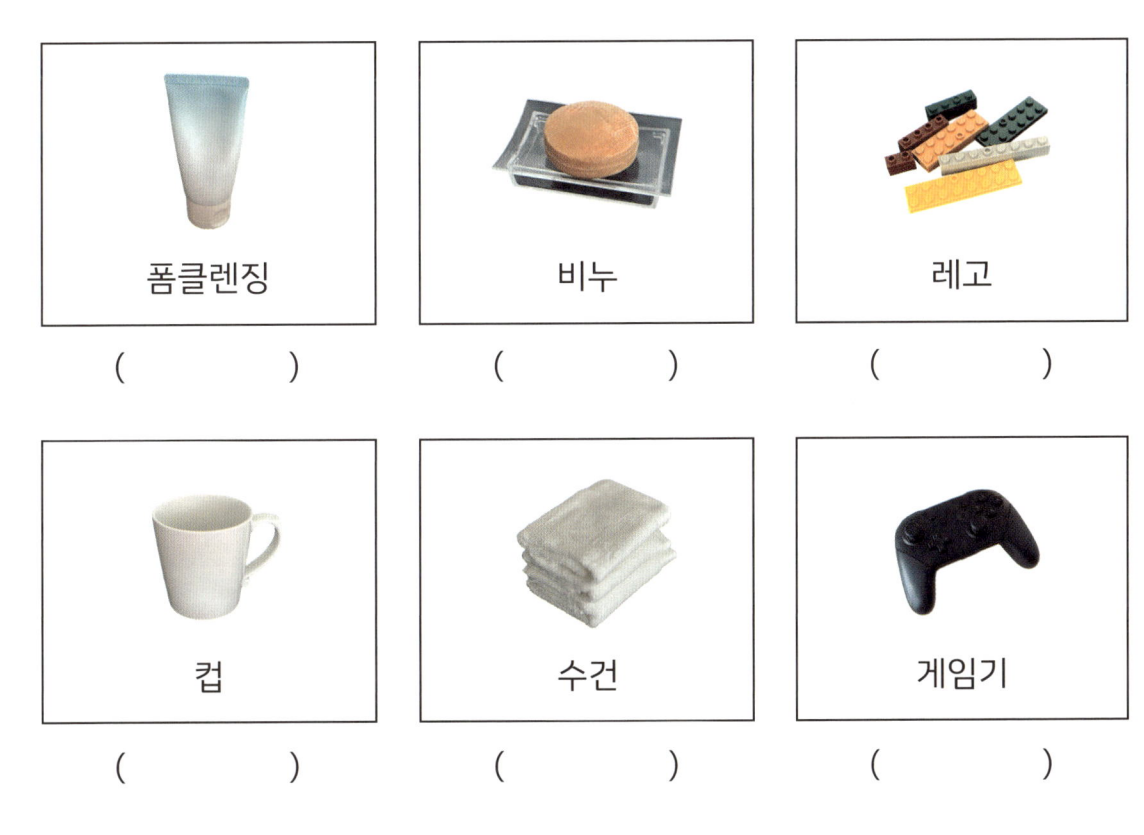

폼클렌징	비누	레고
( )	( )	( )
컵	수건	게임기
( )	( )	( )

3단원. 내 몸을 깨끗하게 관리해요

4 세수 순서를 알아봅시다. 그림을 살펴보며 순서대로 줄을 이어 보세요.

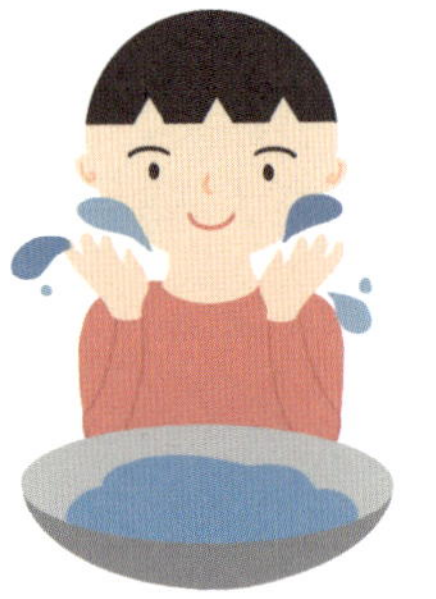

① 얼굴에 물을 묻힌다.

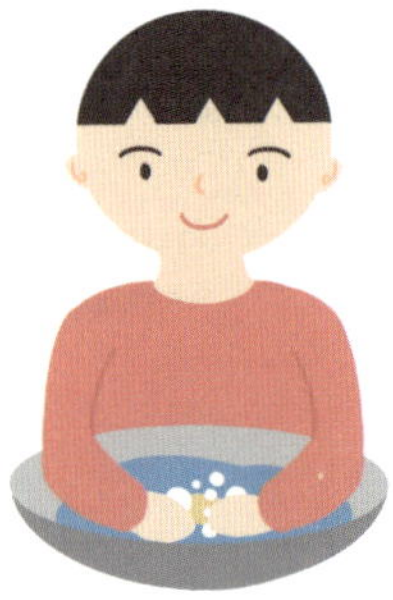

② 손으로 비누 거품을 만든다.

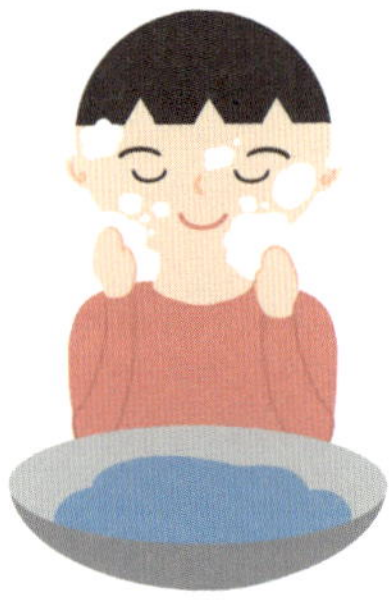

③ 눈을 감고 얼굴에 비빈다.

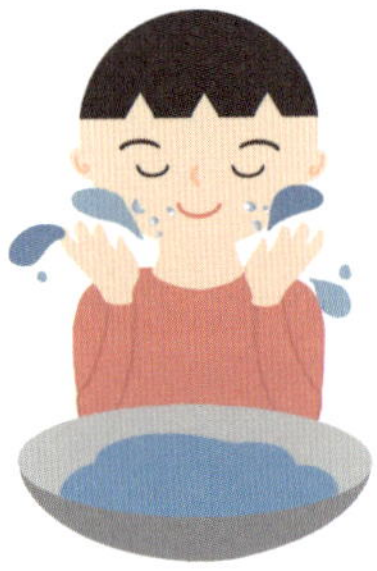

④ 물로 씻는다.

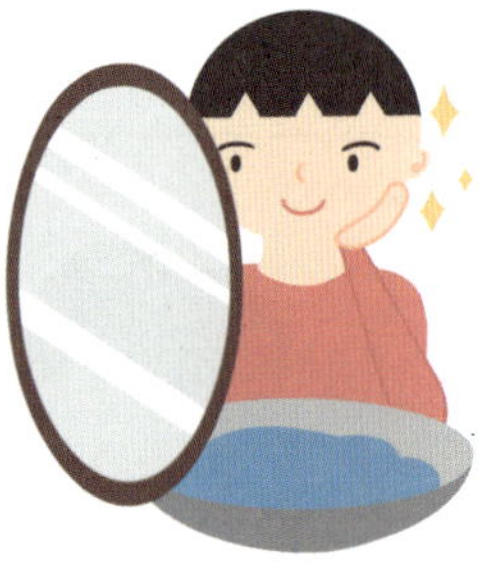

⑤ 거품이 잘 닦였는지 거울을 본다.

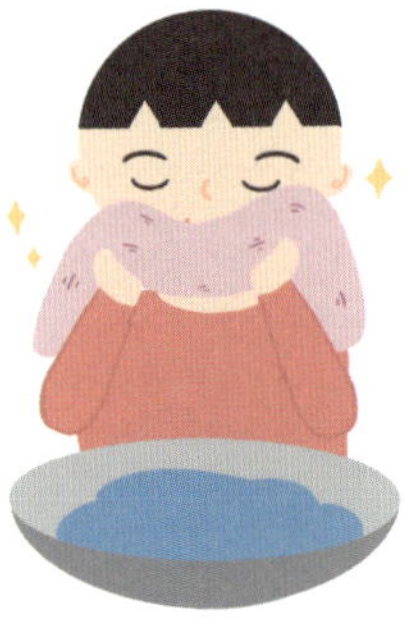

⑥ 수건으로 닦는다.

5 올바른 세수 순서에 따라 붙임 딱지를 붙여 보세요.

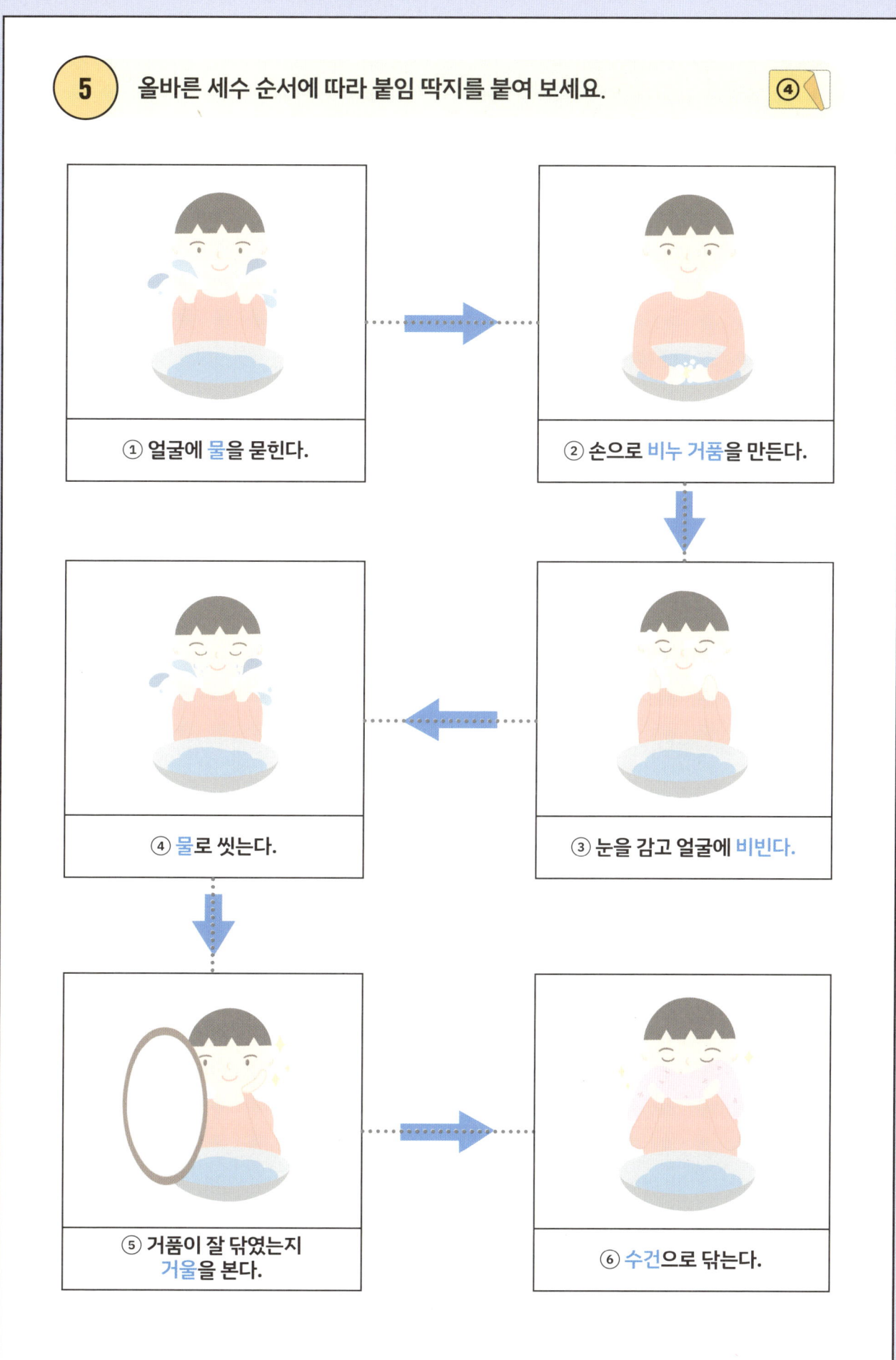

① 얼굴에 물을 묻힌다.
② 손으로 비누 거품을 만든다.
③ 눈을 감고 얼굴에 비빈다.
④ 물로 씻는다.
⑤ 거품이 잘 닦였는지 거울을 본다.
⑥ 수건으로 닦는다.

6 올바른 순서에 따라 세수를 하고, 스스로 확인해 보세요.

혼자서 할 수 있으면 O표, 혼자서 할 수 없으면 X표 하세요.		
① 얼굴에 물을 묻힌다.		
② 손으로 비누 거품을 만든다.		
③ 눈을 감고 얼굴에 비빈다.		
④ 물로 씻는다.		
⑤ 거품이 잘 닦였는지 거울을 본다.		
⑥ 수건으로 닦는다.		

7 혼자 세수했을 때 기분이 어땠는지 붙임 딱지를 붙여 보세요.

혼자 세수를 했을 때 기분이 어땠나요?

*여러 개를 붙여도 좋아요!

배움 더하기 ③ 몸 씻는 방법 알아보기

1 몸을 씻을 때 무엇이 필요할까요? 따라 읽어보세요.

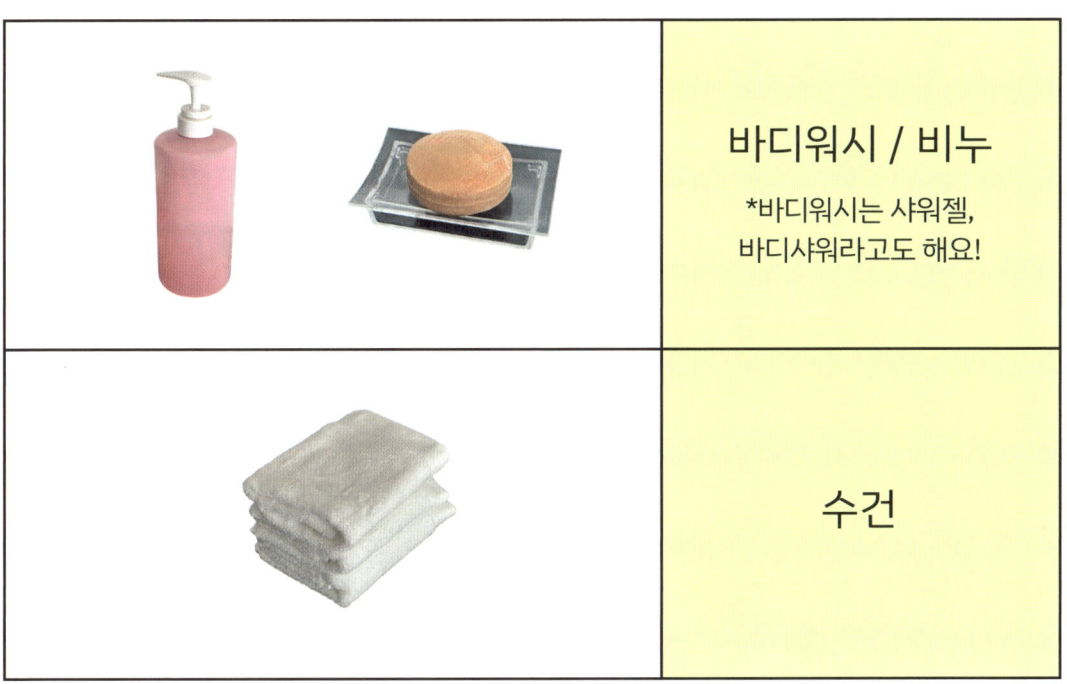

	바디워시 / 비누
	*바디워시는 샤워젤, 바디샤워라고도 해요!
	수건

2 몸을 씻을 때 필요한 도구에 ○표, 필요 없는 도구에 X표 하세요.

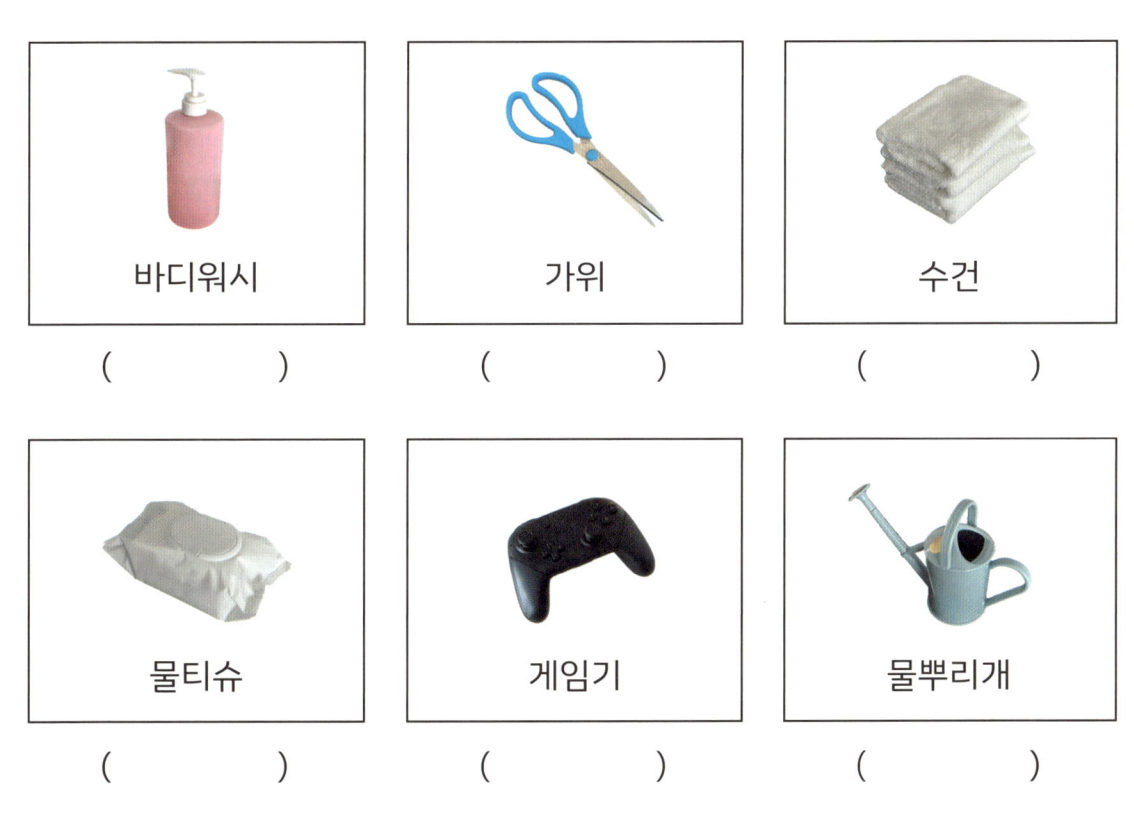

바디워시 ( )   가위 ( )   수건 ( )

물티슈 ( )   게임기 ( )   물뿌리개 ( )

3단원. 내 몸을 깨끗하게 관리해요

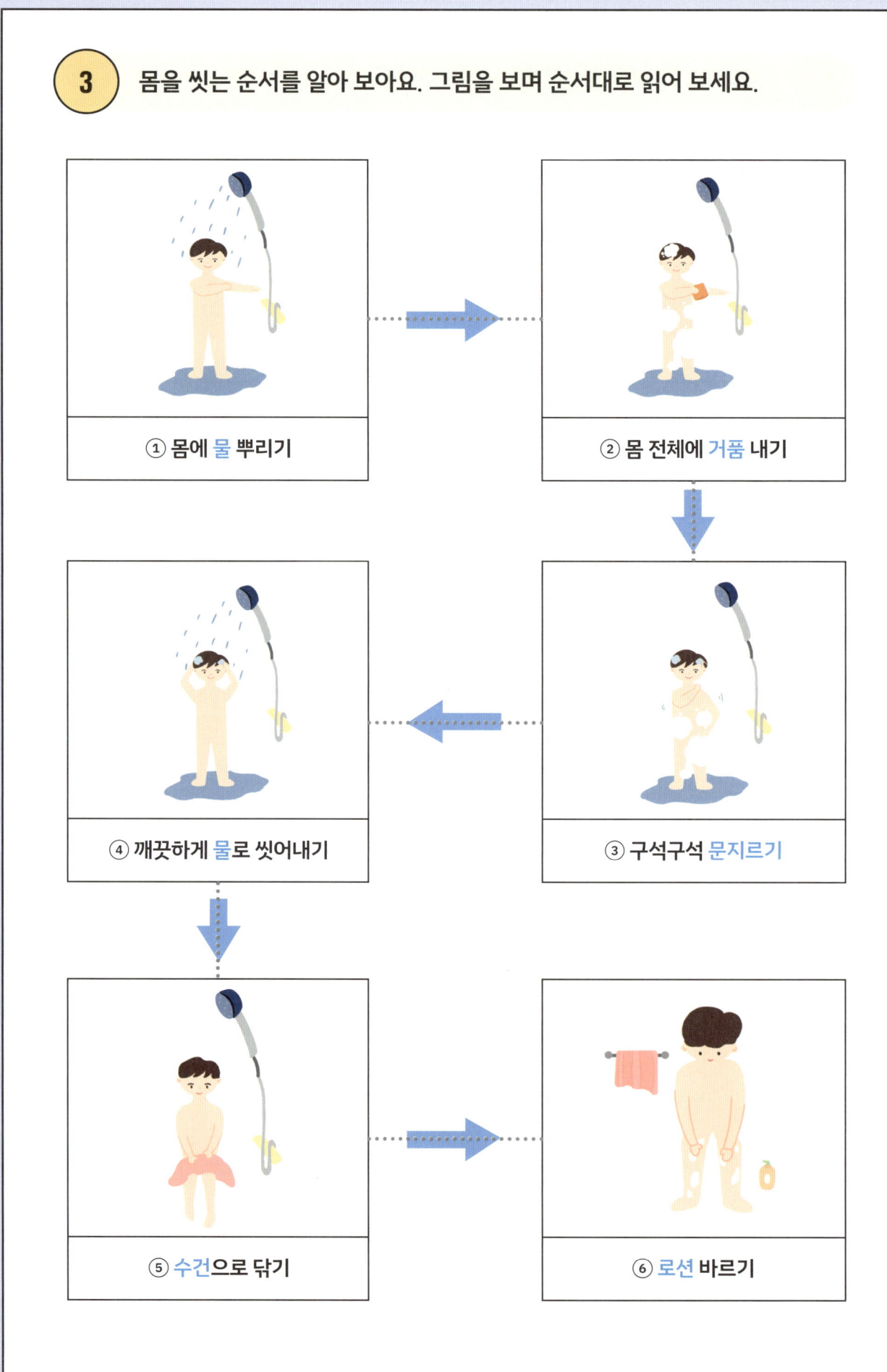

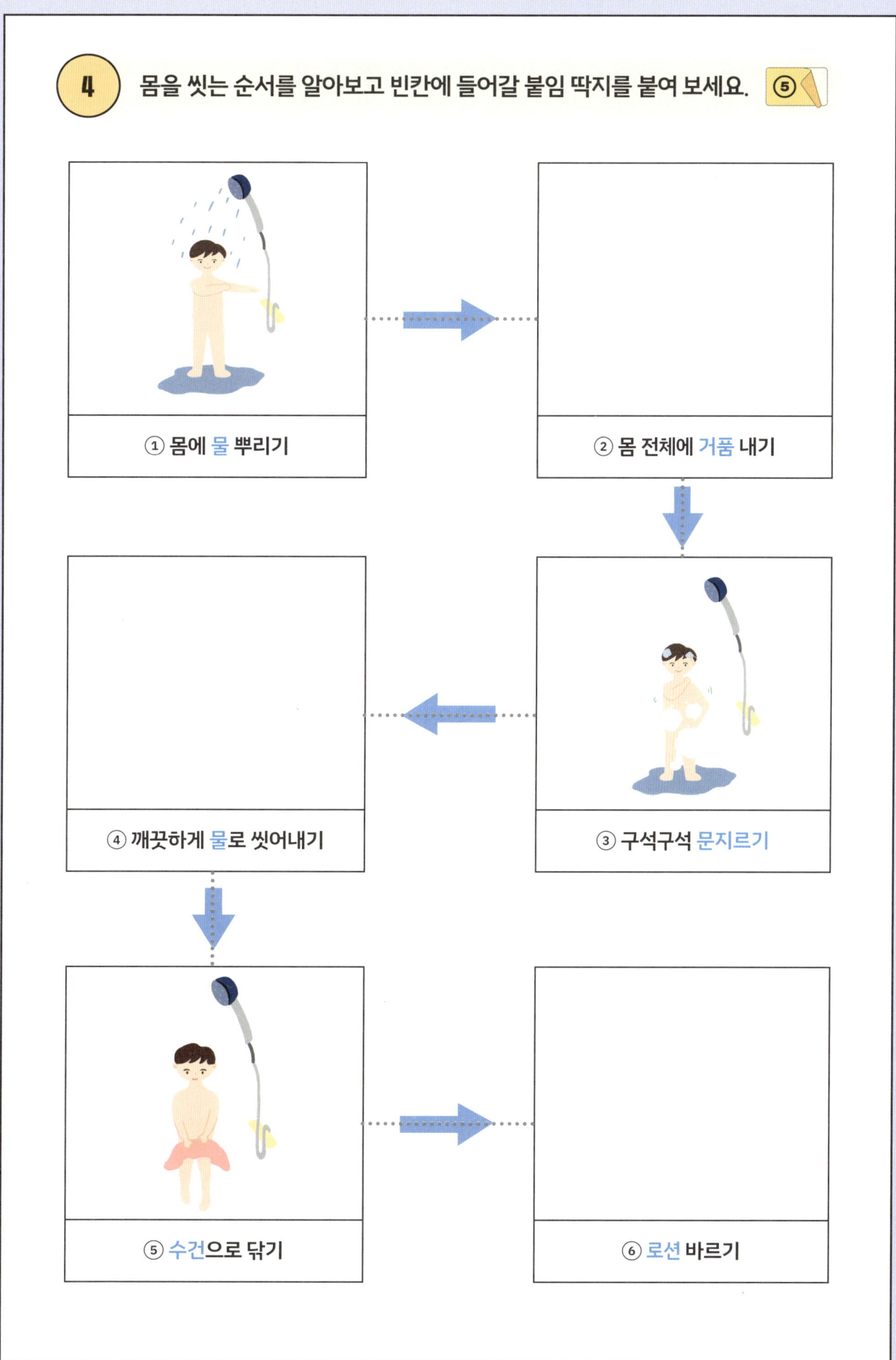

5 올바른 순서에 따라 씻고, 스스로 확인해 보세요.

혼자서 할 수 있으면 O표, 혼자서 할 수 없으면 X표 하세요.		
① 몸에 물 뿌리기		
② 몸 전체에 거품 내기		
③ 구석구석 문지르기		
④ 깨끗하게 물로 씻어내기		
⑤ 수건으로 닦기		
⑥ 로션 바르기		

6 혼자 씻어 본 후, 기분이 어땠는지 붙임 딱지를 붙여 보세요.

혼자 씻었을 때 기분이 어땠나요?

*여러 개를 붙여도 좋아요!

올바른 샤워 순서에 따라 샤워 책을 만들어 보세요.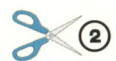

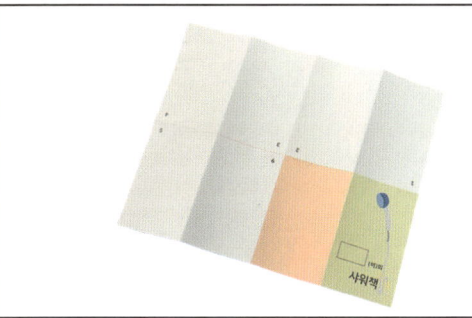	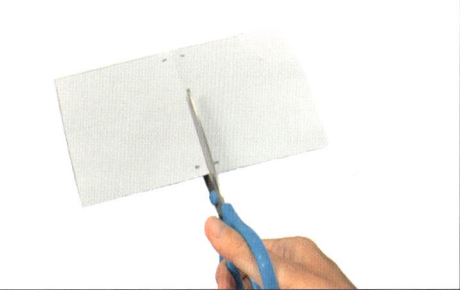
1. 점선을 따라 접어요.	2. 반으로 접고, 빨간 점선을 오려요.
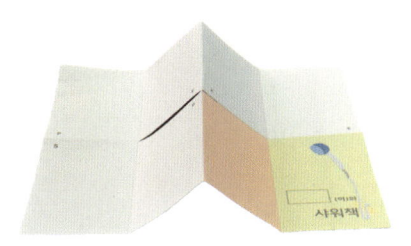	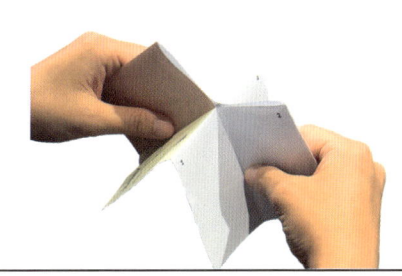
3. 산을 만들어요.	4. 산을 잡고 안으로 모아요.
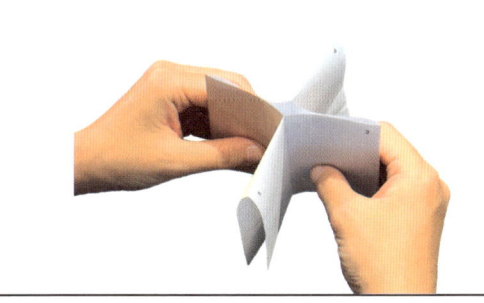	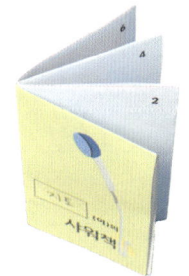
5. + 모양을 만들어요.	6. 한 쪽으로 몰아 접어요.

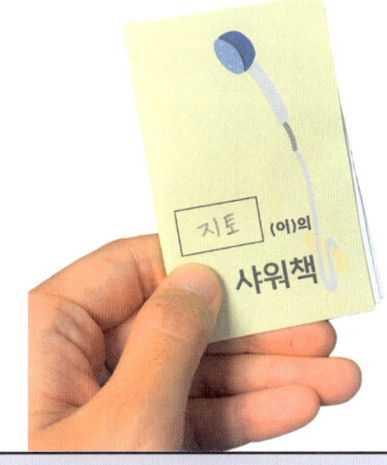

샤워하는 순서를 붙임딱지로 붙여 샤워 책을 만들어요.
내가 만든 책을 보며 집에서 혼자 씻는 연습을 해요.

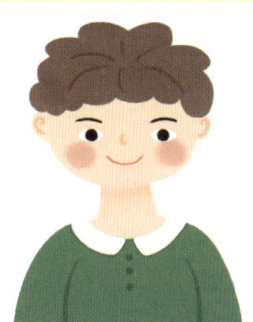

배움 급하기   몸을 바르게 씻는 방법 알아보기

몸을 씻는 모습을 보고 올바른 방법에 O표, 잘못된 방법에 X표 하세요.

1. 몸에 물을 뿌릴 때는?

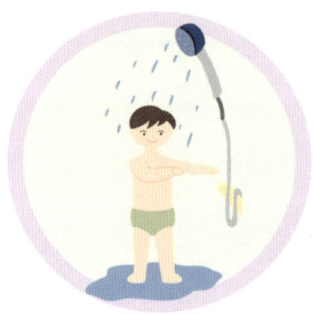 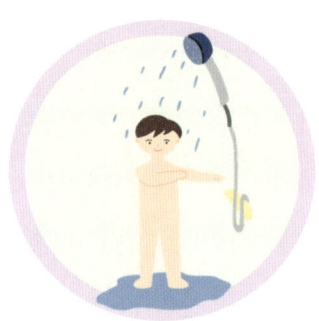

팬티를 입고 물을 뿌린다.   옷을 다 벗고 물을 뿌린다.
(   )   (   )

2. 몸에 거품을 낼 때는?

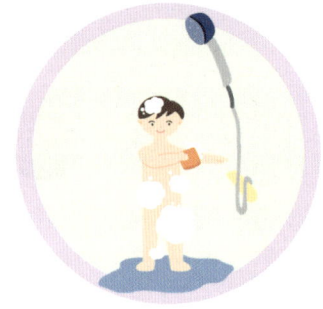 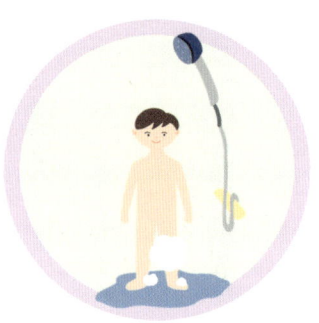

구석구석 꼼꼼히 거품을 낸다.   다리에만 거품을 낸다.
(   )   (   )

3. 깨끗하게 씻어낼 때는?

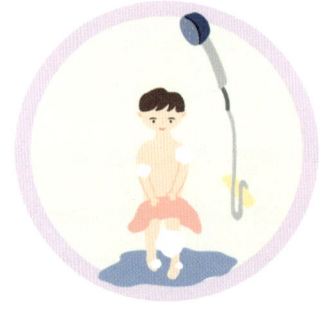 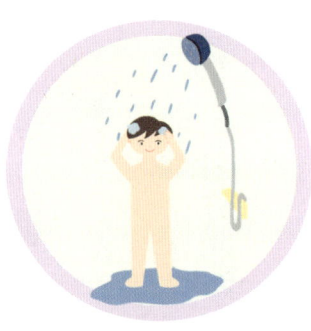

거품을 수건으로 깨끗하게 닦는다.   물로 깨끗하게 씻어낸다.
(   )   (   )

4. 수건으로 닦을 때는?

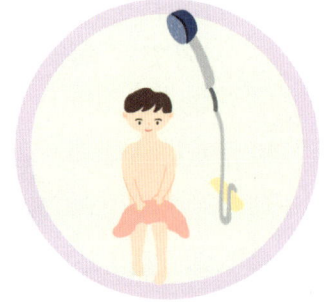 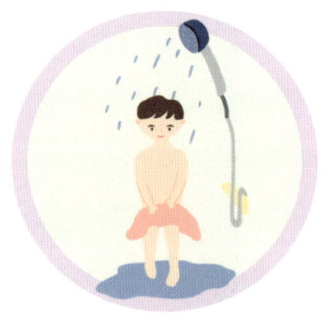

물을 끄고 수건으로 닦는다.   물을 틀어 놓고 수건으로 닦는다.
(   )   (   )

2. 팬티 속이 가려워요

배움 열기 팬티 속이 가려울 땐 어떻게 해야 할까요?

이서가 놀이터에서 모래 놀이를 하고 있어요.
그런데 팬티 속이 너무 가려워요.
바지 위로 몰래 비벼 보지만 너무 힘들어요.
이서는 집에 와서 엄마에게 물어보았어요.

이서

엄마, 팬티 속이 너무 가려워요.
어떻게 해야 할까요?

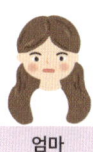
엄마

이서야, 팬티 속이 가려우면 집에서 깨끗하게 씻어야 해.

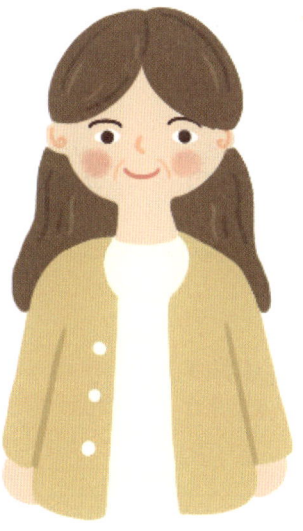

팬티 속에 있는 신체 부위 이름은 성기야.
성기는 소중하게 대해주지 않으면 가렵거나 아플 수 있어.

엄마가 방법을 알려줄게.

1. 절대 모래 묻은 손으로 만지면 안 돼.

2. 깨끗하게 씻고 싶다고 비누를 사용하면 안 돼.

3. 수건으로 물기를 살살 닦아야 해. 세게 닦으면 안 돼.

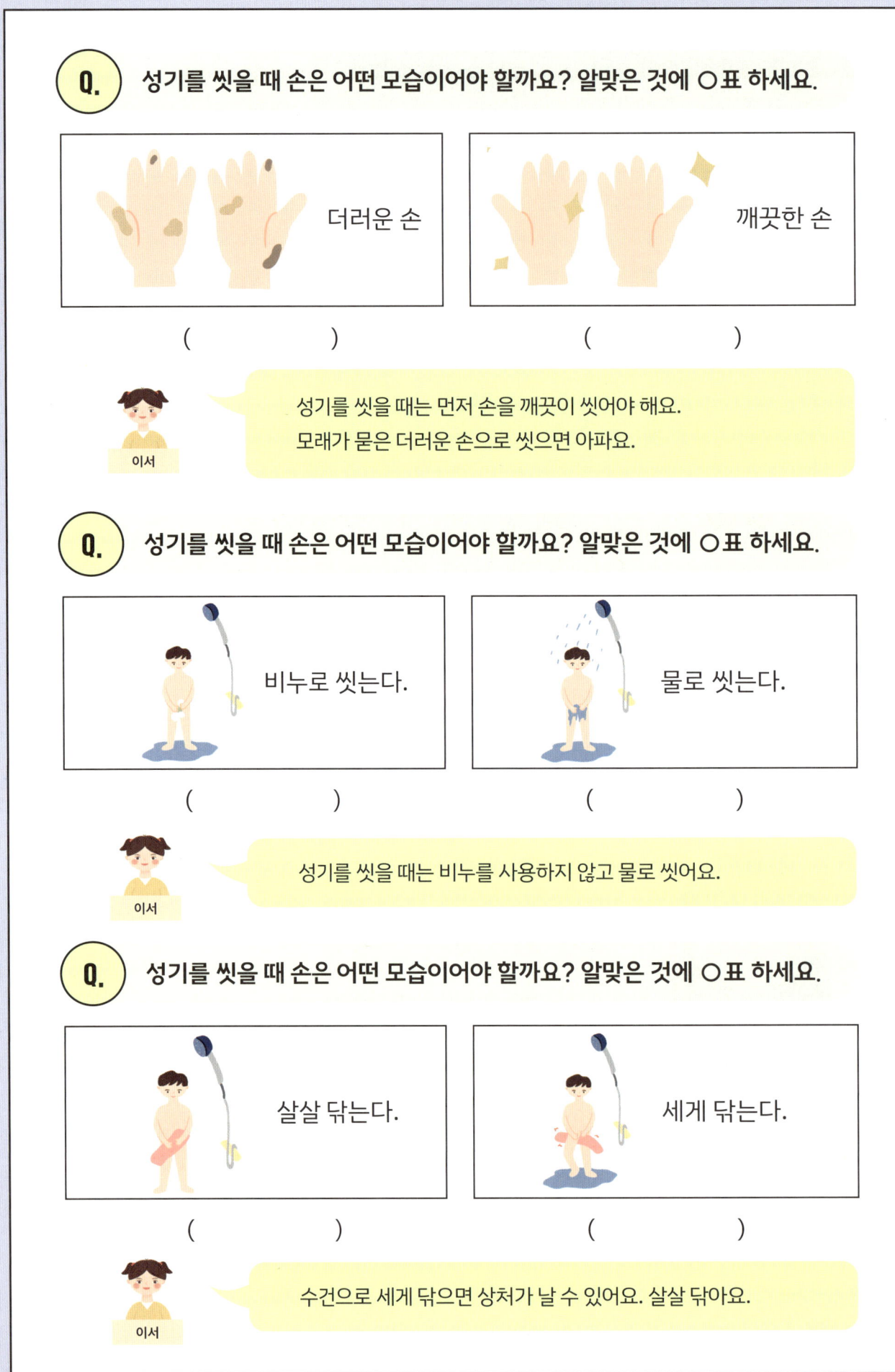

배움 더하기 팬티를 갈아입어야 하는 이유 알아보기

1 더러운 팬티를 입으면 어떻게 될까요? 팬티 그림에 어울리는 표정을 줄로 잇고, 빈칸에 들어갈 말을 따라 써 보세요.

> 이서는 곰돌이 팬티를 좋아해서 매일 곰돌이 팬티만 입었어요.
> 오늘도 더러운 곰돌이 팬티를 그대로 입었어요.
> 앗, 그래서 이서의 팬티 속이 가렵고 따끔했던 거예요!

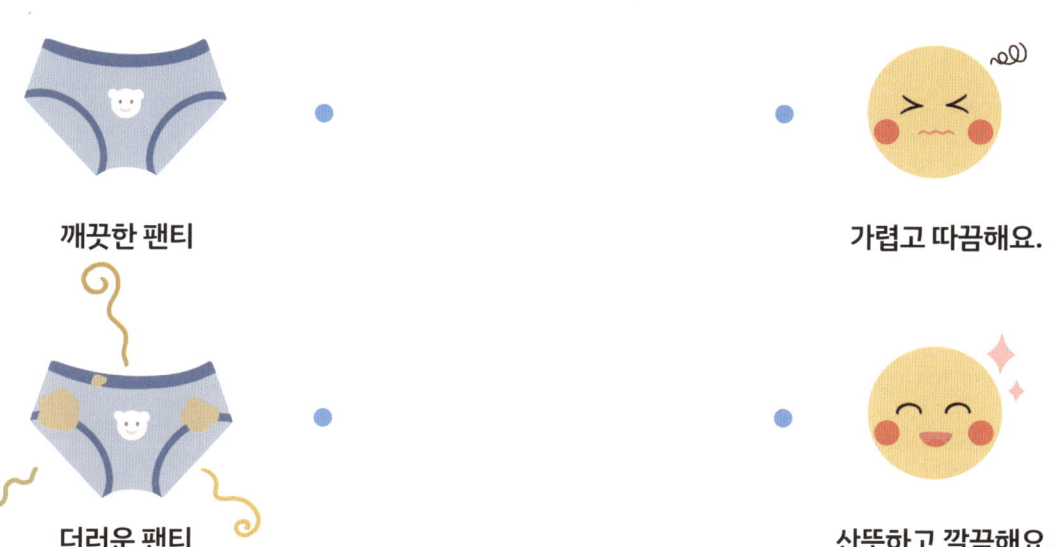

깨끗한 팬티   가렵고 따끔해요.

더러운 팬티   산뜻하고 깔끔해요.

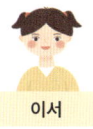 이서: 팬티는 우리가 오줌이나 똥을 싸며 더러워지기 때문에 자주 갈아입어야 해요.

| 더 | 러 | 운 |

더러운 팬티를 입으면
가렵고 따끔해요.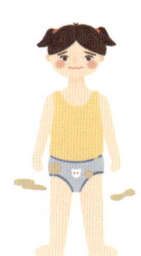

| 깨 | 끗 | 한 |

깨끗한 팬티를 입으면
산뜻하고 깔끔해요.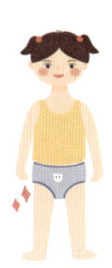

3단원. 내 몸을 깨끗하게 관리해요

2 붙임 딱지를 붙여 친구들에게 깨끗한 팬티를 입혀 주세요.

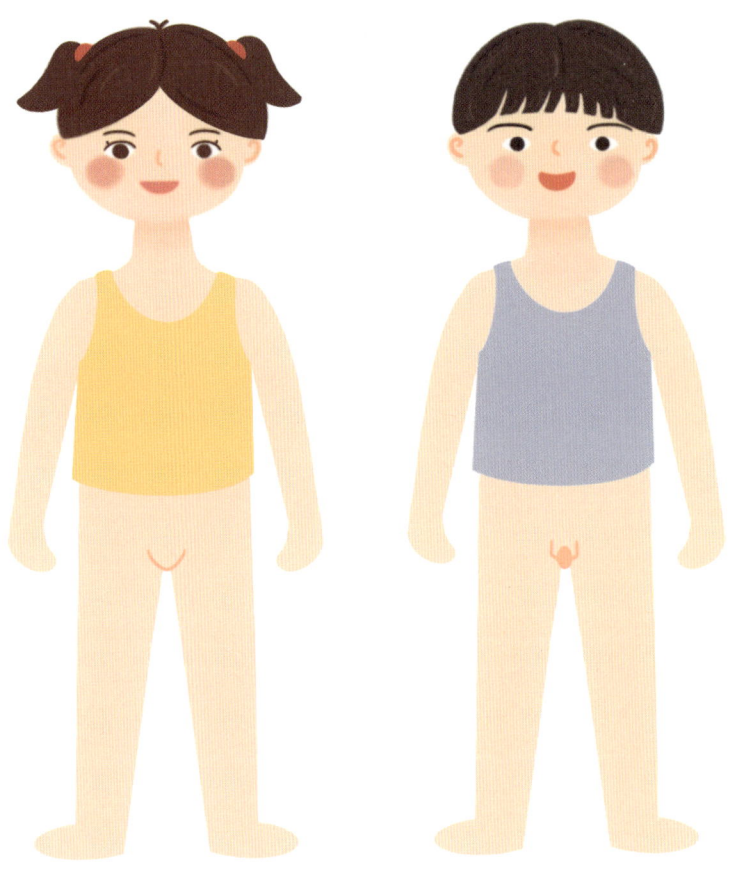

3 약속해요! 문장을 읽고 내 이름을 써 보세요.

팬티를 매일 갈아입겠습니다. 약속!

이름

배움 곱하기   씻고 나서 벗은 옷을 정리하는 방법 알아보기

1 이서와 엄마의 대화를 읽어보세요.

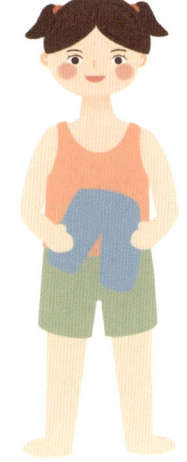

벗은 옷은 어디에 둘까요?

벗은 옷은 **빨래통**에 넣어야 해.

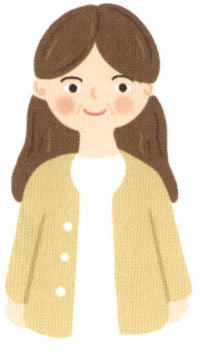

화장실에서 씻고 나온 이서   이서 엄마

2 벗은 옷은 어디에 두어야 할까요? 알맞은 곳에 ○표 하세요.

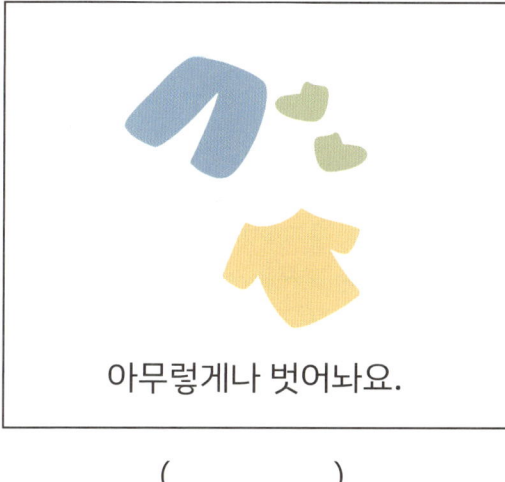

아무렇게나 벗어놔요.

(　　　)

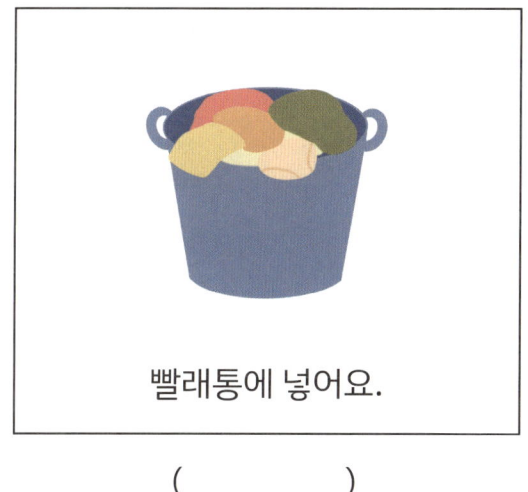

빨래통에 넣어요.

(　　　)

3. 가족 간 지켜야 할 예절

 배움 열기 가족 간 지켜야 할 예절을 알아보아요.

Q. 이서와 친구들의 말풍선을 읽어보세요. 여러분은 어떻게 생각하나요? 내 생각에 따라 O 또는 X에 동그라미 하세요.

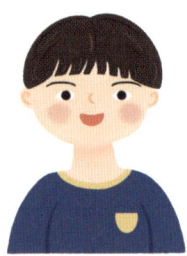

나는 샤워할 때 무서워서 문을 열고 씻어.
(O / X)

문을 닫고 씻어야지.
내 몸은 함부로 보여주면 안 돼!
(O / X)

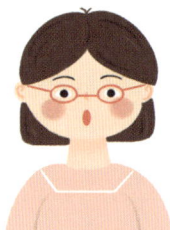

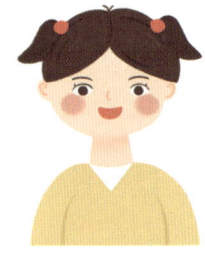

나는 샤워하고 맨몸으로 나오면 기분이 좋더라!
(O / X)

나는 누나의 몸을 보고 싶지 않아!
옷을 입고 나와야지!
(O / X)

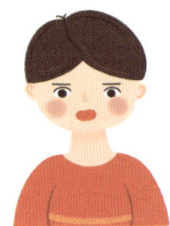

배움 더하기 ① 샤워할 때 지켜야 할 예절 알아보기

1 다음 만화를 읽고, 빈칸에 들어갈 말을 따라 써 보세요.

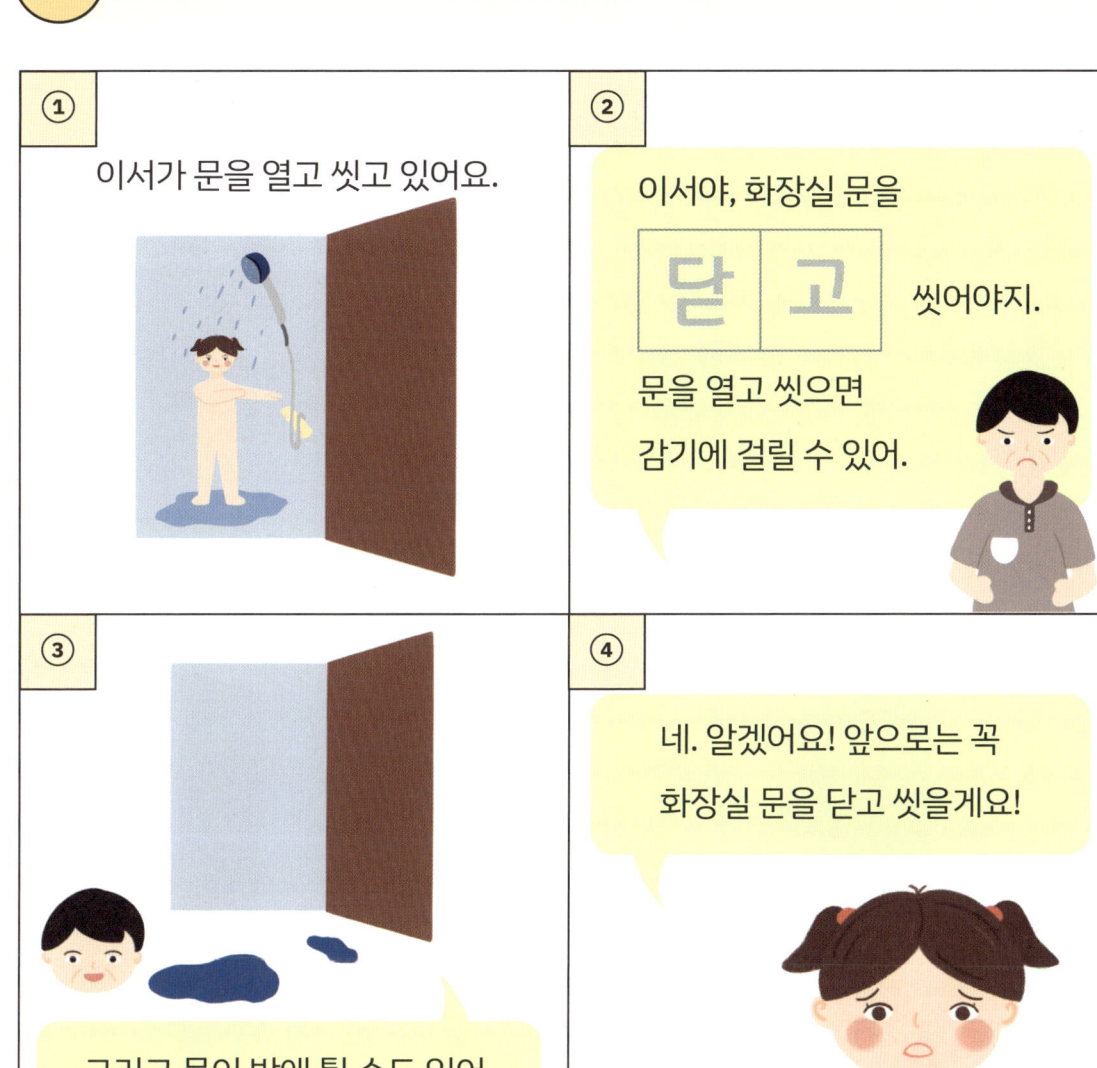

2 이서가 지키지 않은 예절은 무엇인가요? 빈칸에 들어갈 말을 따라 써 보세요.

화장실 문을 열고 씻었어요.

3 아빠의 말씀을 따라 쓰고 읽어보세요.

다른 사람들한테 자기 몸을 함부로 **보여주면 안 돼**.

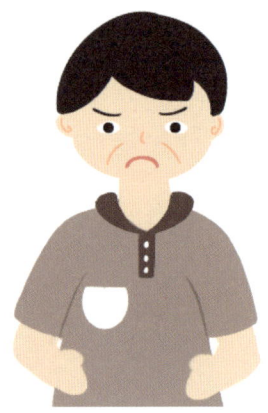

4 샤워할 때 문을 닫아야 할까요? 열어야 할까요? 알맞은 것에 ○표 하세요.

닫아요.   열어요.
(   )   (   )

5 문을 열고 씻으면 어떤 일이 일어날까요? 맞는 것에 모두 ○표 하세요.

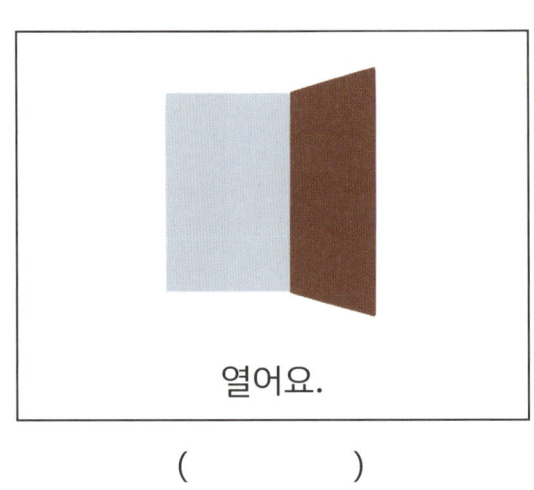

몸이 으슬으슬 너무 추워!   이런! 이서야!
감기에 걸렸나 봐.   문 앞에 물이 흥건하네!
(   )   (   )

배움 더하기 ② 샤워를 한 후 지켜야 할 예절 알아보기

1 다음 만화를 읽고 질문에 답해봅시다.

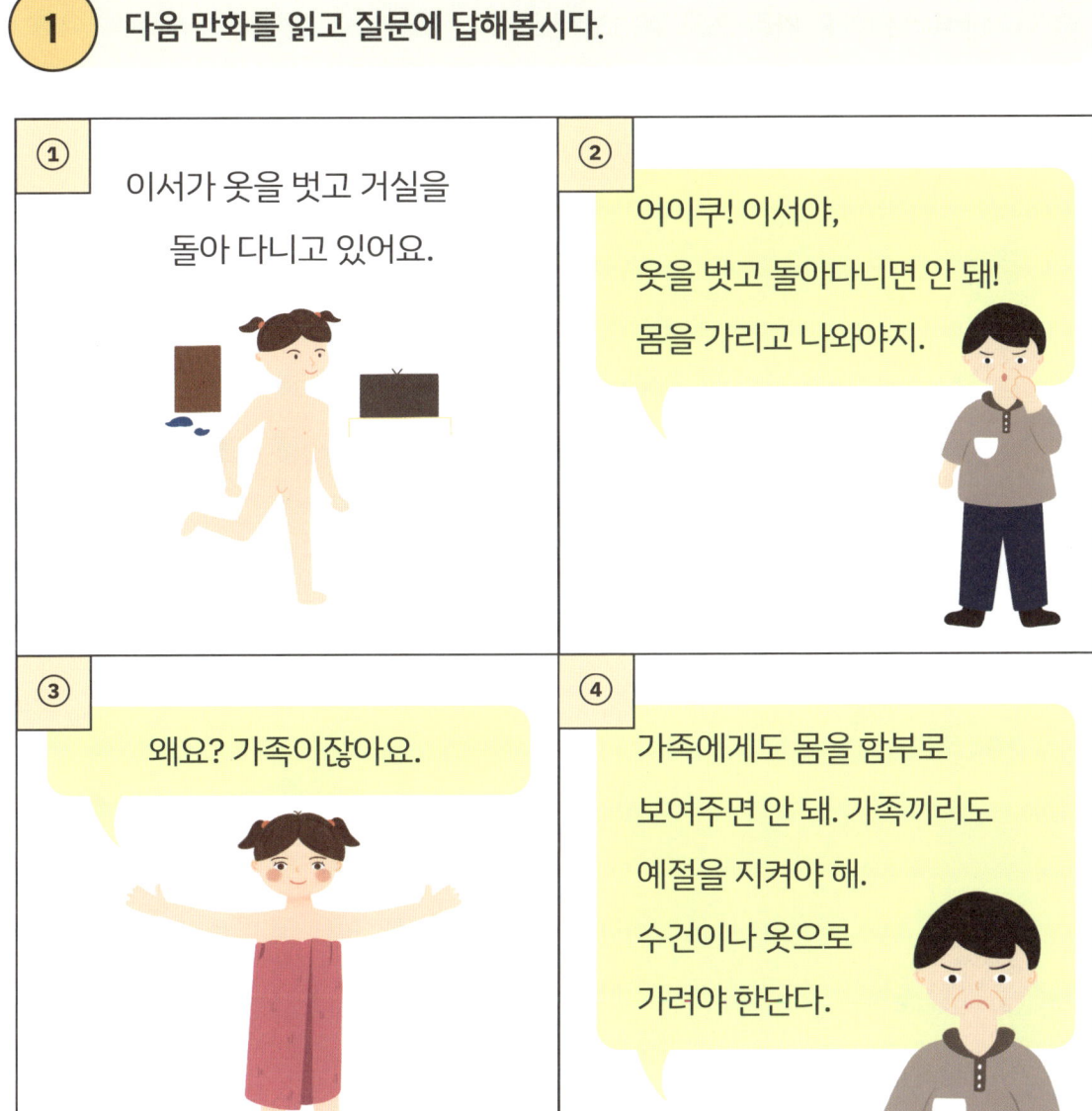

① 이서가 옷을 벗고 거실을 돌아 다니고 있어요.

② 어이쿠! 이서야, 옷을 벗고 돌아다니면 안 돼! 몸을 가리고 나와야지.

③ 왜요? 가족이잖아요.

④ 가족에게도 몸을 함부로 보여주면 안 돼. 가족끼리도 예절을 지켜야 해. 수건이나 옷으로 가려야 한단다.

2 이서가 지키지 않은 예절은 무엇인가요? 빈칸에 들어갈 말을 따라 써 보세요.

옷을 　벗　고　 돌아다녔어요.

3 아빠의 말씀을 따라 쓰고 읽어보세요.

옷을 벗고 돌아다니면 안 돼!
몸을 | 가 | 리 | 고 | 나와야지.

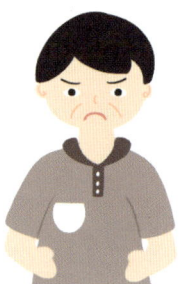

4 화장실에서 몸을 씻었어요. 화장실을 나올 때 어떻게 해야 할까요?
바른 행동을 찾아 줄을 이어 보세요.

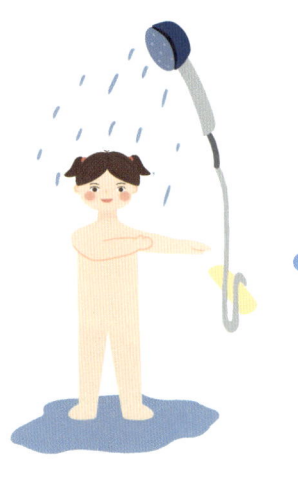

샤워를 하고

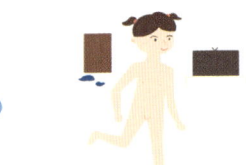

옷을 벗고 그냥 나와요.

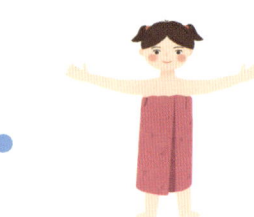

몸을 가리고 나와요.

5 옷을 벗고 돌아다니면 어떤 일이 일어날까요? 맞는 것에 모두 ○표 하세요.

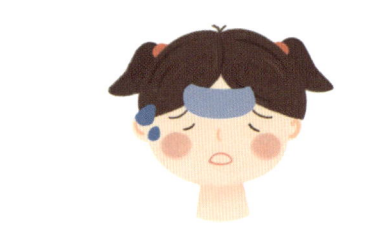

감기에 걸린다.

(   )

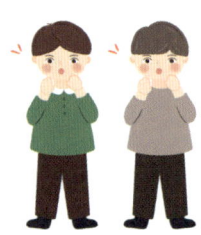

집에 놀러 온 이호의 친구가
깜짝 놀란다.

(   )

마음을 가꾸는
일상속

스스로
마음을 가꾸는
일상 속
성교육

4단원 화장실을 바르게 사용해요

단원 구성

 화장실에 가요
#화장실의 모습
#남녀 화장실의 차이

 변기를 바르게 사용해요
#화장실 사용법
#변기의 종류
#용변 처리하기

 화장실 예절을 알고 지켜요
#화장실 사용 예절

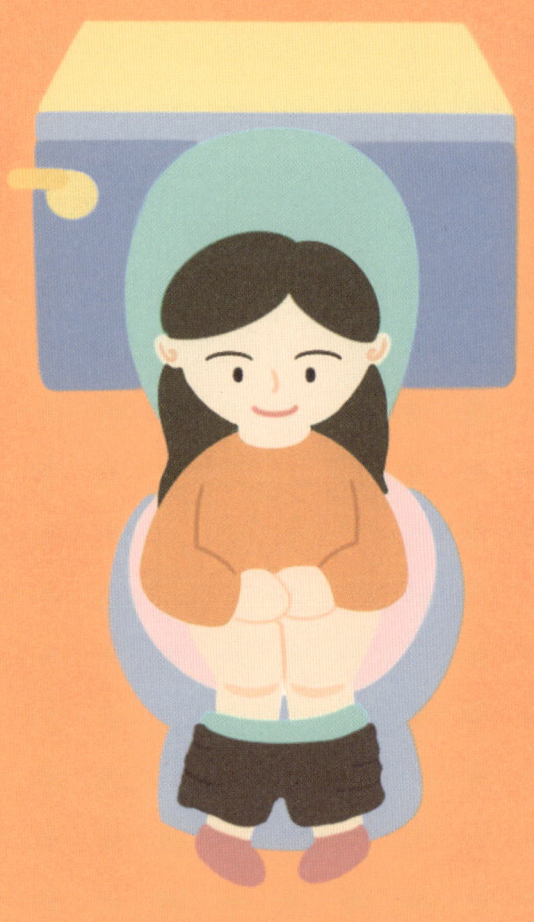

들어가기

가장 가까운 화장실을 찾아보세요.

가장 가까운 화장실은 어디에 있나요?
화장실을 찾아서 손가락으로 가리키거나, 직접 다녀와 보세요.

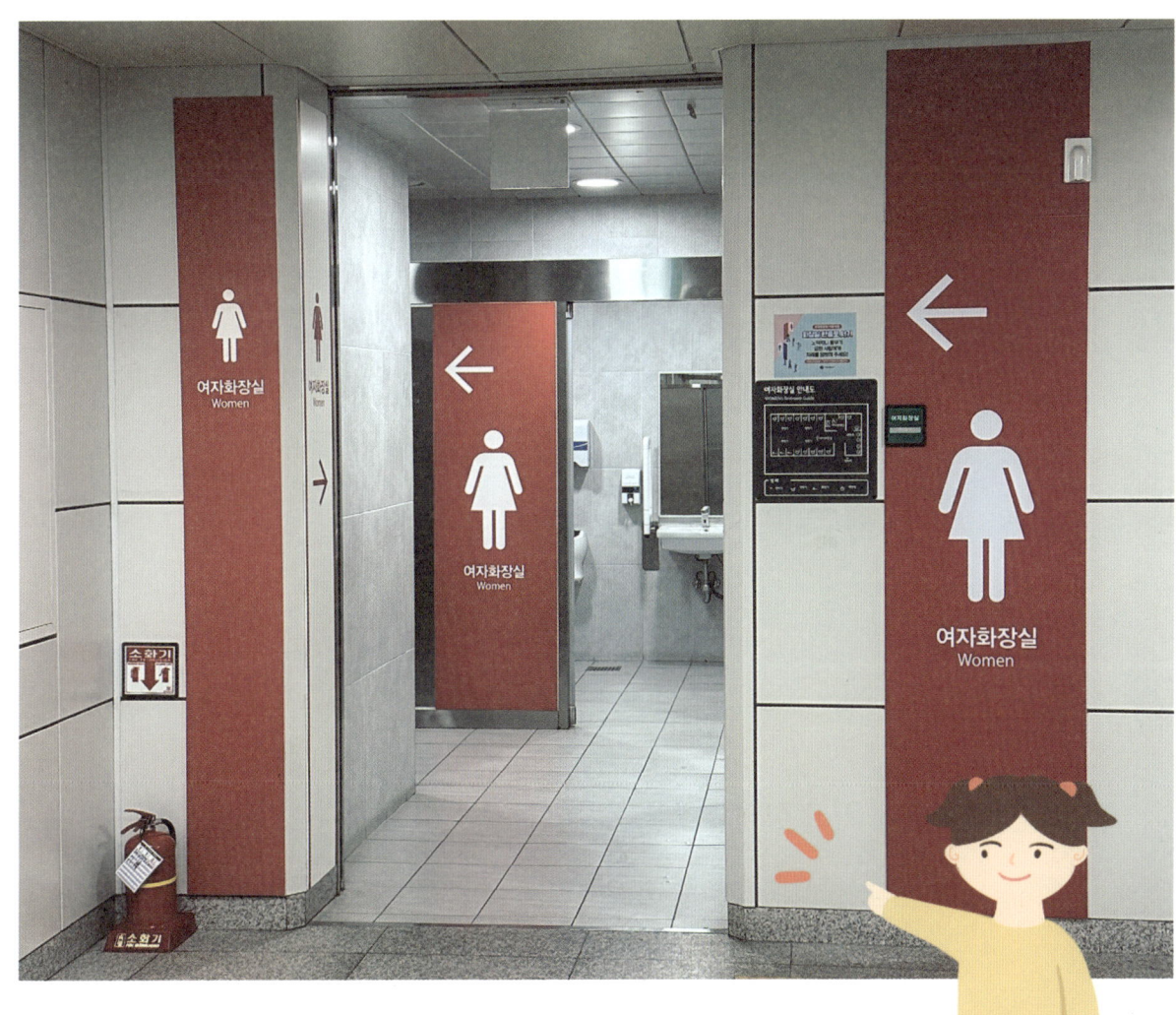

나 (　　　　　)은/는 즐겁게 배울 준비가 되었습니다!　　(서명)

4단원. 화장실을 바르게 사용해요

1. 화장실에 가요

배움 열기 남자는 남자 화장실에, 여자는 여자 화장실에 가요.

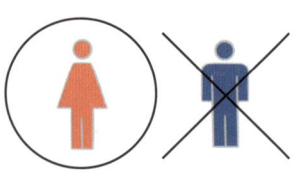

여자 화장실   남자 화장실

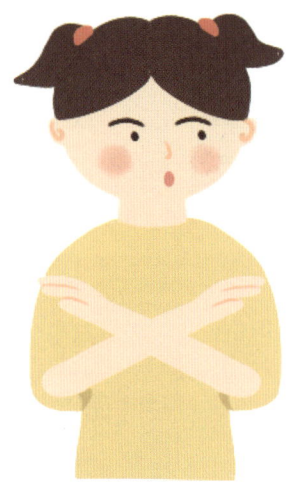 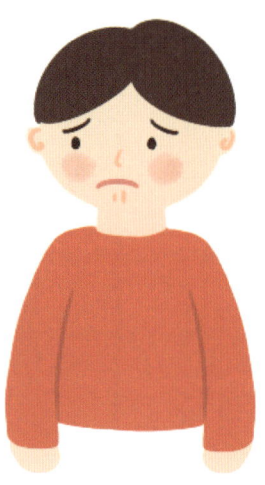

이호는 화장실에 가고 싶어요.

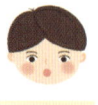
이호

누나, 같이 들어 가자. 나 무서워.

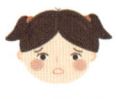
이서

아니야, 누나는 여자 화장실에 가야 해.
이호는 남자 화장실에 가.

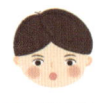
이호

같이 들어가면 안 돼?

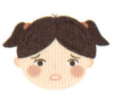
이서

안 돼! 누나는 여자니까 여자 화장실에 가고
이호는 남자니까 남자 화장실에 가야 해.

Q. 이호는 어디에 가고 싶은가요? 빈칸에 들어갈 말을 따라 써 보세요.

이호는 　화 장 실　 에 가고 싶어요.

Q. 누나는 이호에게 뭐라고 말했나요? 누나의 말을 따라 쓰고, 읽어보세요.

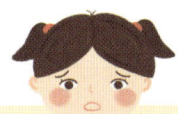

누나는 　여 자　　화 장 실　 에 가야 해.
이호는 　남 자　　화 장 실　 에 가.

Q. 줄을 이어서 누나의 말을 완성해 보세요.

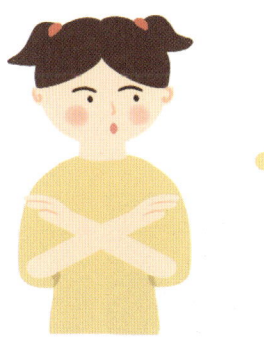

누나는 여자니까

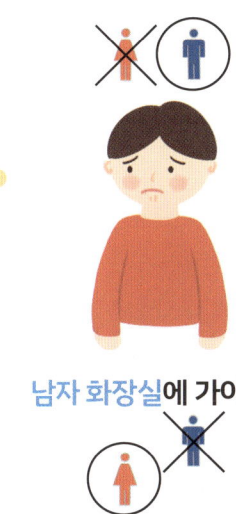

남자 화장실에 가야 해.

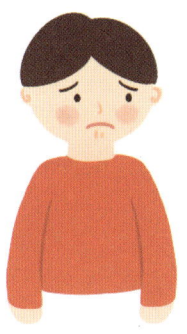

이호는 남자니까

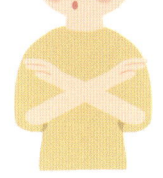

여자 화장실에 가야 해.

4단원. 화장실을 바르게 사용해요

배움 더하기 ① 남자 화장실 알아보기

1 남자 화장실의 모습을 살펴보아요. 남자 화장실에는 어떤 모습의 표지판이 있나요? 동그라미 속 그림과 똑같은 붙임 딱지를 붙여 보세요.

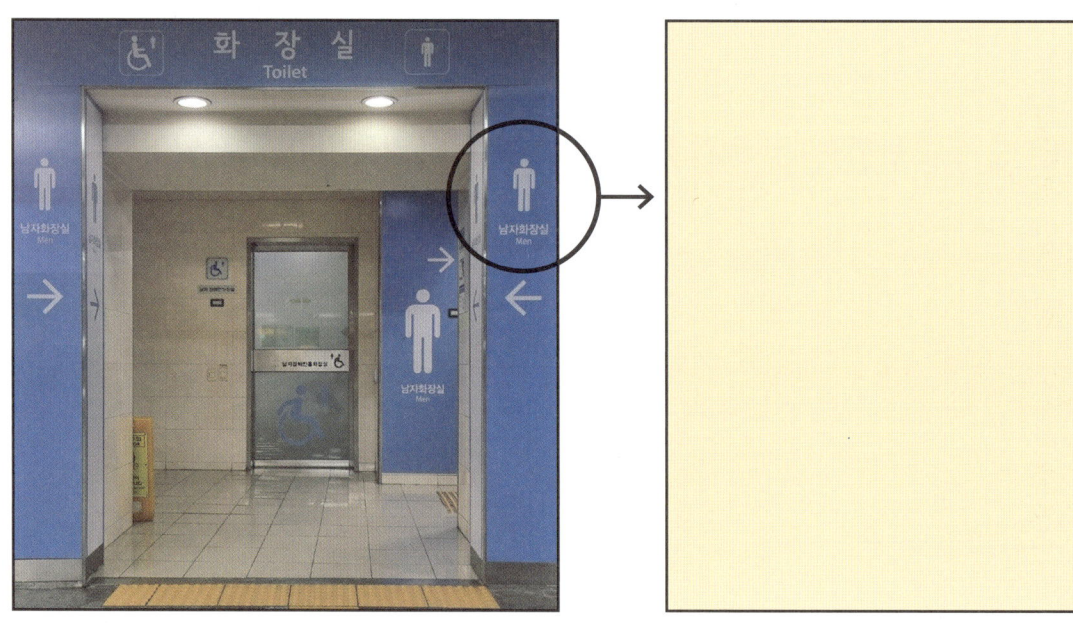

2 남자 화장실 표지판에는 여러 종류가 있어요. 표지판에 담긴 뜻을 알아보고, 빈칸에 들어갈 말을 따라 써 보세요.

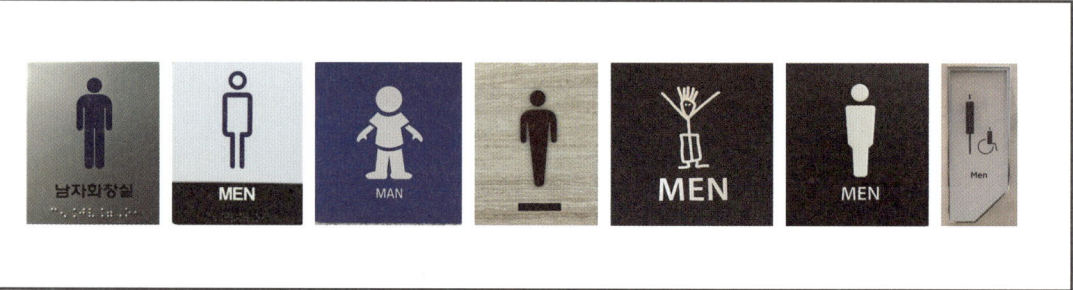

*남자 화장실 표지판은 주로 파란색이고, 바지를 입은 모습이 그려져 있어요.

"이곳은 남 자 화 장 실 입니다.

남 자 만 들어오세요!"

3 남자 화장실의 이름과 표지판을 줄로 이어 보세요.

남자 화장실

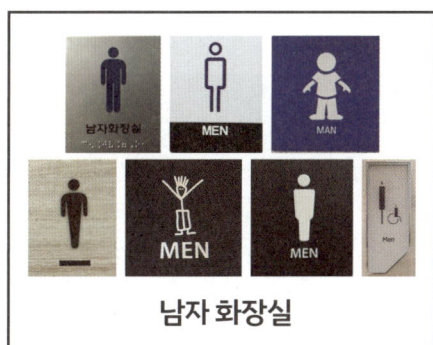
남자 화장실

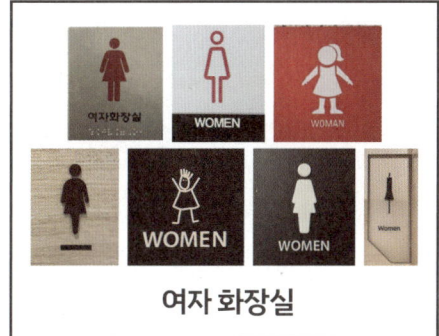
여자 화장실

4 남자 화장실을 찾아 ○표 하세요.

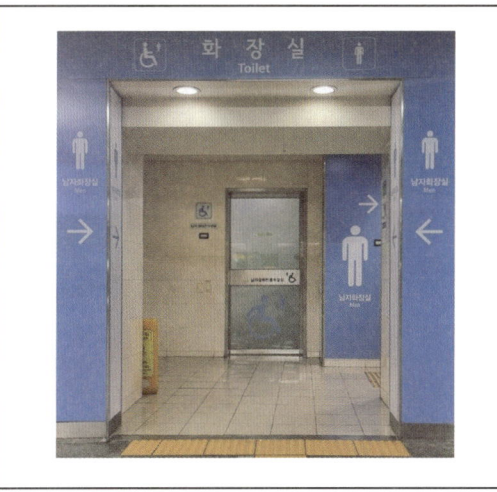   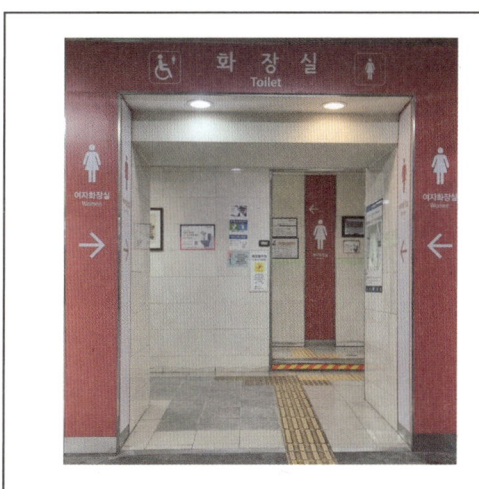

(   )　　　　　　(   )

배움 더하기 ② 여자 화장실 알아보기

1 여자 화장실의 모습을 살펴보아요. 여자 화장실에는 어떤 모습의 표지판이 있나요? 동그라미 속 그림과 똑같은 붙임 딱지를 붙여 보세요.

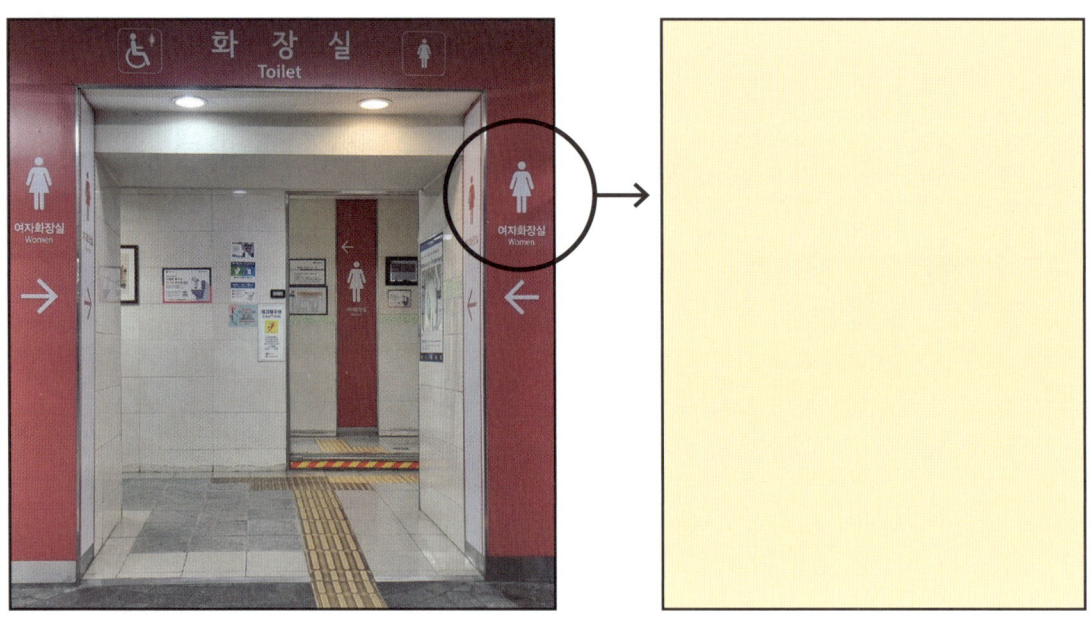

2 여자 화장실 표지판에는 여러 종류가 있어요. 표지판에 담긴 뜻을 알아보고, 빈칸에 들어갈 말을 따라 써 보세요.

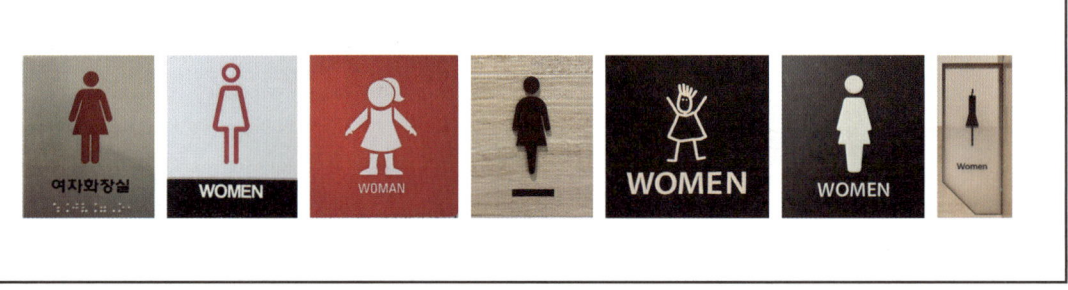

*여자 화장실 표지판은 주로 빨간색이고, 치마를 입은 모습이 그려져 있어요.

"이곳은 　여　자　　화　장　실　 입니다.
　　　　　여　자　 만 들어오세요!"

3 여자 화장실의 이름과 표지판을 줄로 이어 보세요.

여자 화장실

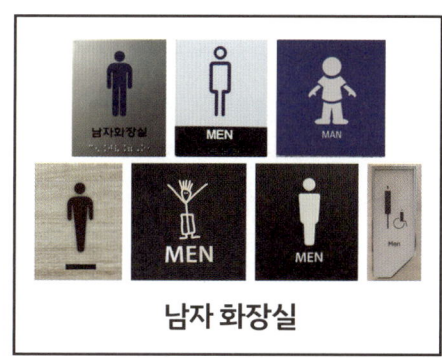
남자 화장실

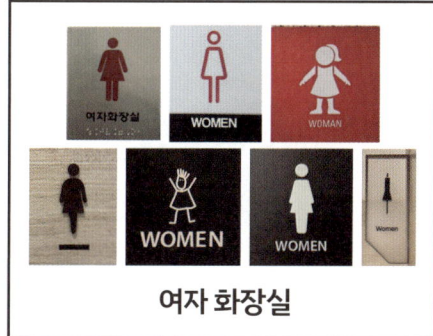
여자 화장실

4 여자 화장실을 찾아 ○표 하세요.

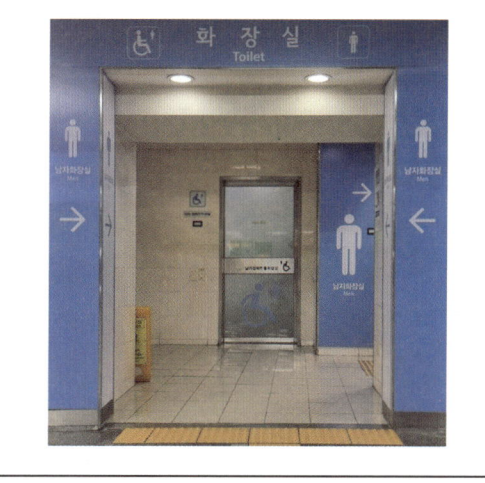
(   )

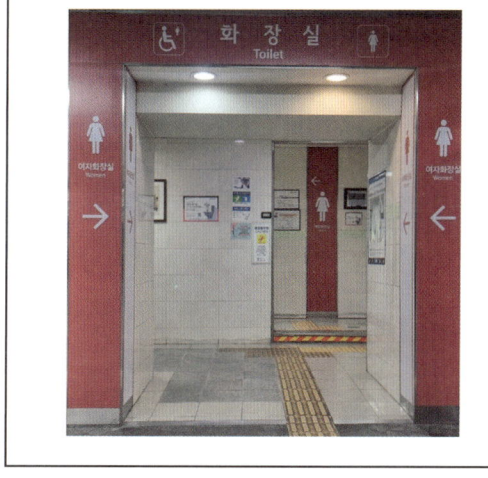
(   )

4단원. 화장실을 바르게 사용해요

배움 더하기 ③ 내가 가야 하는 화장실 알아보기

1 내가 가야 할 화장실은 어느 곳인가요? 빈칸에 나의 이름을 쓰고, 알맞은 말에 동그라미하세요.

제 이름은 (　　　　　　　)입니다.

저는 (여자 / 남자)입니다.

저는 (여자 화장실 / 남자 화장실)에 가야 합니다.

2 내가 가야 할 화장실의 표지판을 골라 색칠하고, 글자를 따라 써 보세요.

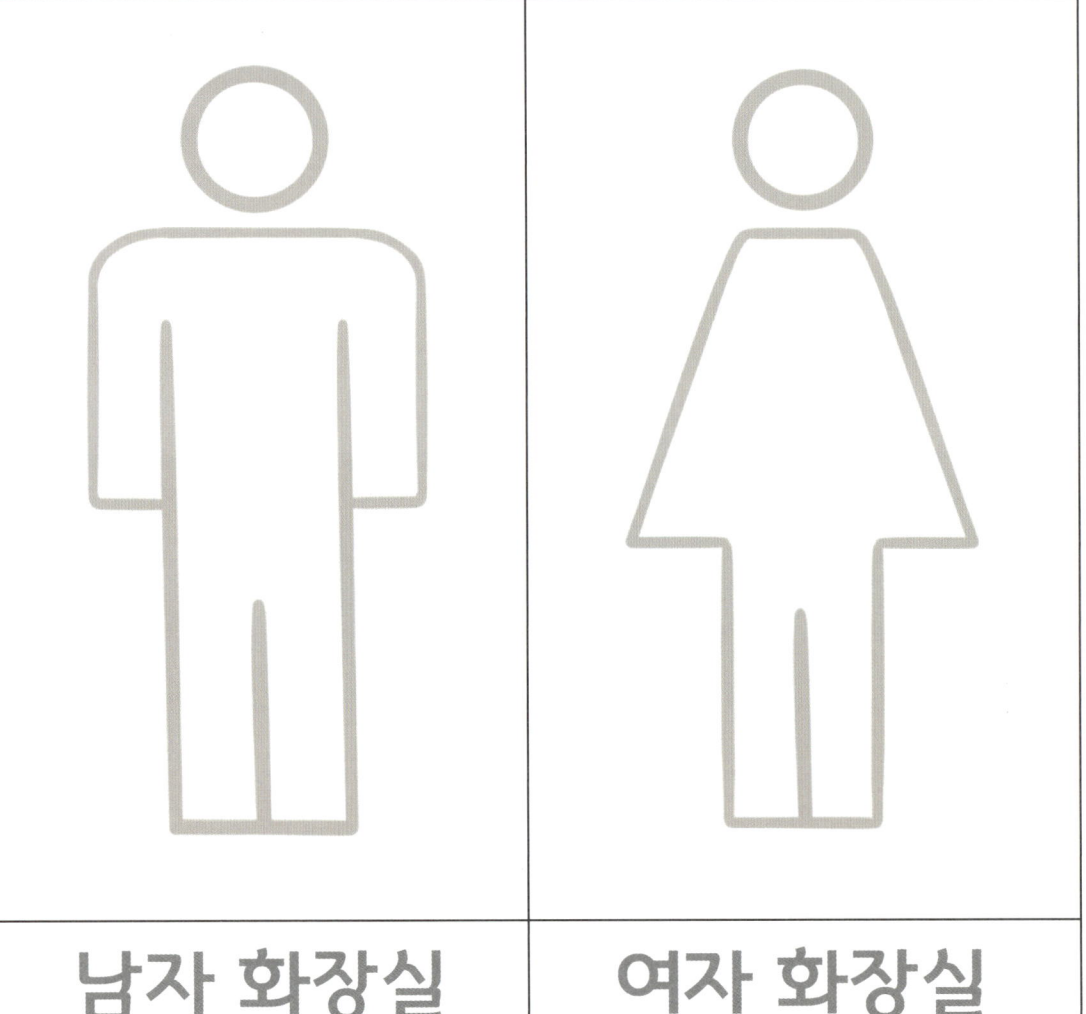

남자 화장실　　　여자 화장실

| 배움 굳히기 | 화장실의 모습 꾸미기 |

1 남자 화장실의 모습을 확인하고 붙임 딱지로 꾸며보세요.

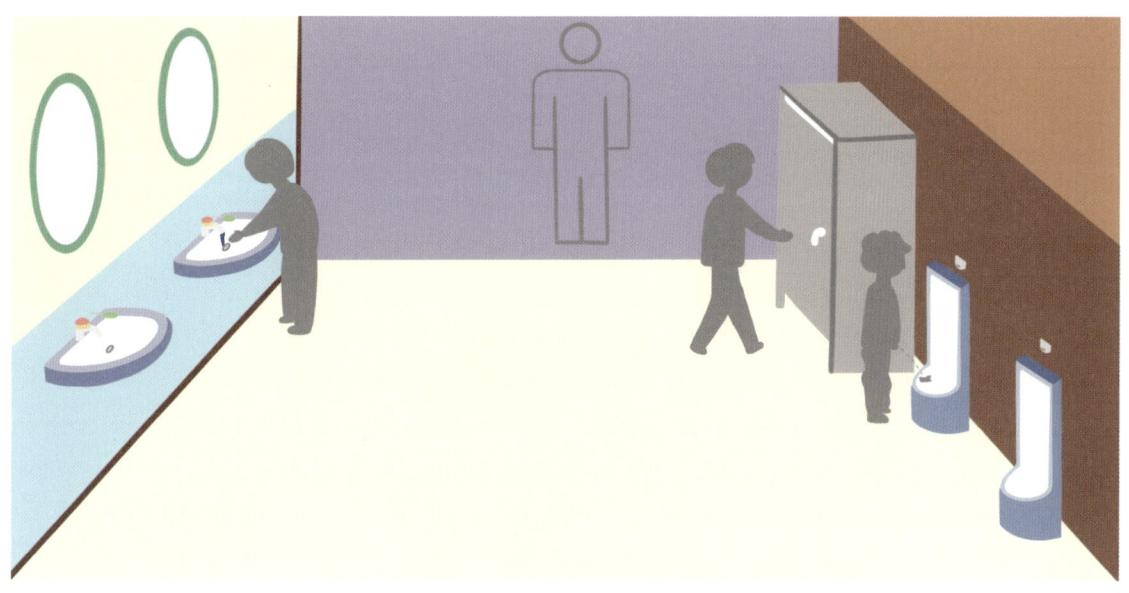

2 여자 화장실의 모습을 확인하고 붙임 딱지로 꾸며보세요.

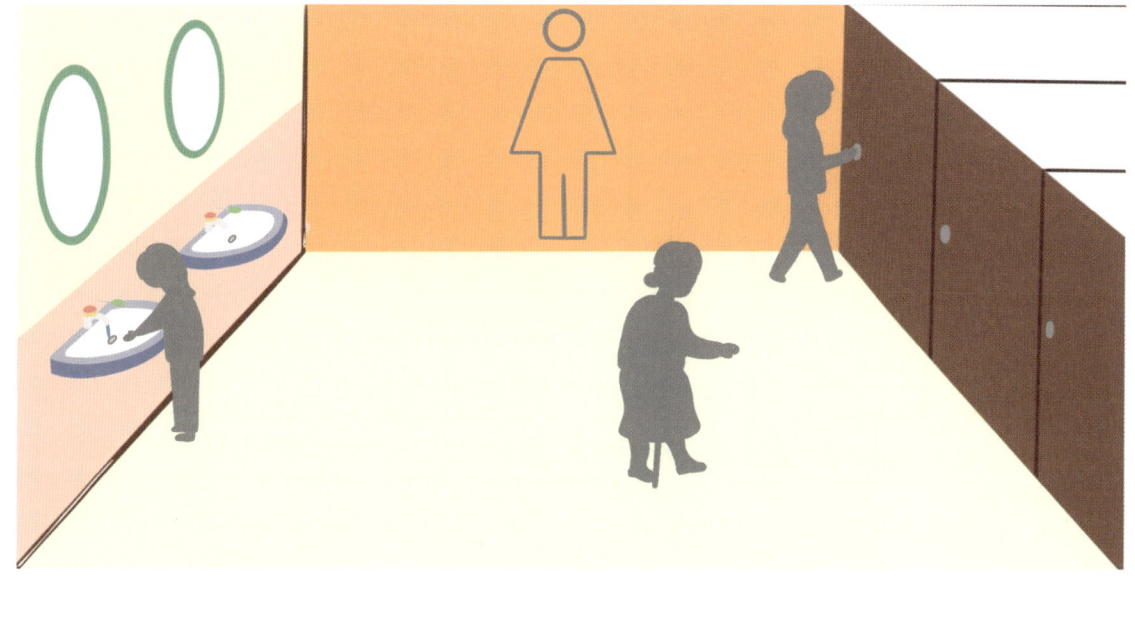

4단원. 화장실을 바르게 사용해요

2. 변기를 바르게 사용해요

배움 열기 ① 오줌을 싸러 갔어요.

이서가 변기에 앉아서 오줌을 싸려고 해요.

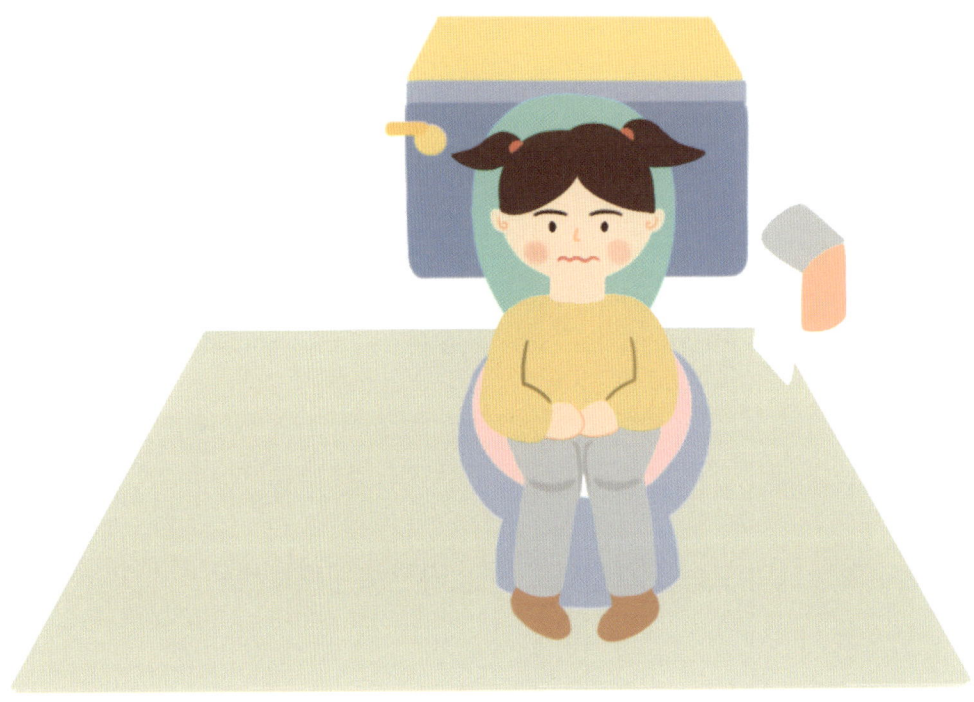

하지만 아직은 어려워요.
옷은 어디까지 내려야 하지요?
물은 언제, 어떻게 내려야 할까요?
혼자서 잘할 수 있을까요?

이서

선생님, 도와주세요!

선생님

그럼! 변기에 오줌을 싸고 처리하는 방법에 대해 배워보자.

Q. 이서는 무엇을 하려고 하나요? 알맞은 그림에 ○표 하세요.

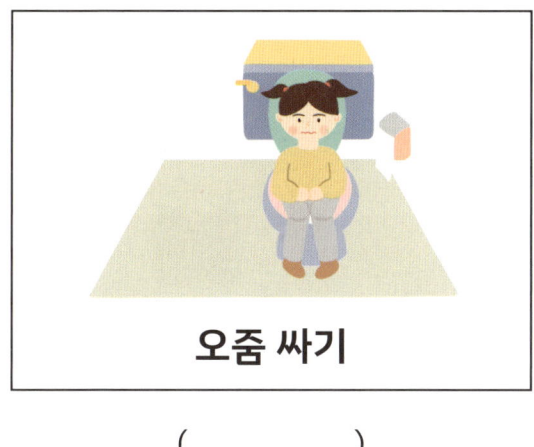
오줌 싸기
(   )

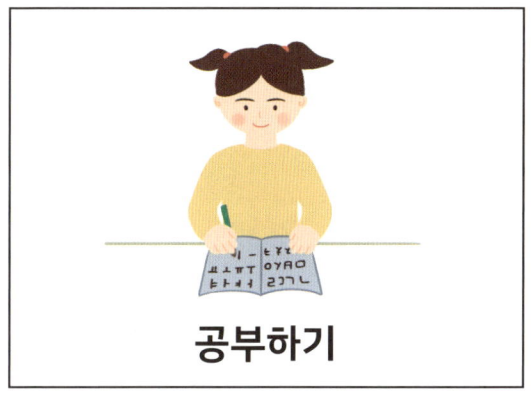
공부하기
(   )

Q. 이서는 어디에 오줌을 싸려고 하나요? 알맞은 그림에 ○표 하세요.

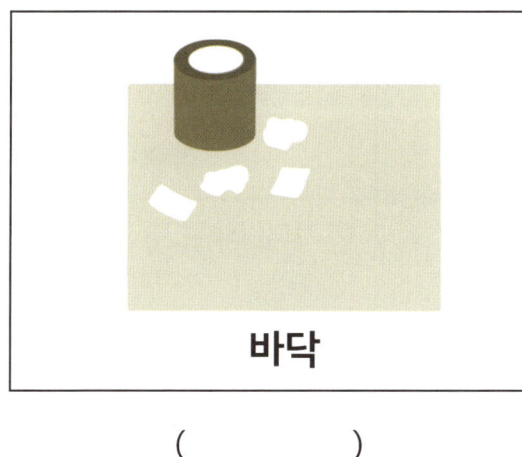
바닥
(   )

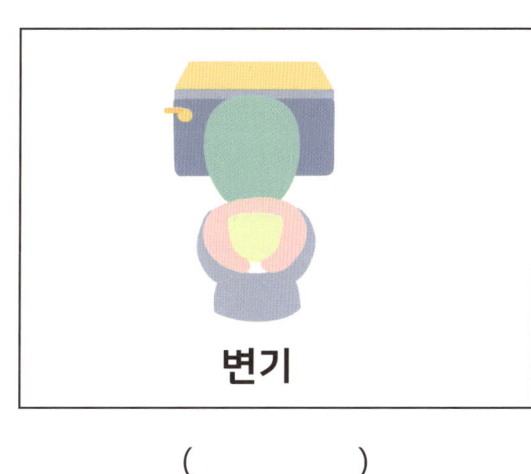
변기
(   )

Q. 이서는 무엇을 배우게 될까요? 빈칸에 들어갈 말을 따라 써 보세요.

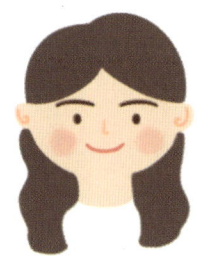

| 변 | 기 | 에 | 오 | 줌 | 을

싸고 처리하는 방법에 대해 배워보자.

4단원. 화장실을 바르게 사용해요

배움 더하기 — 변기에 오줌 싸는 방법 알아보기

1. 변기에 앉아서 오줌을 싸는 방법을 알아보아요. 빈칸에 들어갈 말을 따라 써 보세요.

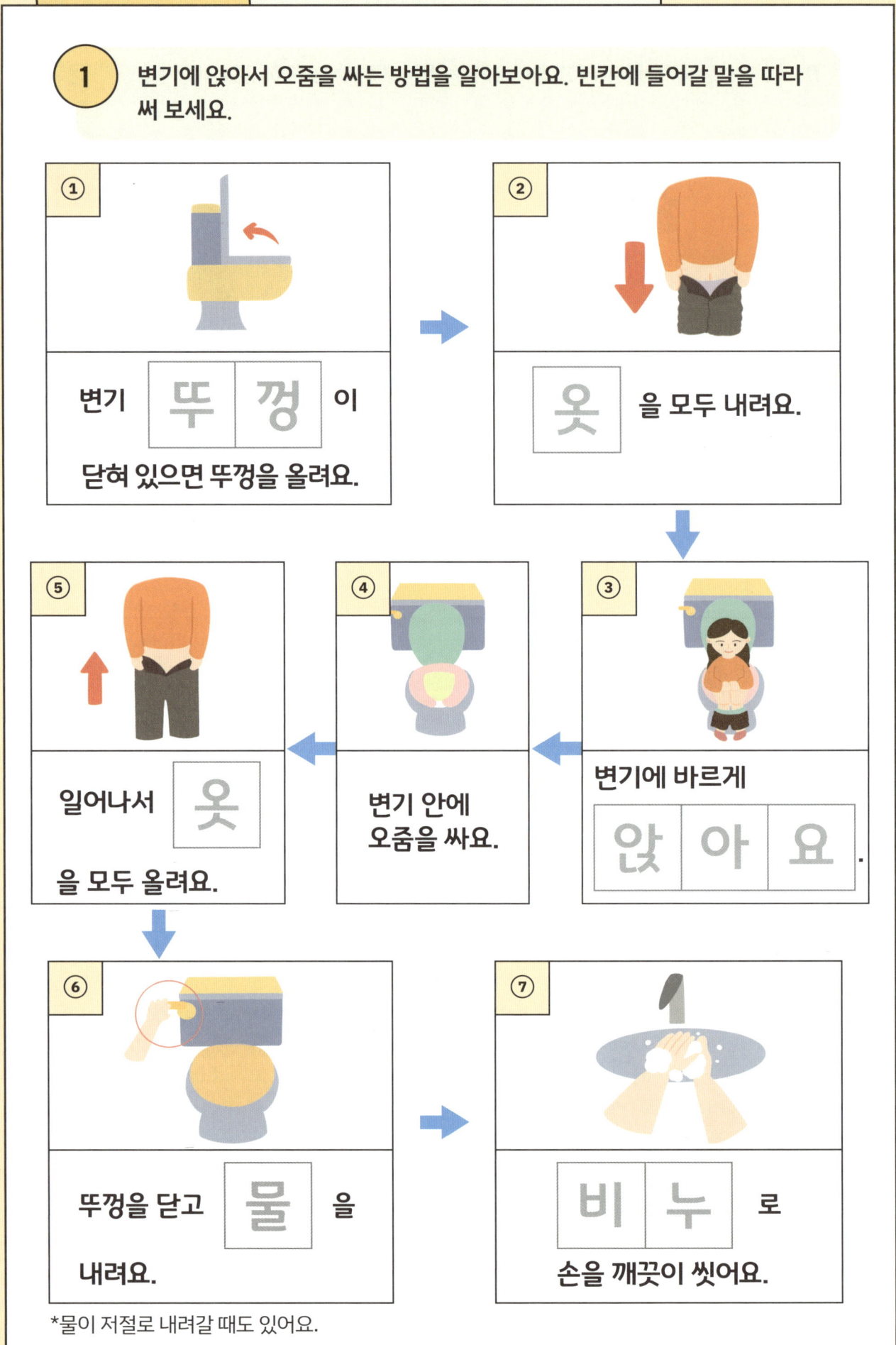

① 변기 뚜껑 이 닫혀 있으면 뚜껑을 올려요.

② 옷 을 모두 내려요.

③ 변기에 바르게 앉아요.

④ 변기 안에 오줌을 싸요.

⑤ 일어나서 옷 을 모두 올려요.

⑥ 뚜껑을 닫고 물 을 내려요.

*물이 저절로 내려갈 때도 있어요.

⑦ 비누 로 손을 깨끗이 씻어요.

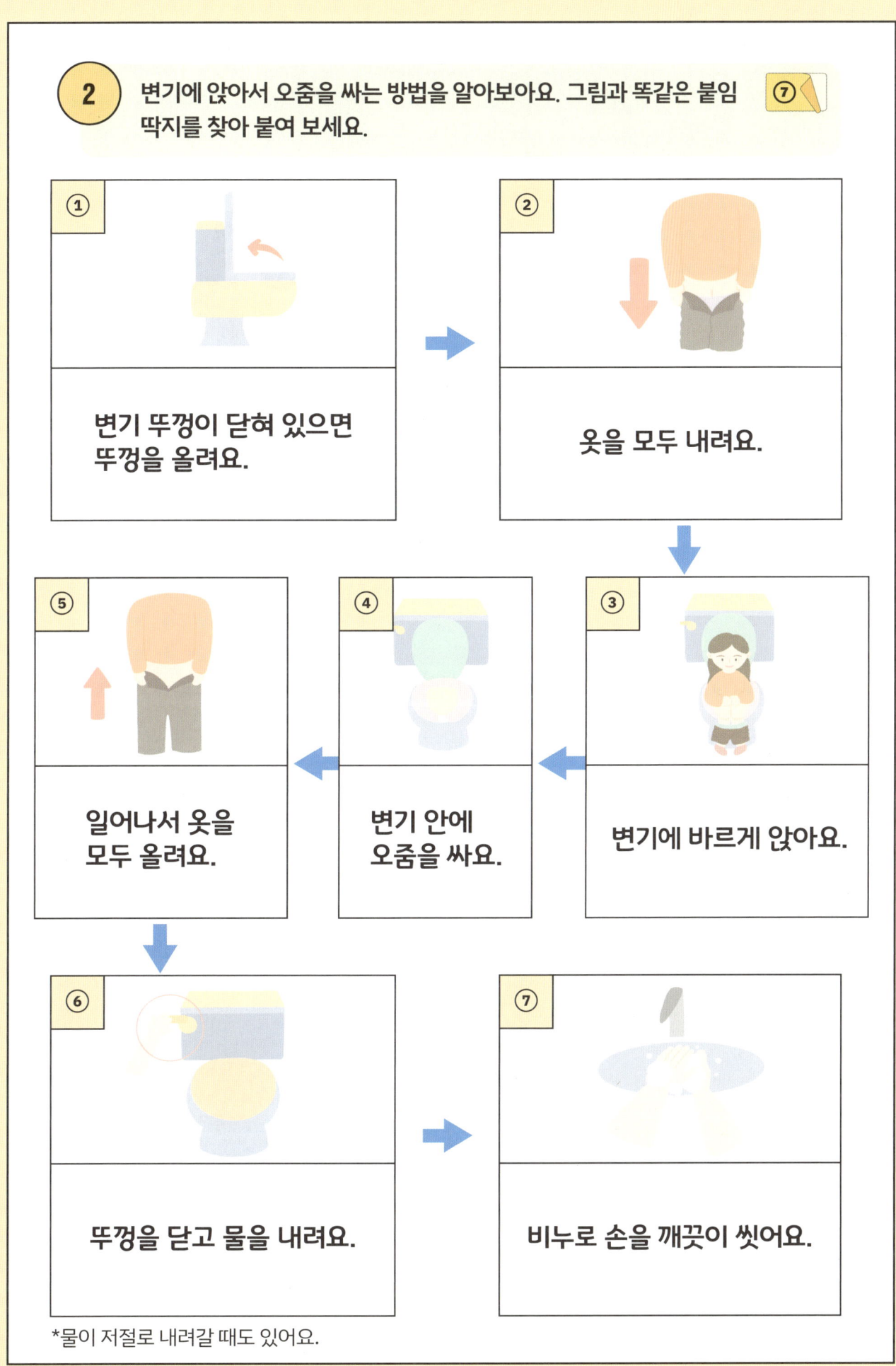

| 배움 돕하기 | 소변기 사용 방법 알아보기 |

1 소변기가 무엇인지 알아보아요.

길쭉하게 서 있는 변기를 본 적이 있나요?
이 변기는 소변기라고 해요.
남자가 서서 오줌을 싸는 변기예요.
소변기는 남자만 쓸 수 있어요.

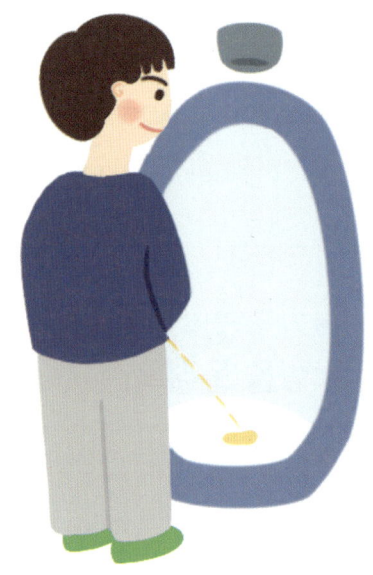

2 소변기는 어떻게 생겼나요? 빈칸에 소변기 붙임 딱지를 붙여 보세요.

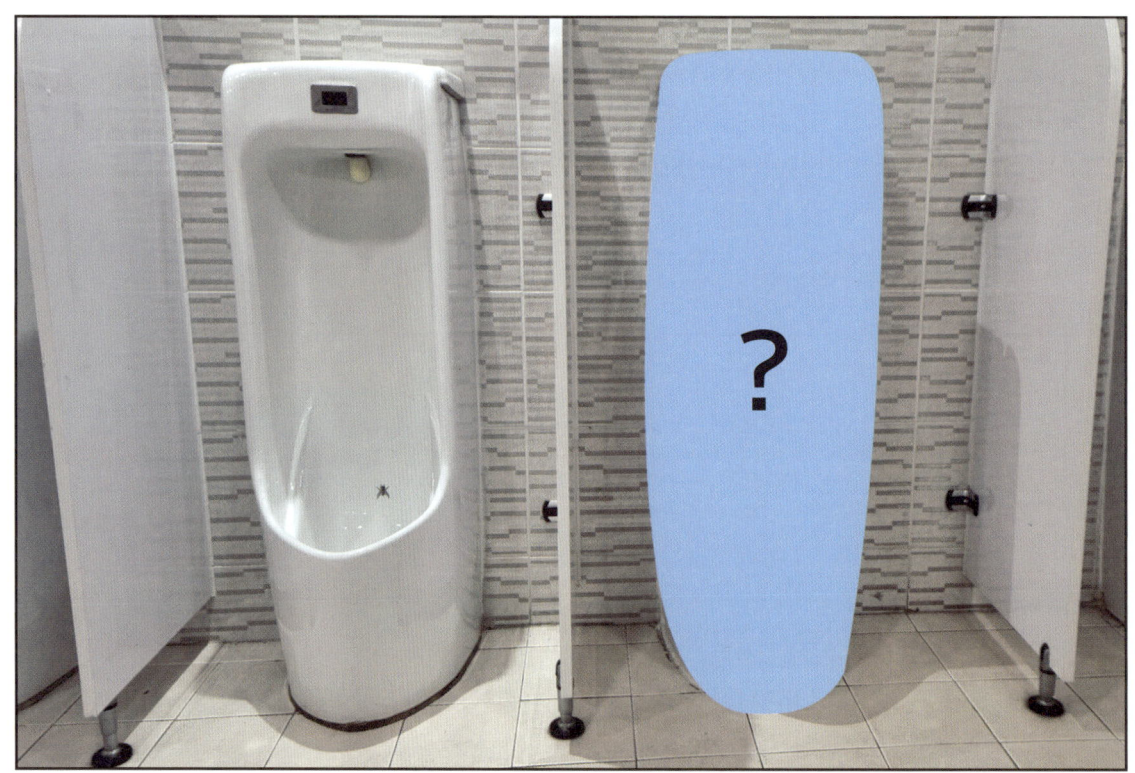

3 소변기는 무엇인가요? 빈칸에 들어갈 말을 따라 써 보세요.

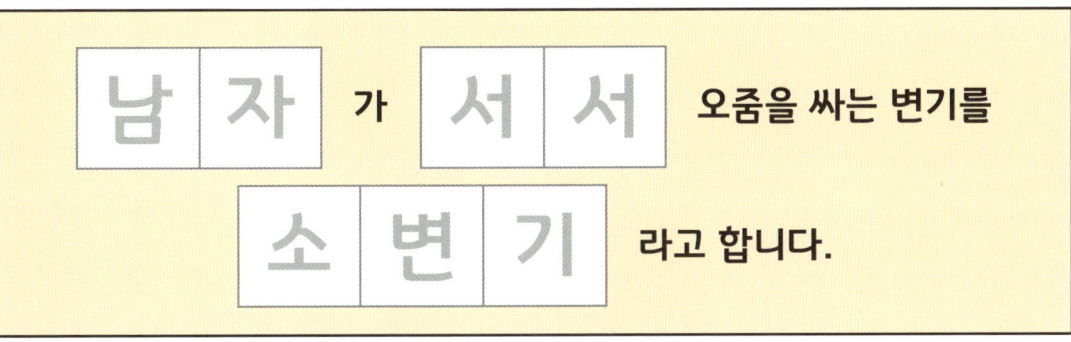

남자 가 서서 오줌을 싸는 변기를 소변기 라고 합니다.

4 소변기의 어느 곳에 오줌을 싸야 할까요? 알맞은 곳에 ☆붙임 딱지를 붙여 보세요.

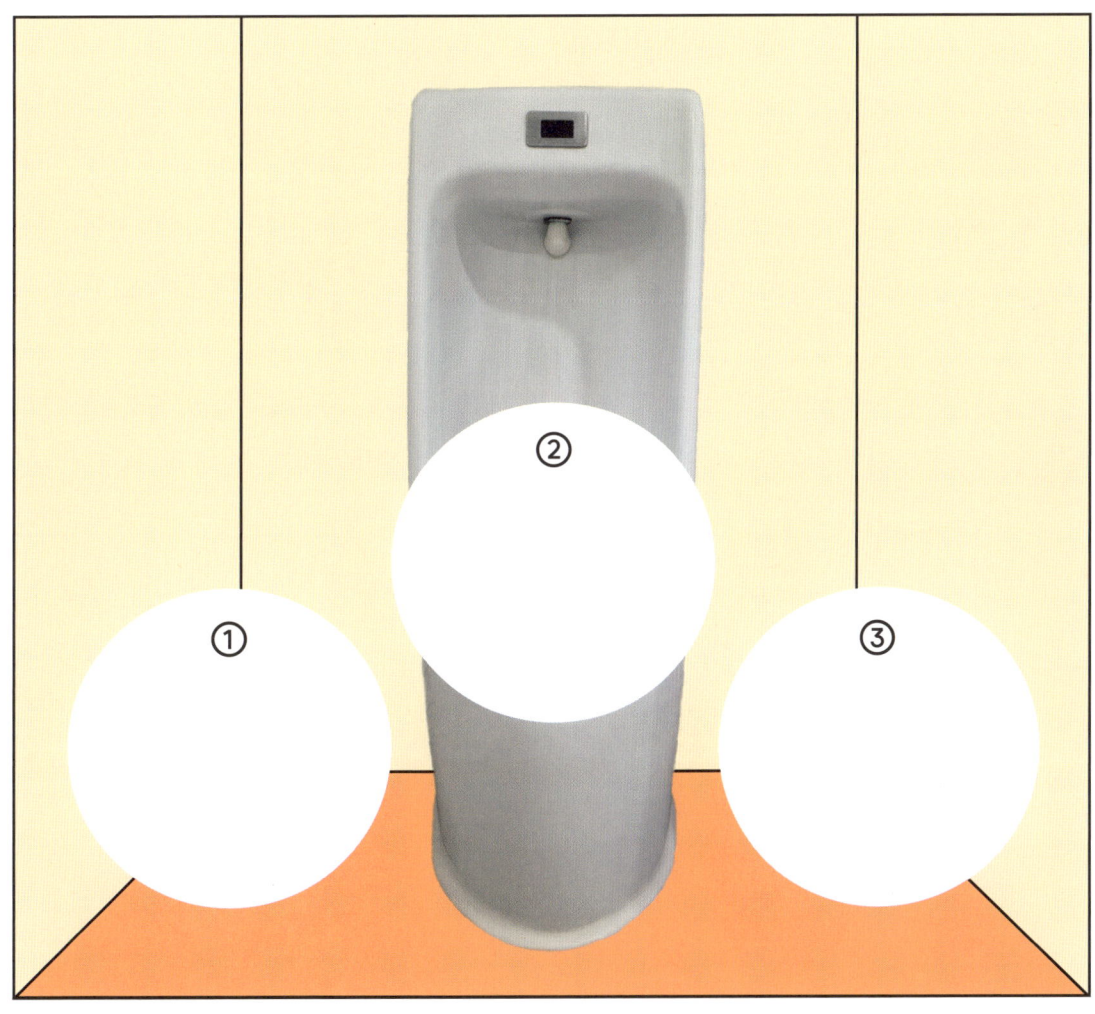

4단원. 화장실을 바르게 사용해요

소변기에 서서 오줌을 쌀 때 주의할 점을 알아보아요. 빈칸에 들어갈 말을 따라 쓰고 읽어보세요.

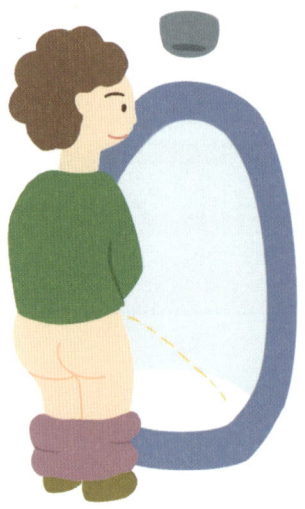

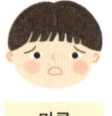
마루

선생님, 지토의 엉덩이가 보여요! 바지를 너무 많이 내렸어요!

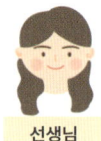
선생님

소변기에 서서 오줌을 쌀 때는 바지를

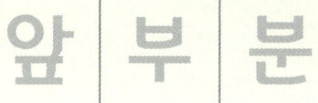 만 내려야 해.

 소변기 앞에서 바지 앞부분을 내리는 연습을 해 보세요.

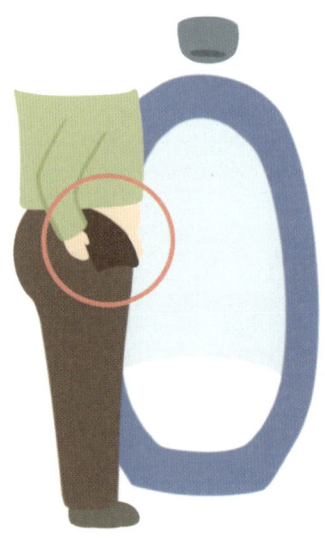

바지와 팬티의 앞부분만 살짝 내려보세요.
성기가 나와야 해요.

108 스마일 성교육

소변기에 오줌을 싸는 방법을 알아보아요. 다음 문장을 읽고, 빈칸에 들어갈 말을 따라 써 보세요.

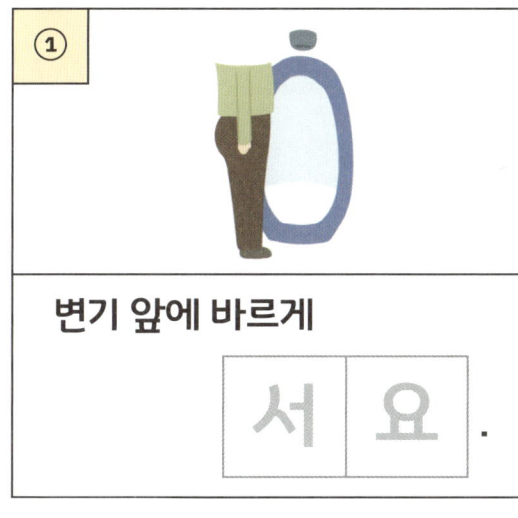

① 변기 앞에 바르게 서요.

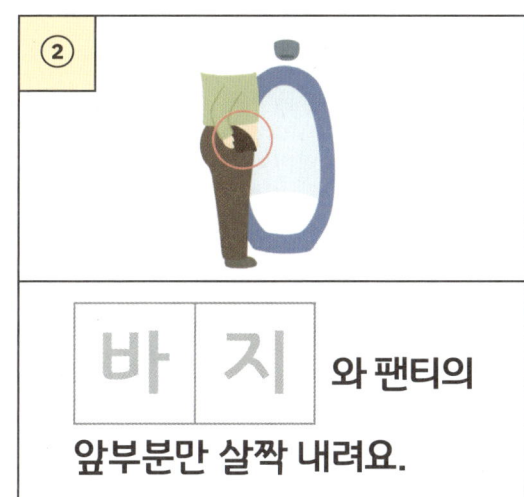

② 바지 와 팬티의 앞부분만 살짝 내려요.

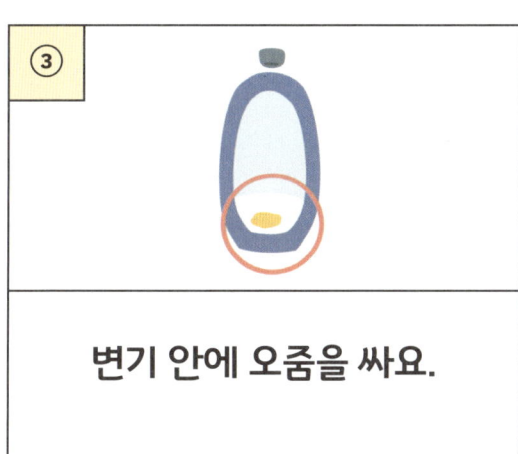

③ 변기 안에 오줌을 싸요.

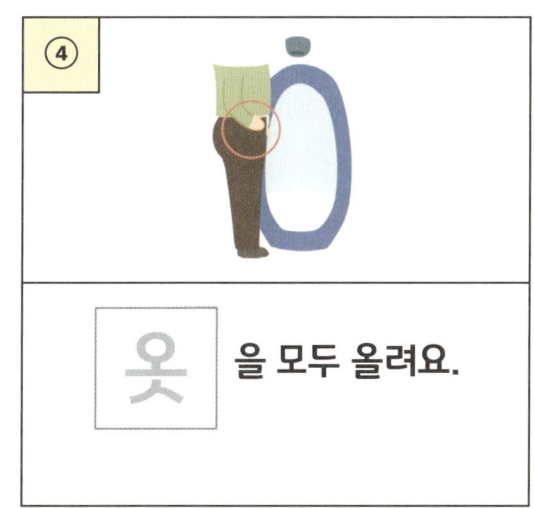

④ 옷 을 모두 올려요.

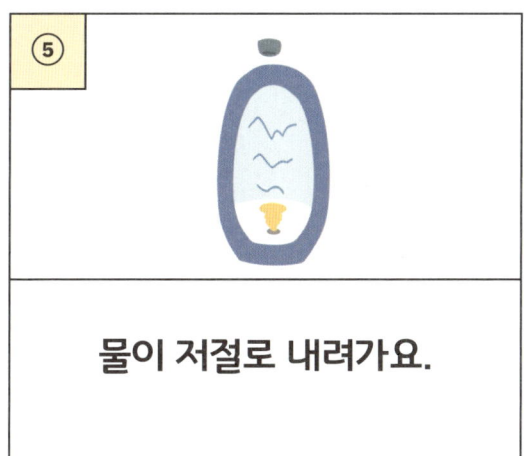

⑤ 물이 저절로 내려가요.

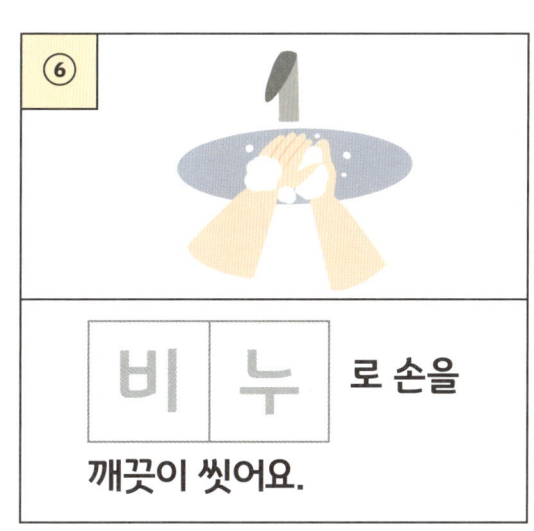

⑥ 비누 로 손을 깨끗이 씻어요.

배움 열기 ② 똥을 싸러 갔어요.

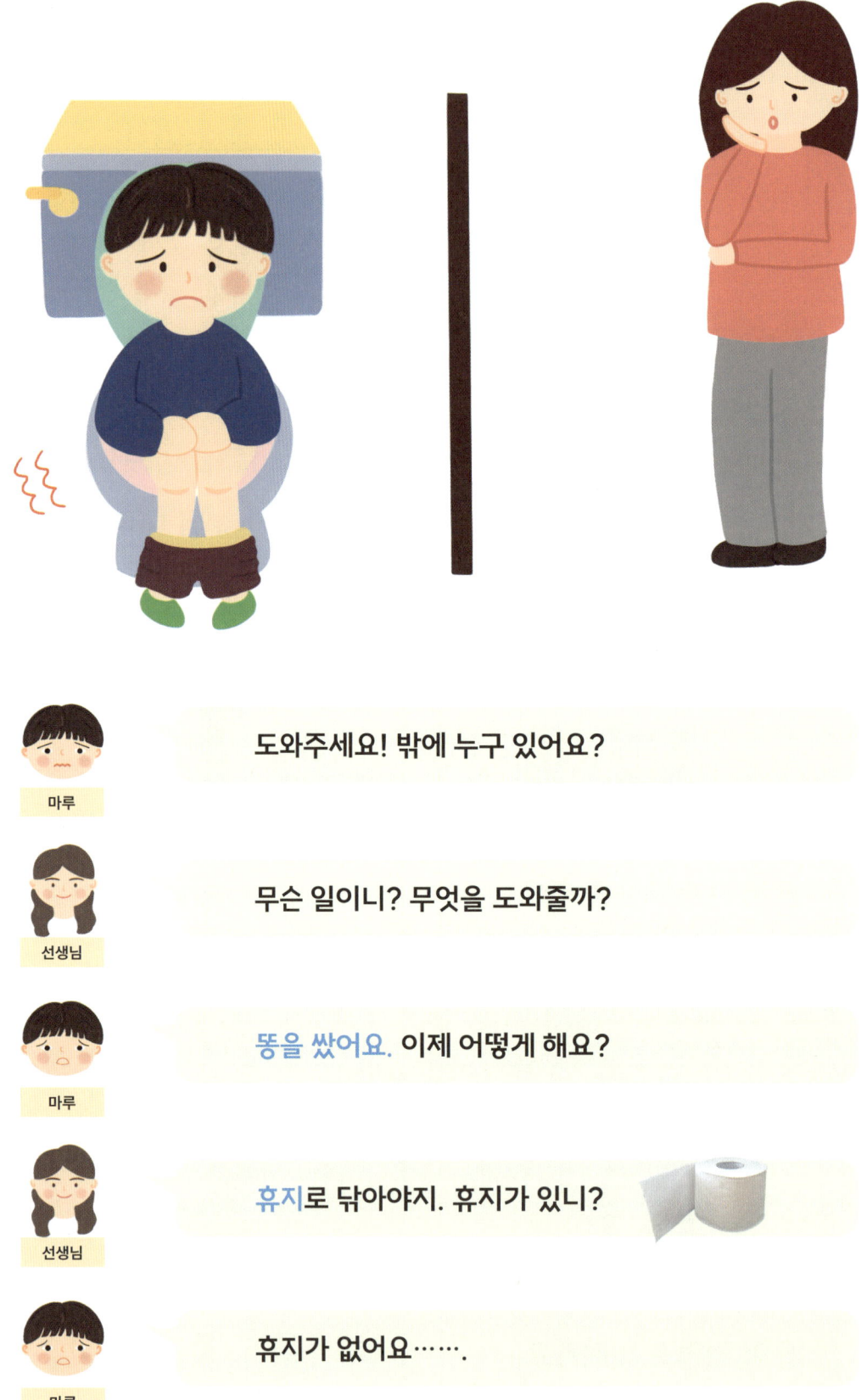

마루: 도와주세요! 밖에 누구 있어요?

선생님: 무슨 일이니? 무엇을 도와줄까?

마루: 똥을 쌌어요. 이제 어떻게 해요?

선생님: 휴지로 닦아야지. 휴지가 있니?

마루: 휴지가 없어요…….

Q. 마루는 화장실에서 무엇을 했나요? 맞는 것에 ○표 하세요.

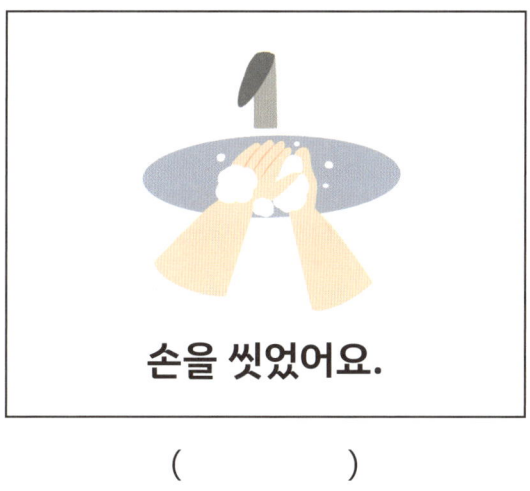

손을 씻었어요.

(   )

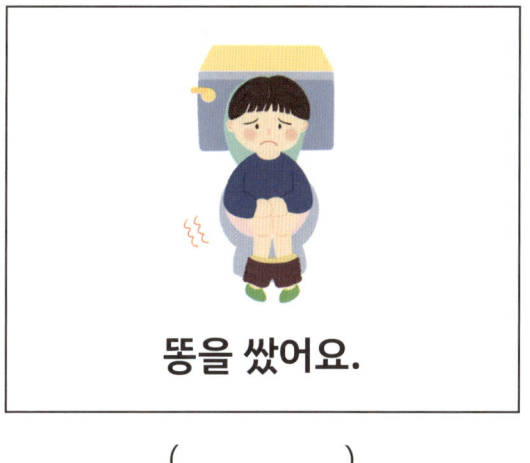

똥을 쌌어요.

(   )

Q. 똥을 싸기 전, 휴지를 꼭 챙겨야 해요. 휴지를 챙긴 뒤에 변기에 앉아요.
빈칸에 들어갈 말을 따라 쓰고 읽어보세요.

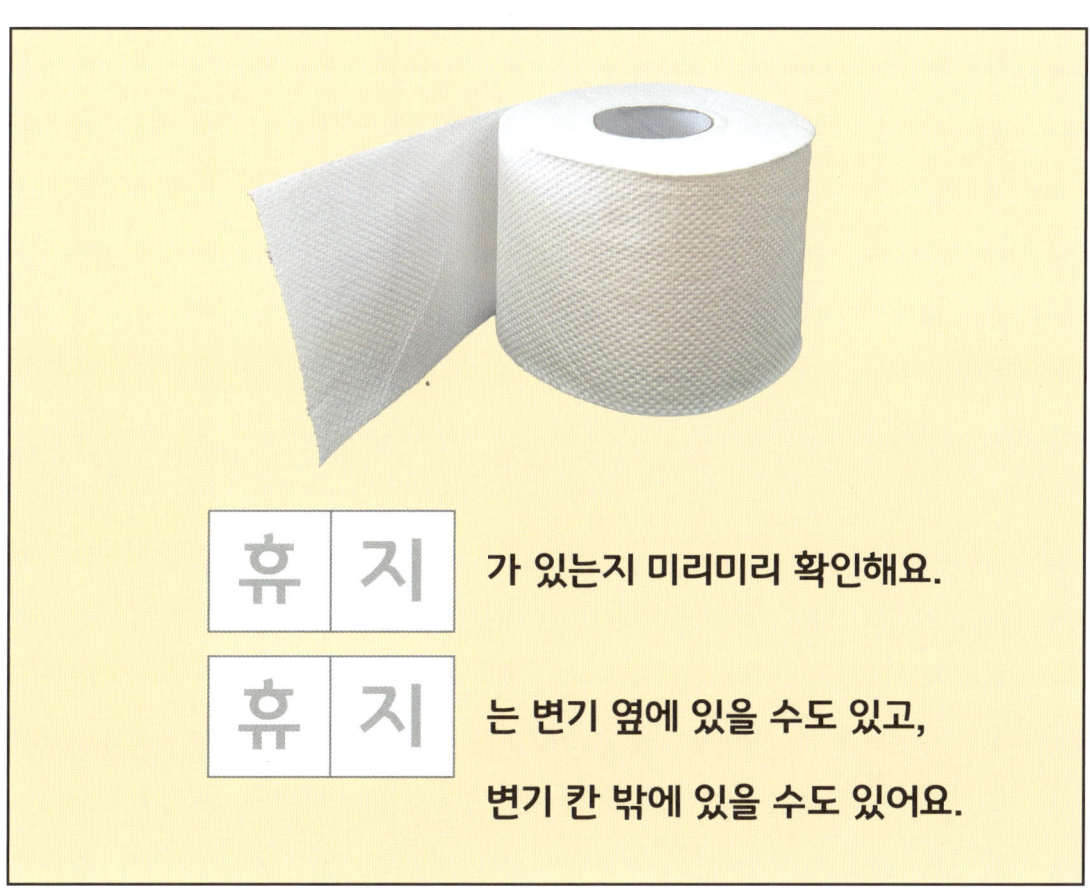

| 휴 | 지 | 가 있는지 미리미리 확인해요.

| 휴 | 지 | 는 변기 옆에 있을 수도 있고,
변기 칸 밖에 있을 수도 있어요.

4단원. 화장실을 바르게 사용해요 **111**

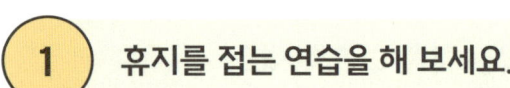 변기에 똥을 싸는 방법 알아보기

1 휴지를 접는 연습을 해 보세요.

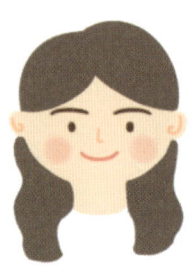
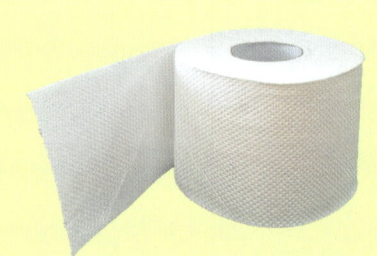

휴 지 챙겼니?

어디에 있는지 살펴보고, 미리 준비하자!

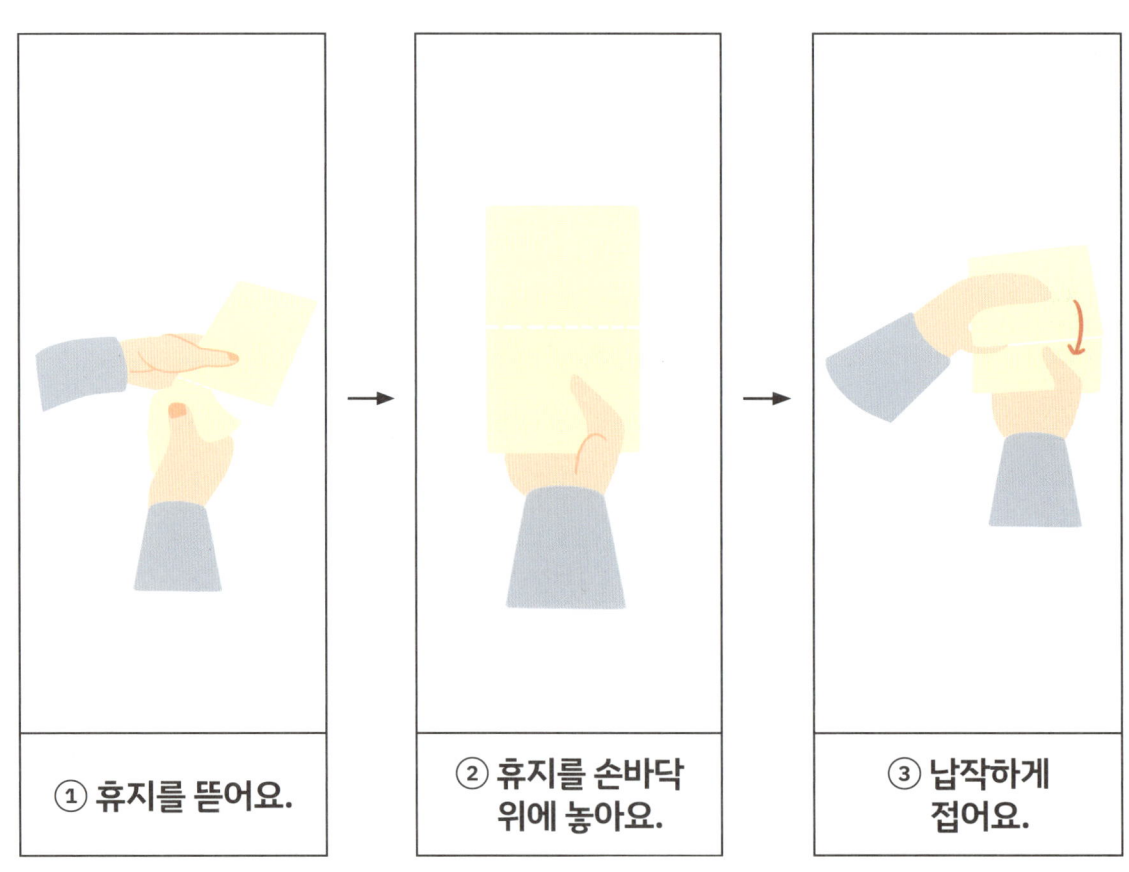

① 휴지를 뜯어요.

② 휴지를 손바닥 위에 놓아요.

③ 납작하게 접어요.

2 빈칸에 들어갈 말을 따라 쓰고 똥을 닦는 연습을 해 보세요.

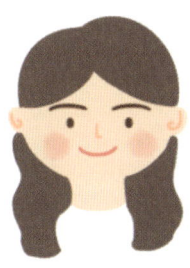

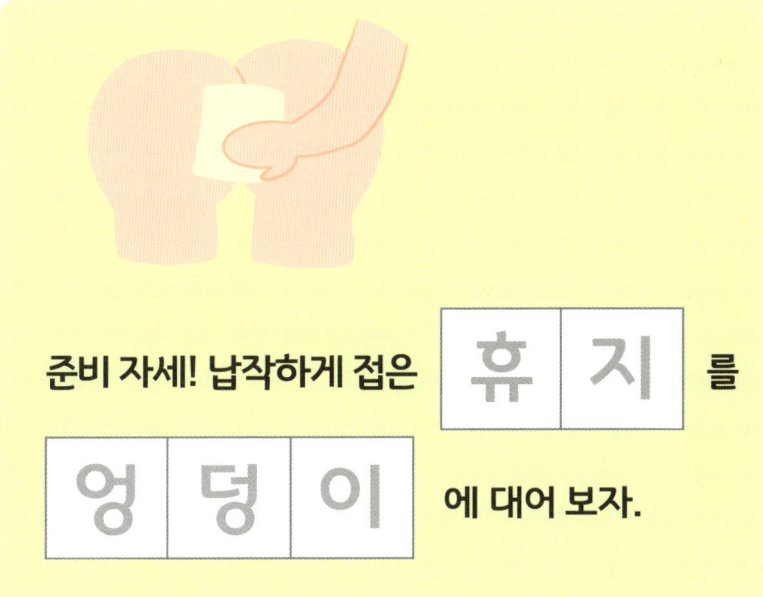

준비 자세! 납작하게 접은 | 휴 | 지 | 를
| 엉 | 덩 | 이 | 에 대어 보자.

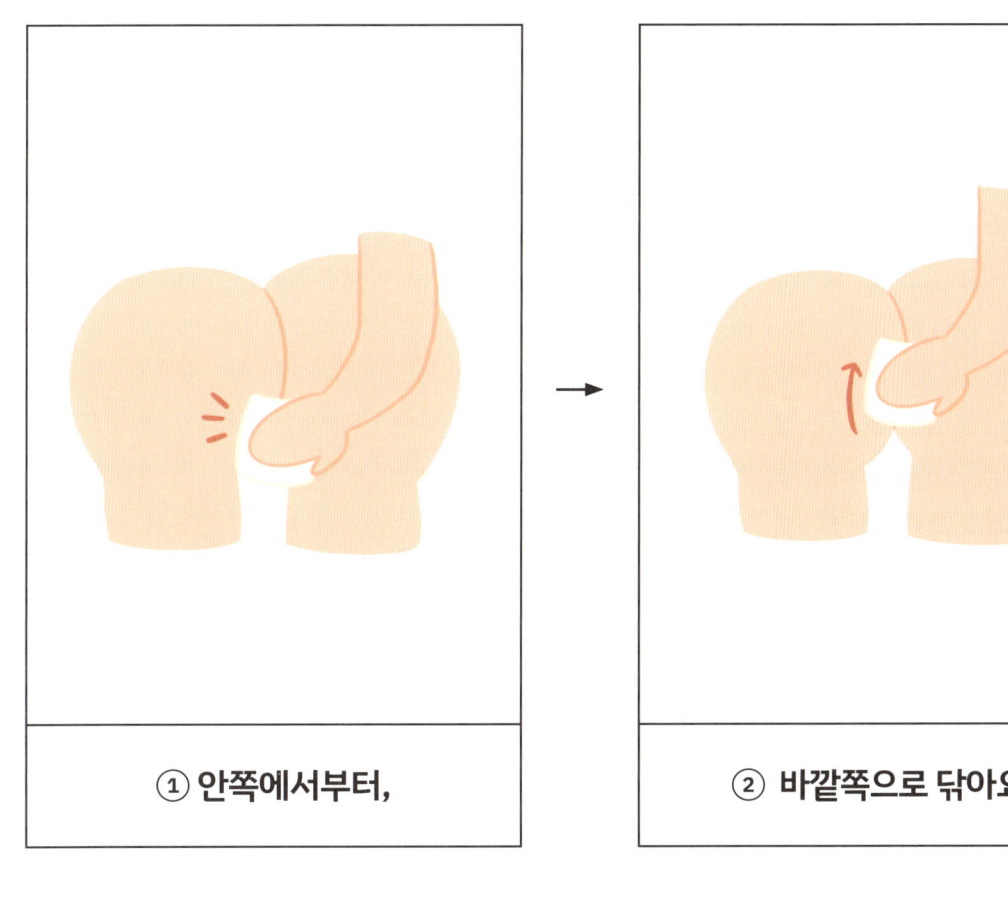

① 안쪽에서부터, ② 바깥쪽으로 닦아요.

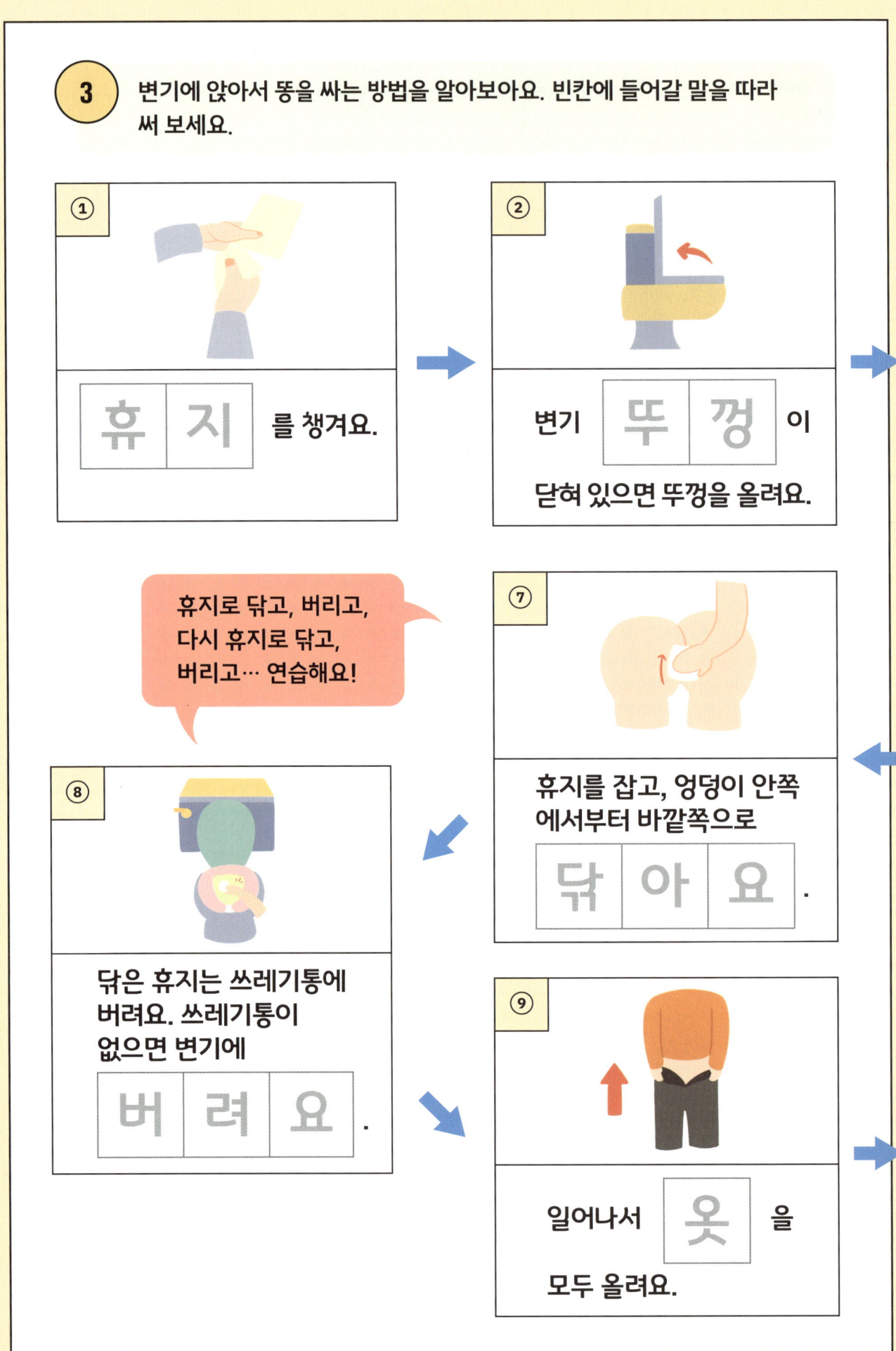

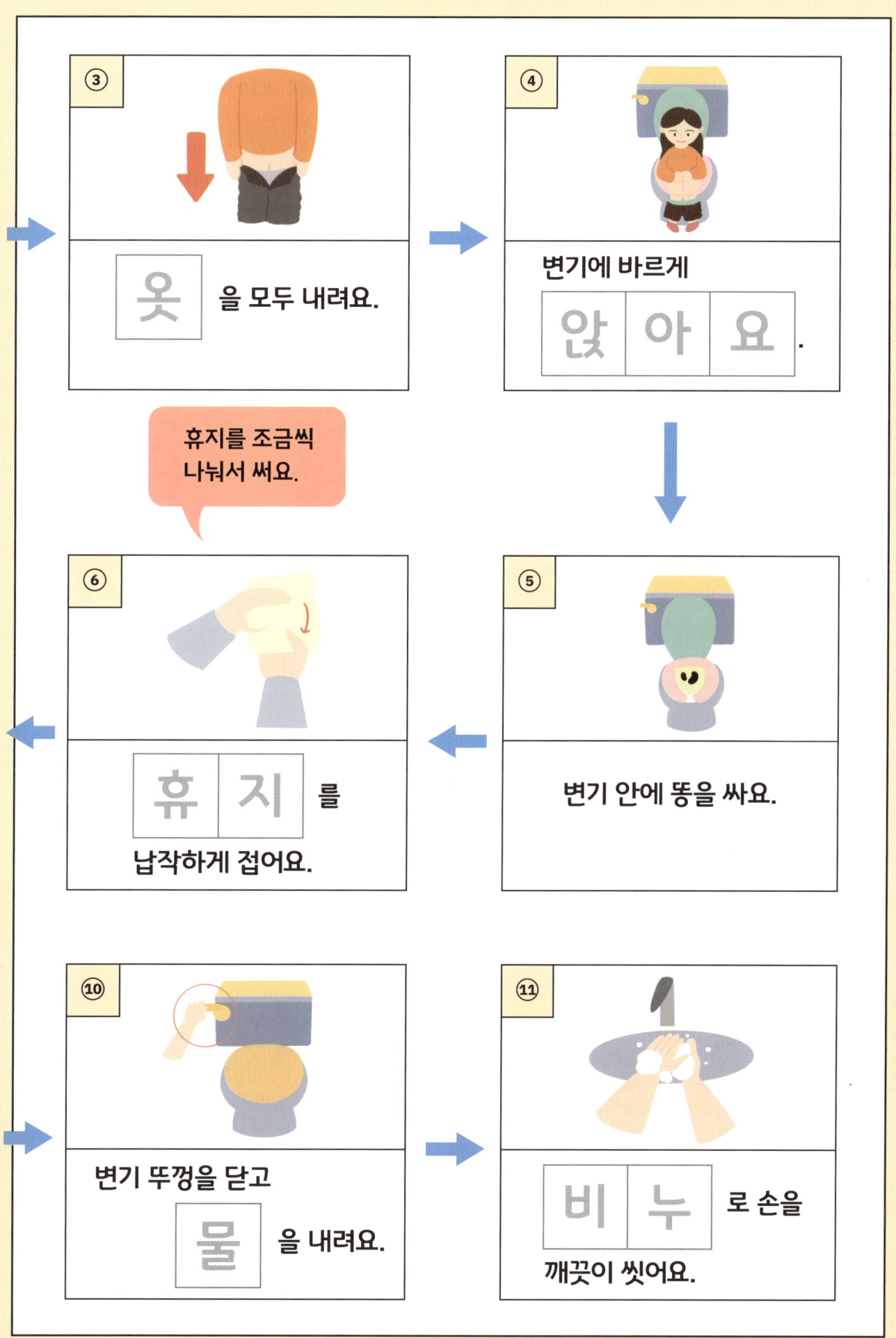

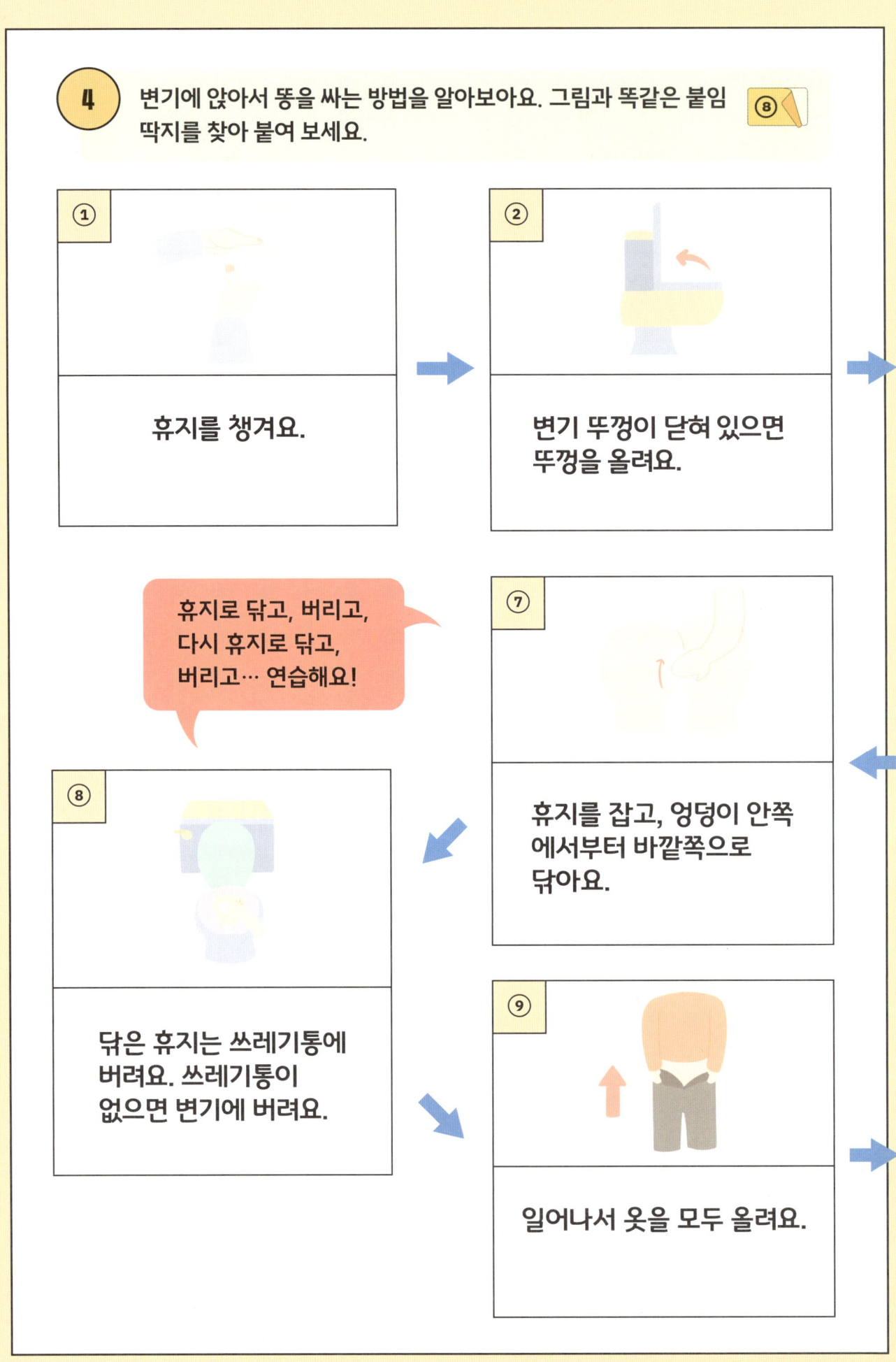

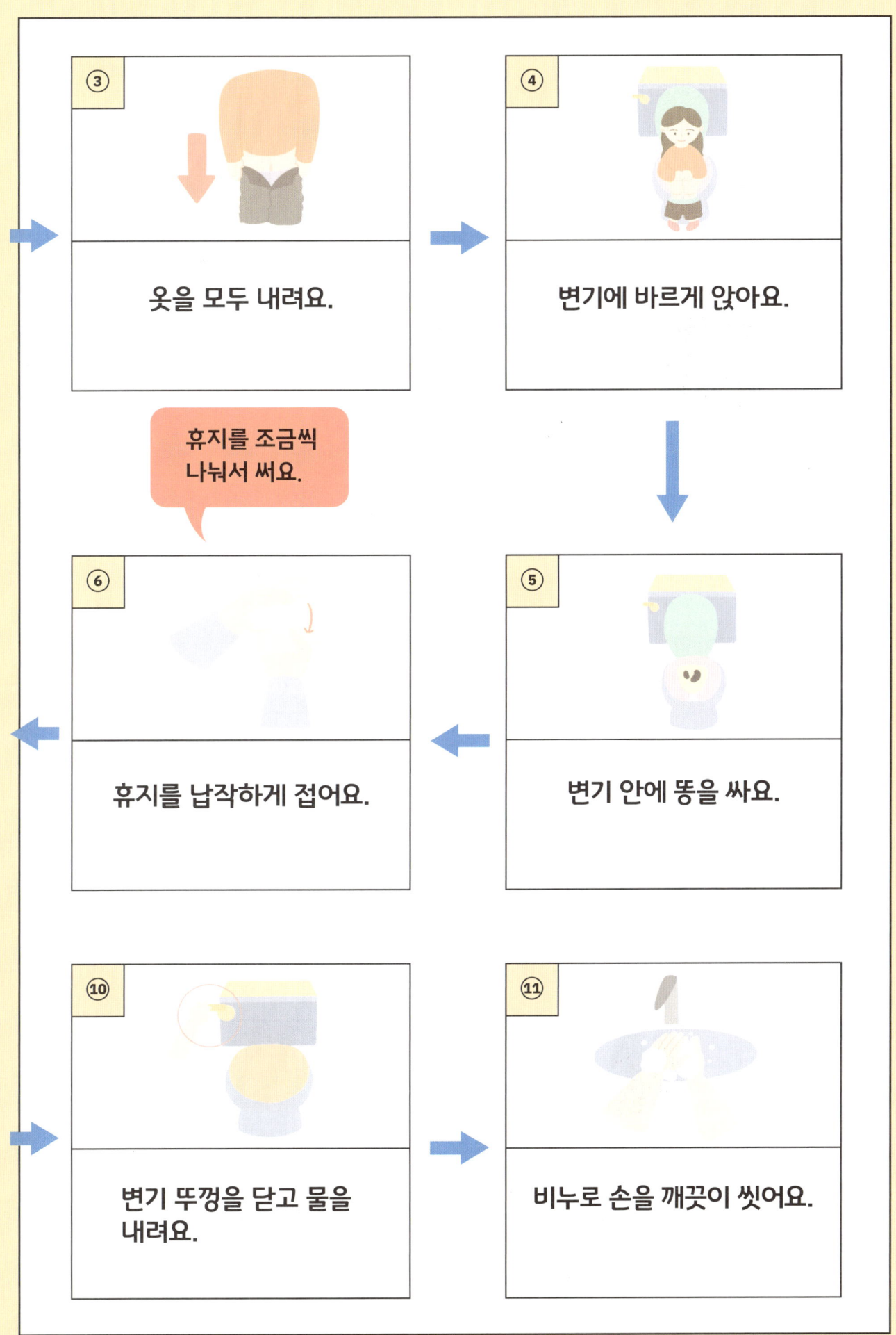

배움 급하기　뚜껑이 없는 변기 알아보기

1 뚜껑이 없는 변기를 살펴보세요.

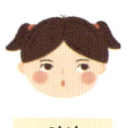
이서

"선생님, 이 변기들은 이상해요! 뚜껑이 없어요!"

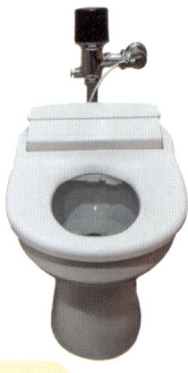

"뚜껑이 없는 변기란다. 뚜껑을 올리거나 내릴 필요가 없지!"

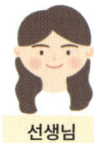
선생님

2 뚜껑이 없는 변기들을 찾아서 ○표 하세요.

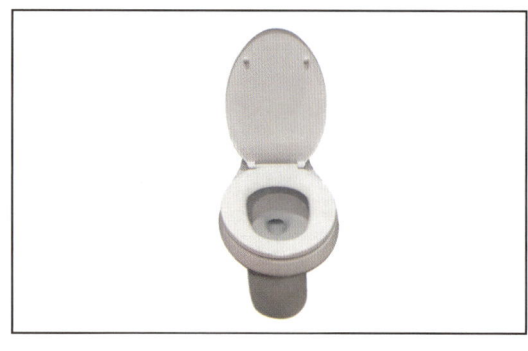
(　　　)

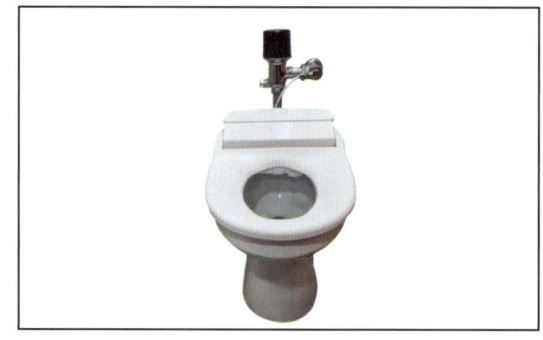
(　　　)

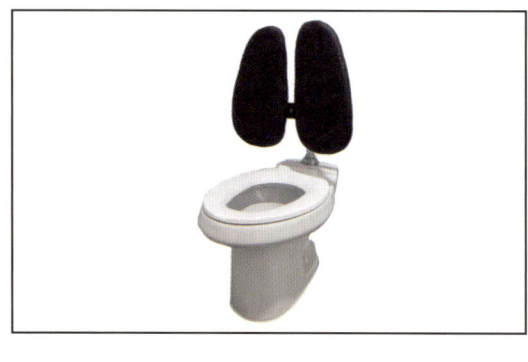
(　　　)

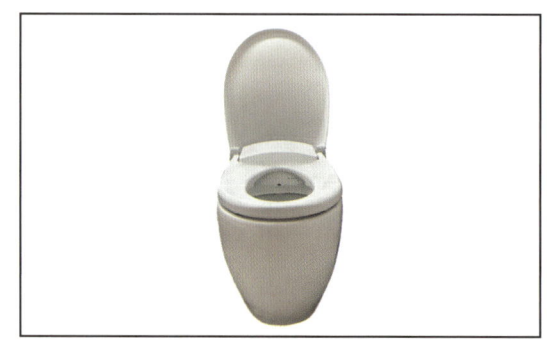
(　　　)

3 뚜껑이 없는 옛날 변기를 살펴보세요.

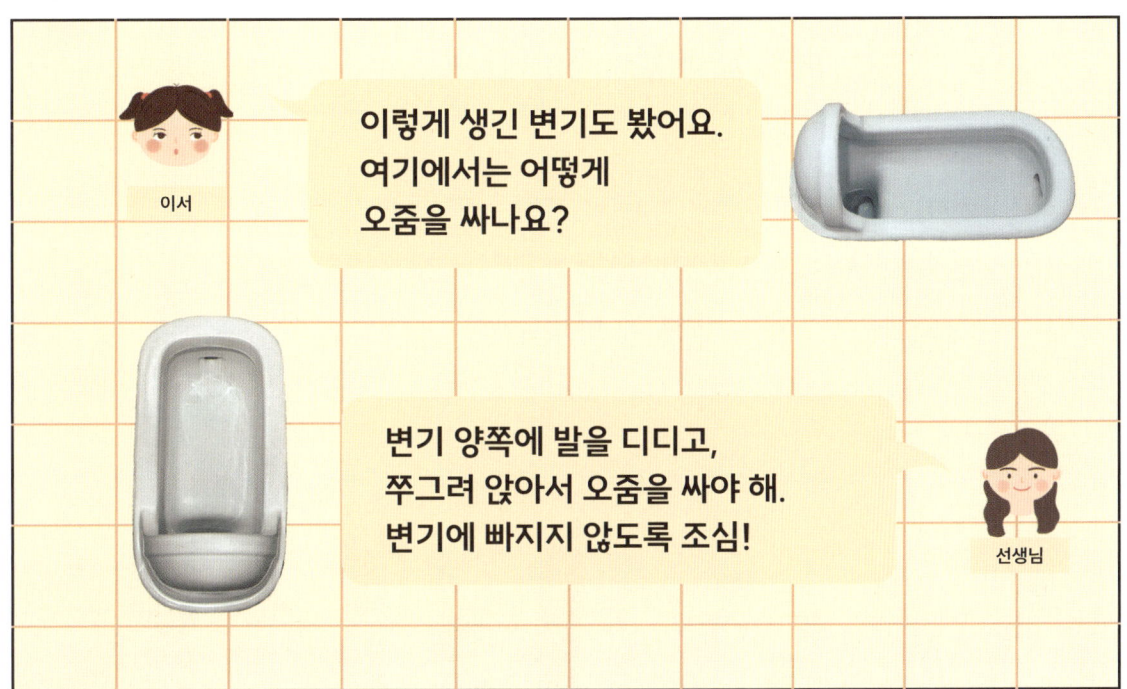

이서: 이렇게 생긴 변기도 봤어요. 여기에서는 어떻게 오줌을 싸나요?

선생님: 변기 양쪽에 발을 디디고, 쭈그려 앉아서 오줌을 싸야 해. 변기에 빠지지 않도록 조심!

4 뚜껑이 없는 옛날 변기에 오줌을 쌀 때, 조심해야 할 점은 무엇일까요? 선생님의 말씀을 읽고, 빈칸에 들어갈 말을 따라 써 보세요.

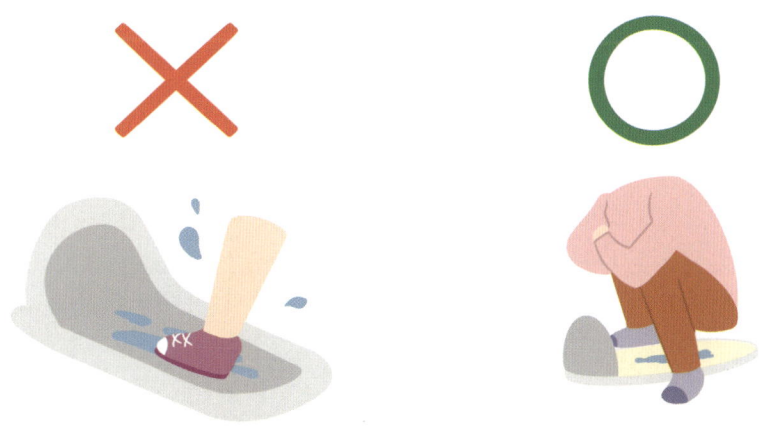

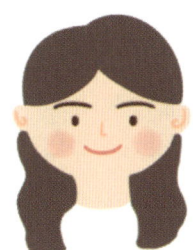

변기 양쪽에 발을 디디고, 쭈그려 앉아서 오줌을 쌉니다.

3. 화장실 예절을 알고 지켜요

배움 열기 화장실 예절을 지켜야 해요.

화장실을 이용하는 어린이들의 모습을 살펴보세요.
잘못된 행동을 하는 어린이를 찾아보고,
무엇이 잘못되었는지 곰곰이 생각해 보세요.

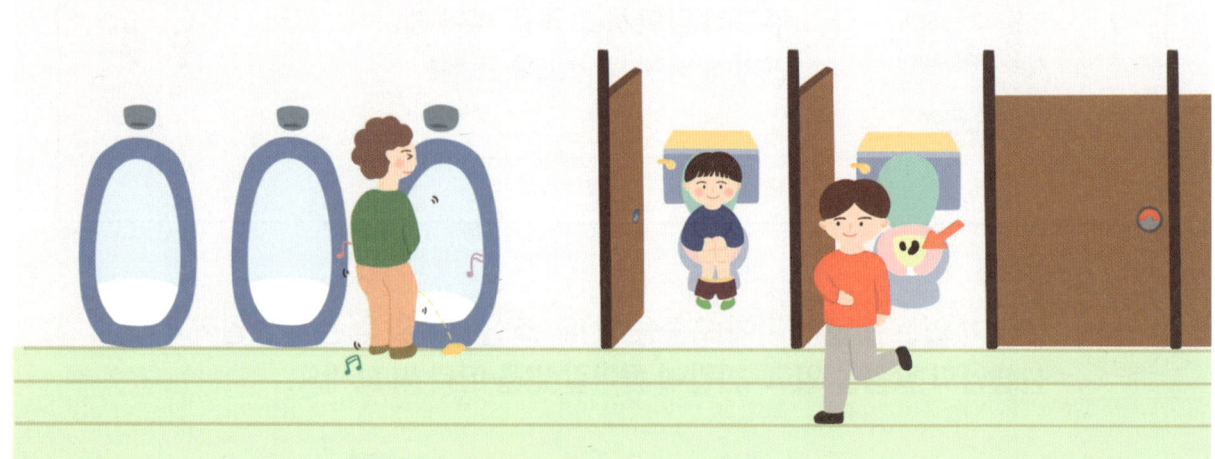

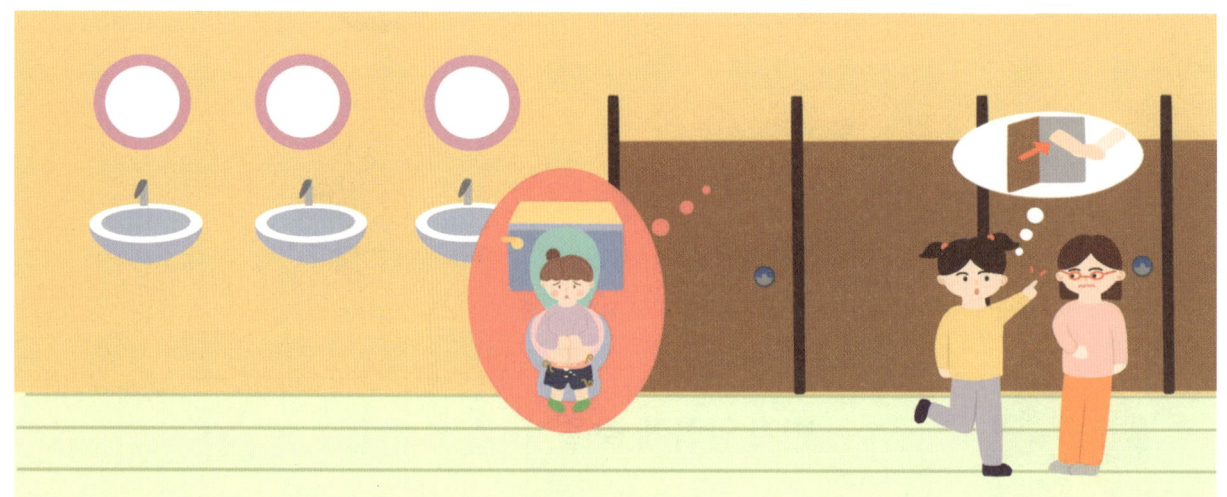

Q. 잘못된 행동을 하는 어린이 그림에 X표 하세요.

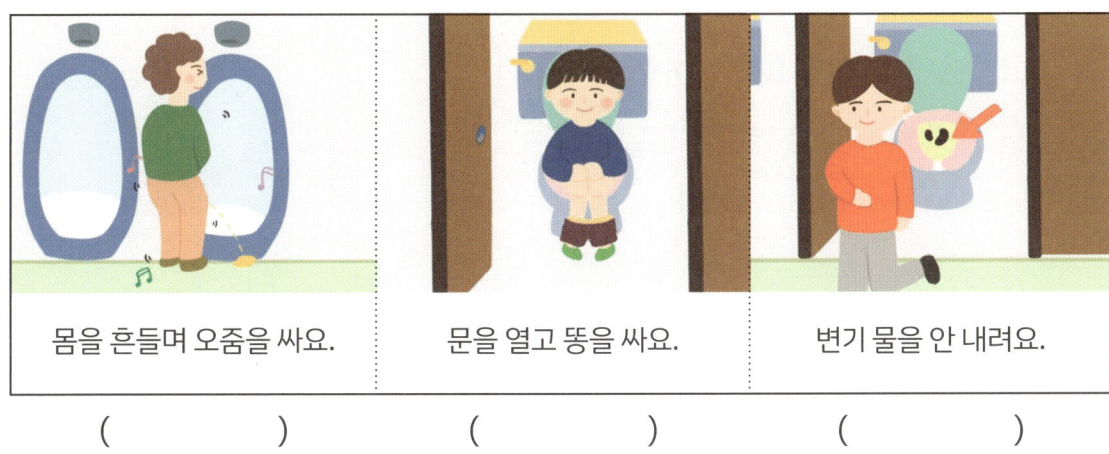

몸을 흔들며 오줌을 싸요.	문을 열고 똥을 싸요.	변기 물을 안 내려요.
(　　)	(　　)	(　　)

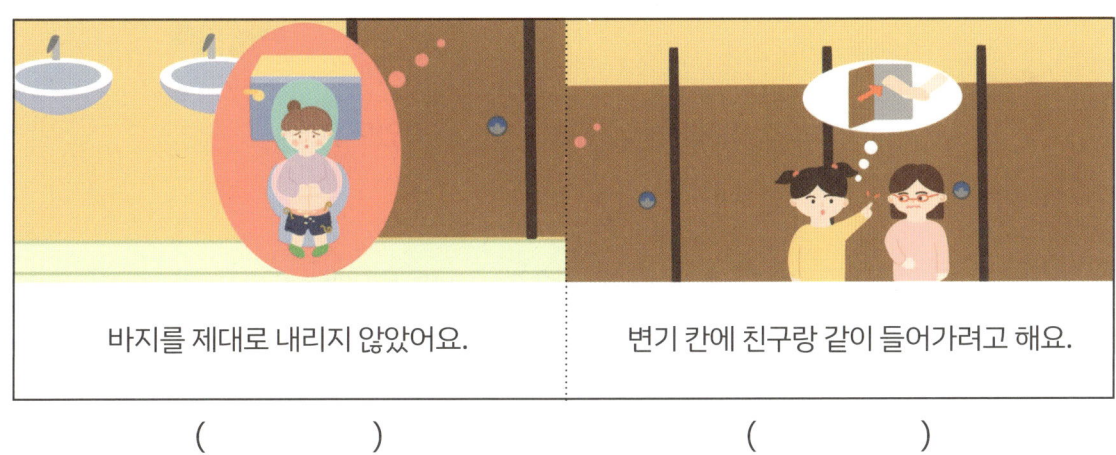

바지를 제대로 내리지 않았어요.	변기 칸에 친구랑 같이 들어가려고 해요.
(　　)	(　　)

Q. 이번 시간에 배우게 될 내용을 알아보아요. 선생님의 말씀을 읽고, 빈칸에 들어갈 말을 따라 써 보세요.

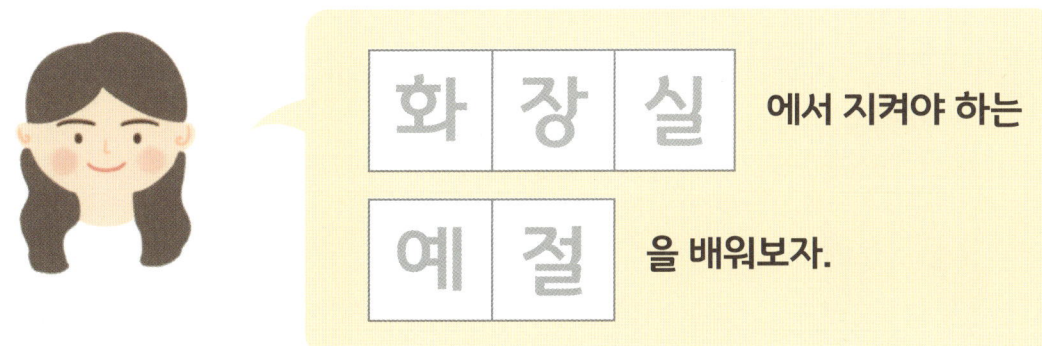

화 장 실 에서 지켜야 하는 예 절 을 배워보자.

4단원. 화장실을 바르게 사용해요

배움 더하기 ① 화장실 예절 1 : 옷을 무릎까지 내리고 변기 사용하기

1 미나의 이야기를 읽어보세요.

미나는 오줌이 너무 마려웠어요.
옷을 잘 내리지 않고 변기에 앉았지요.
쉬~ 오줌을 싸다 보니, 이런!

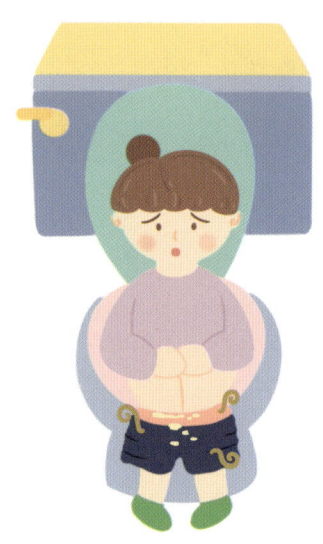

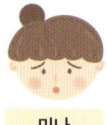 미나
> 어떡해! 팬티에 오줌이 다 묻었어!

미나는 선생님과 함께 옷을 갈아입었어요.

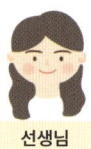 선생님
> 미나야, 변기에 앉기 전에 옷을 무릎까지 내려야 해.
> 옷을 잘 내린 다음에 오줌을 싸야지.

2 미나가 배워야 할 예절은 무엇일까요? 선생님의 말씀을 읽고, 빈칸에 들어갈 말을 따라 써 보세요.

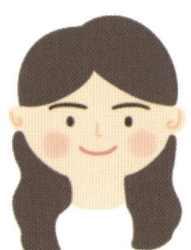
> 변기에 앉기 전에 옷 을 무 릎 까 지 내려야 해.

3 옷을 어디까지 내리고 오줌을 싸야 할까요?
무릎 아래에 붙임 딱지를 붙여 보세요.

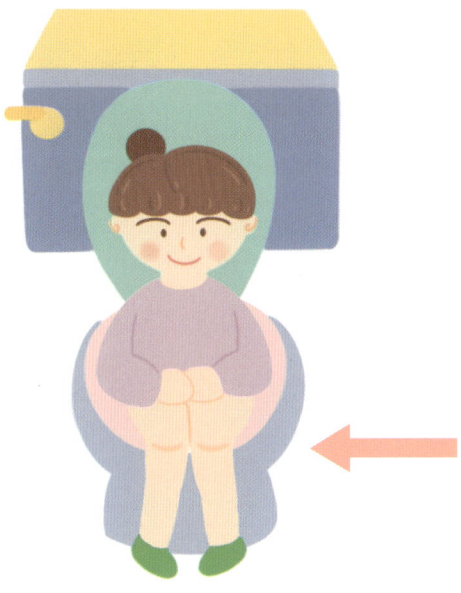

4 옷을 잘 내리고 오줌을 싸는 모습에 ○표 하세요.

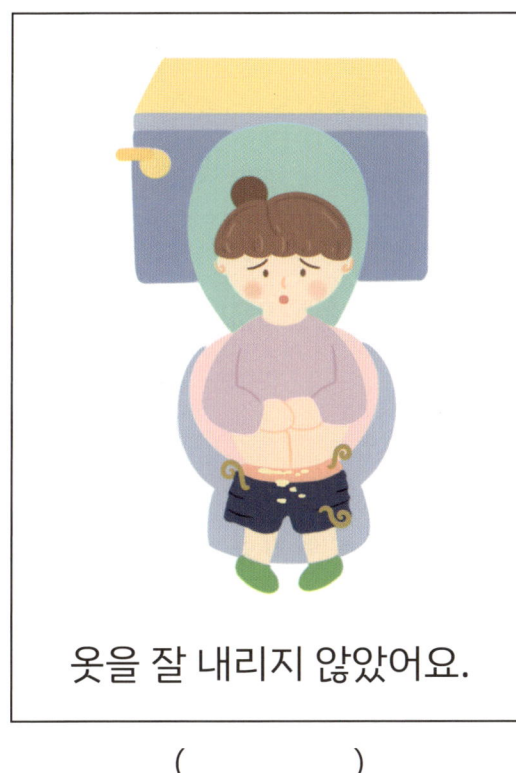

옷을 잘 내리지 않았어요.

( )

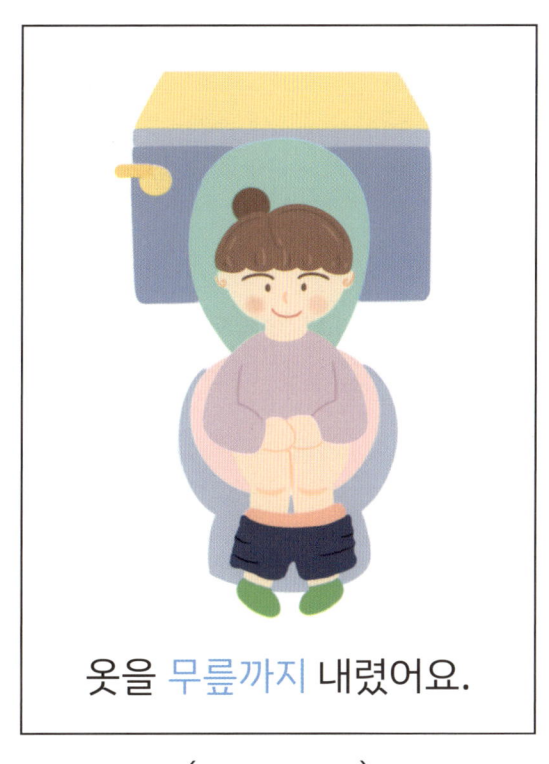

옷을 무릎까지 내렸어요.

( )

4단원. 화장실을 바르게 사용해요

배움 더하기 ② 화장실 예절 2 : 바른 자세로 소변기 사용하기

1 마루와 지토의 이야기를 읽어보세요.

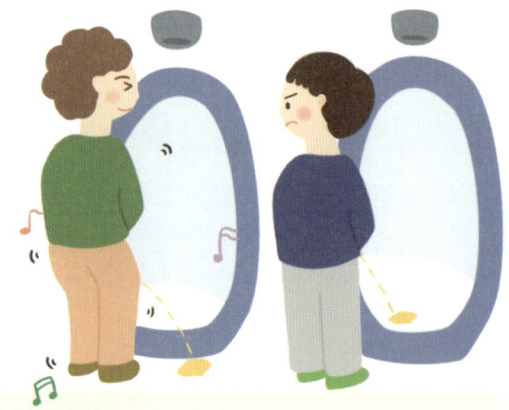

마루와 지토가 오줌을 싸고 있어요.
그런데 지토가 장난을 쳐요.

지토

나는 춤추면서도 쉬할 수 있어! 어때?

마루

안 돼, 오줌이 튀잖아! 바르게 서서 오줌을 싸야지!

마루가 화냈지만, 지토는 계속 춤을 췄어요.
그래서 여기저기에 오줌이 묻고 말았어요.

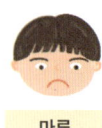
마루

너 때문에 나한테도 오줌 묻었잖아!

마루는 화가 나서 화장실을 나가버렸어요.

2 지토가 배워야 할 예절은 무엇일까요? 선생님의 말씀을 읽고, 빈칸에 들어갈 말을 따라 써 보세요.

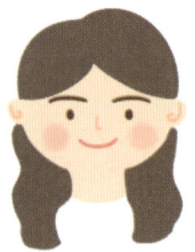

| 바 | 른 | 자세로 소변기를 이용해요.

오줌이 | 튀 | 지 | 않도록 조심해요.

3 두 어린이의 모습을 살펴보고, 소변기 앞에서 바른 자세로 오줌을 싸는 방법을 알아보아요. 다음 문장을 읽고, 빈칸에 들어갈 말을 따라 써 보세요.

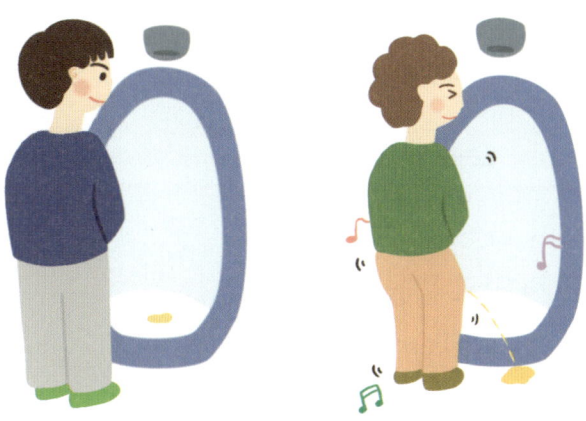

① 소변기 　가 까 이 　에 서요.

② 소변기를 　보 고 　서요.

③ 몸을 　흔 들 지 않 아 요 .

4 바른 자세로 오줌을 싸는 모습에 ○표 하세요.

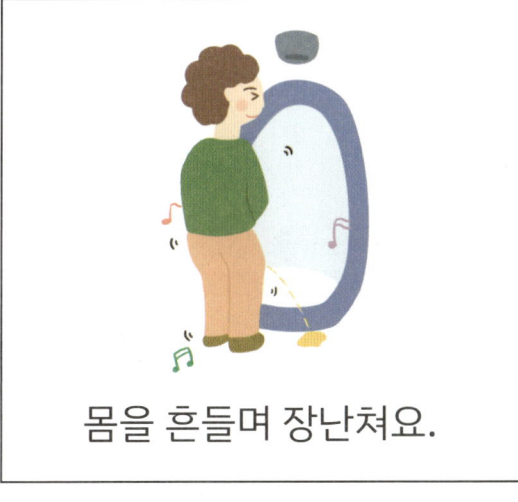

몸을 흔들며 장난쳐요.

(　　　)

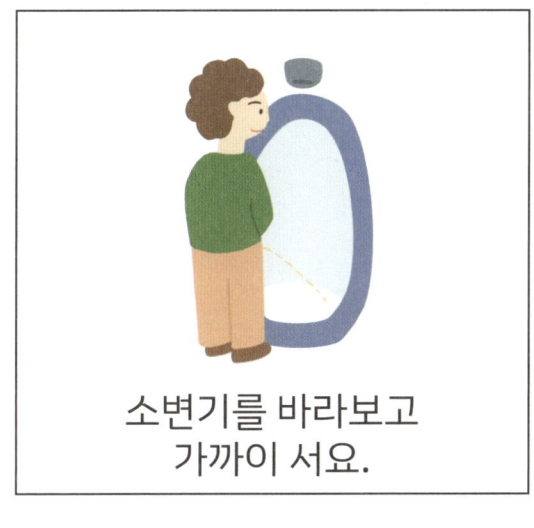

소변기를 바라보고 가까이 서요.

(　　　)

4단원. 화장실을 바르게 사용해요

배움 더하기 ③ 화장실 예절 3 : 문을 잠그고 볼일 보기

1 마루와 지토의 이야기를 읽어보세요.

마루는 똥이 너무 마려웠어요.

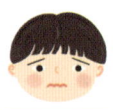
마루
: 으… 너무 급해!

화장실 문을 잠그지 않고 똥을 쌌지요.
그런데, 그때 지토가 들어왔어요!

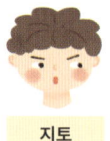
지토
: **으악! 밖에서 다 보이잖아!**
변기 칸에 들어가면 문을 잠가야지!

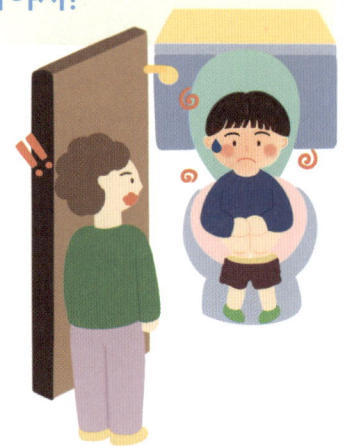

지토는 얼굴을 찌푸리며 나갔어요.
마루는 창피한 마음이 들었어요.

2 마루가 배워야 할 예절은 무엇일까요? 지토의 말을 읽고, 빈칸에 들어갈 말을 따라 써 보세요.

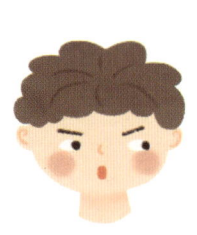 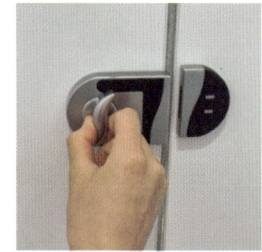 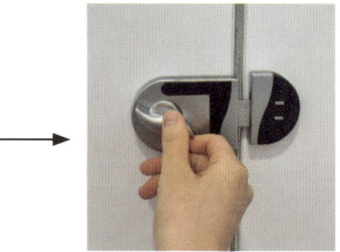

변기 칸에 들어가면 | 문 | 을 | 잠 | 가 | 야 | 지 | !

3 변기 칸에 들어왔는데, 문이 열려있어요! 빈칸에 알맞은 붙임 딱지를 붙여 문을 잠가주세요. ⑨

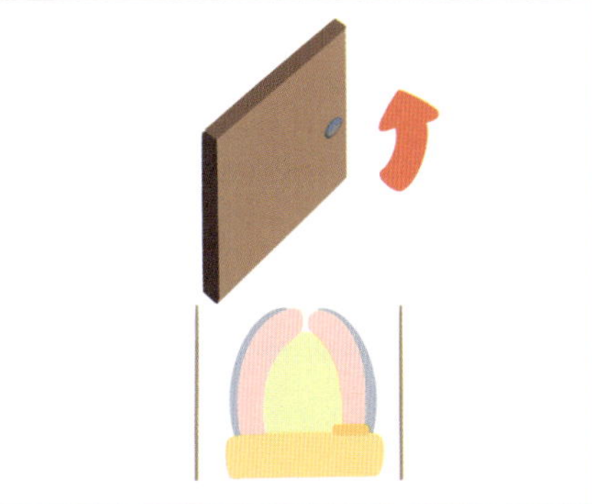

| 앗! 문이 열려있어요! | → | 문을 꼭 잠그고 사용해요. |

| 앗! 문이 열려 있어요! | → | 문을 꼭 잠그고 사용해요. |

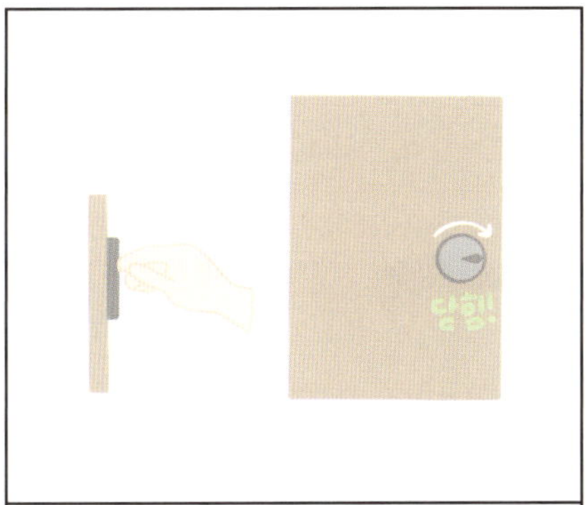

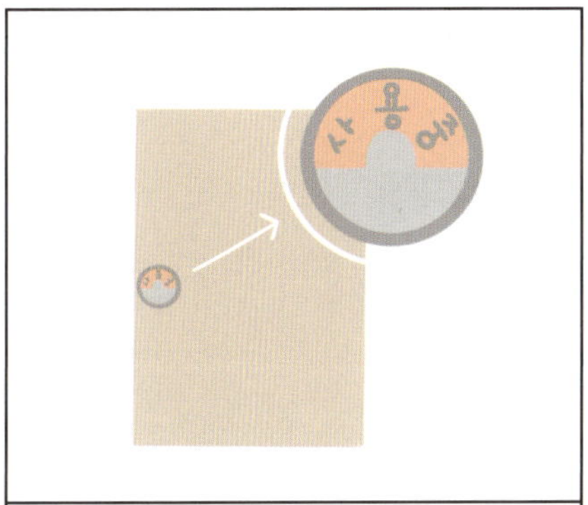

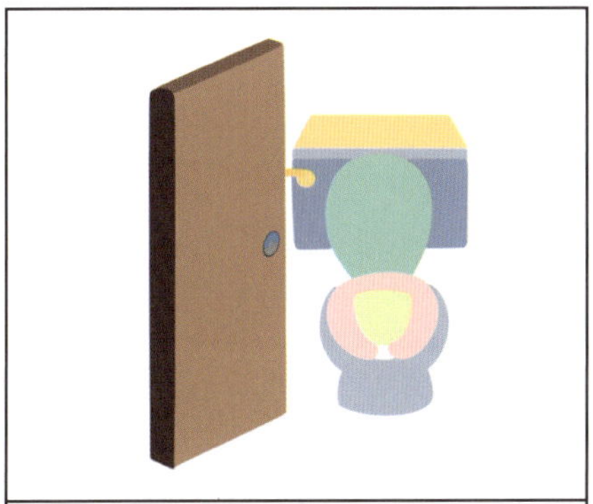

4 변기 칸의 문을 잘 잠그는 오줌을 싸는 모습에 ○표 하세요.

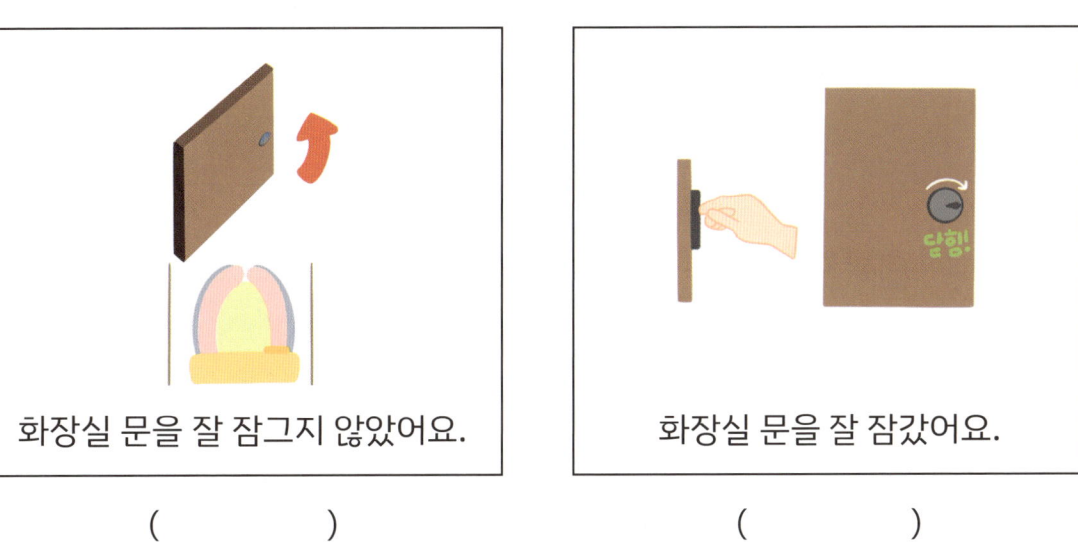

| 화장실 문을 잘 잠그지 않았어요. | 화장실 문을 잘 잠갔어요. |
| ( ) | ( ) |

4단원. 화장실을 바르게 사용해요

배움 더하기 ④ 화장실 예절 4 : 화장실 칸에 친구와 함께 들어가지 않기

1 이서와 아라의 이야기를 읽어보세요.

이서와 아라가 함께 화장실에 갔어요.
변기 칸에 들어가려고 해요.

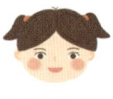
이서

아라야, 같이 들어가자.

하지만 아라는 고개를 저었어요.

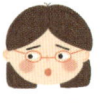
아라

둘이서 같은 칸에 들어가면 안 돼.

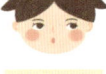
이서

왜? 우린 친한 친구잖아.

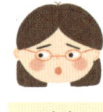
아라

그래도 안 돼. 내 몸을 다른 사람이 보는 건 싫어.

이서는 어리둥절했어요.

2 이서가 아라에게 "같이 들어가자."라고 하자, 아라는 뭐라고 말했나요? 맞는 것에 ○표 하세요.

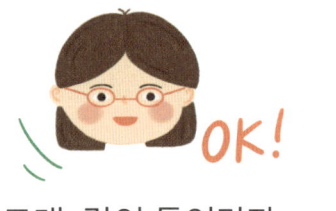

그래, 같이 들어가자.
(   )

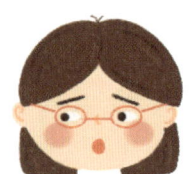

둘이서 같은 칸에 들어가면 안 돼.
(   )

3 이서가 배워야 할 화장실 예절을 알아보아요. 그림을 색칠하고, 빈칸에 들어갈 말을 따라 써 보세요.

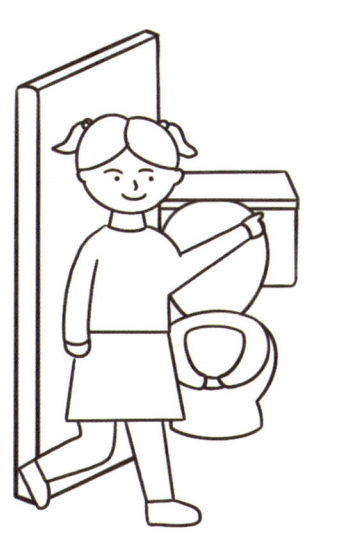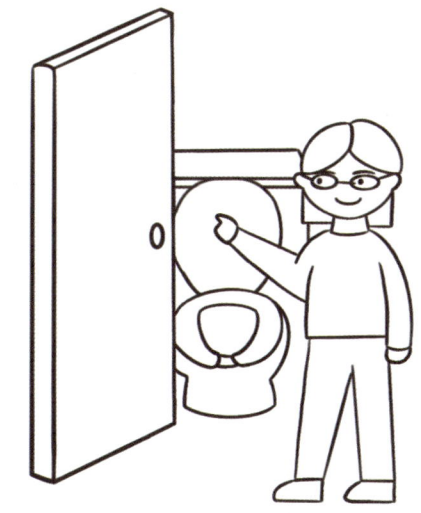

같은 칸에 여러 명이 들어가지 않아요.

| 혼 | 자 | 서 | 한 | 칸 | 에 들어가요.

4 화장실을 바르게 이용하는 모습에 ○표 하세요.

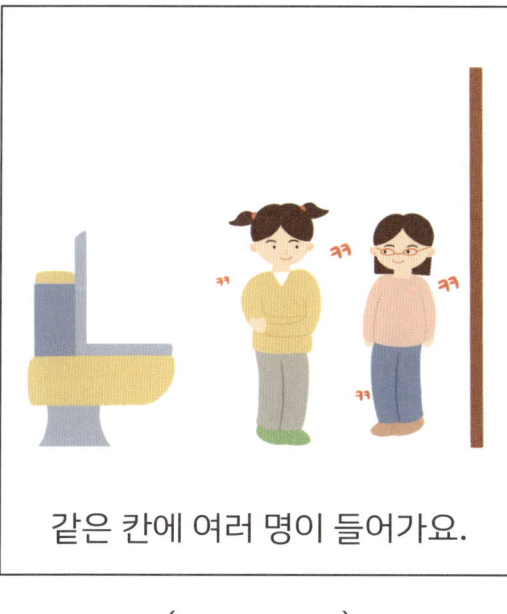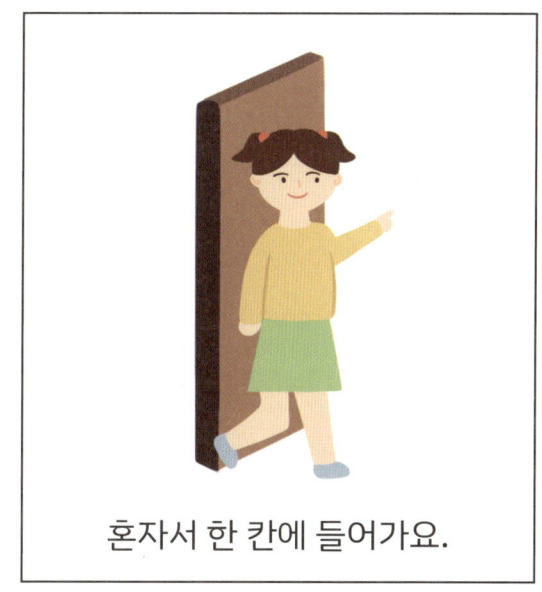

같은 칸에 여러 명이 들어가요.　　　　혼자서 한 칸에 들어가요.

（　　　）　　　　　　　　（　　　）

배움 더하기 ⑤   화장실 예절 5 : 물을 내리고 변기를 꼭 확인하기

1 이호의 이야기를 읽어보세요.

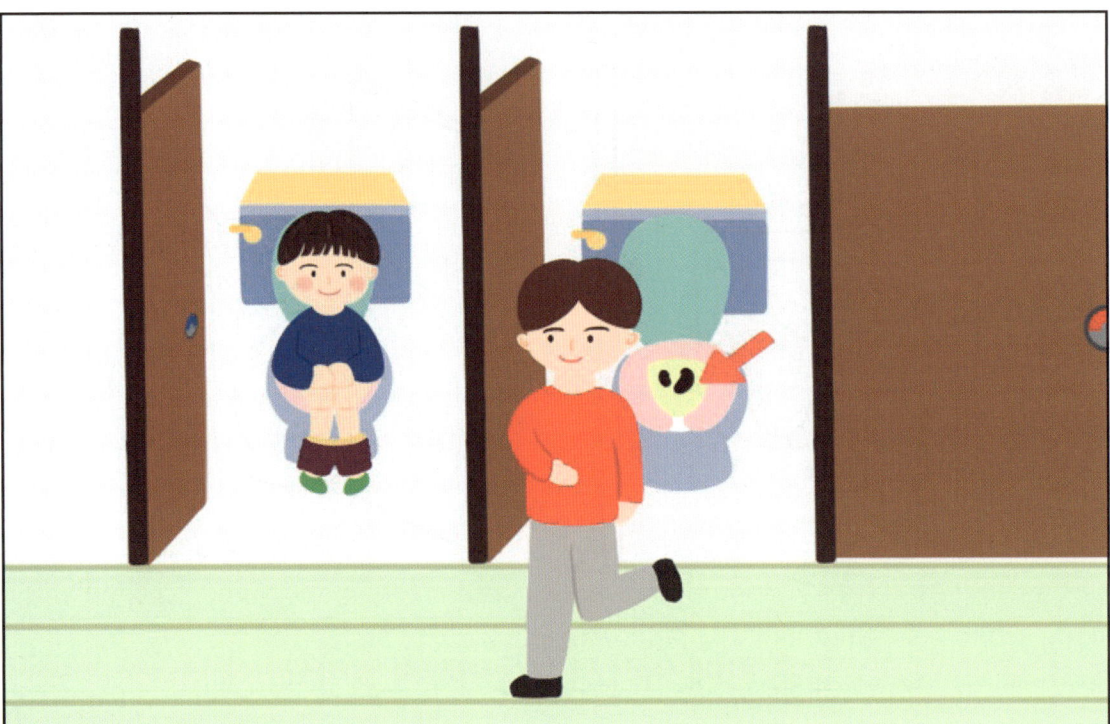

이호는 똥을 싸고,
변기 물을 내리지 않았어요.

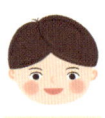
이호

귀찮아. 그냥 나가야지!

모른 척 손을 씻는데, 친구들이 화장실에 들어왔어요!

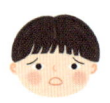
마루

으악, 냄새! 변기 물을 안 내렸나 봐.

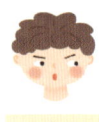
지토

누가 똥 싸고 물을 안 내렸지? 지저분해!

이호는 얼굴이 빨개졌어요. 부끄러운 마음이 들었어요.

2. 이호가 배워야 할 화장실 예절은 무엇일까요? 다음 문장을 읽고, 빈칸에 들어갈 말을 따라 써 보세요.

변기를 쓰고 나면

물을 내려요.

| 물 | 을 | 꼭 | 내 | 려 | 요 |.

<물 내림 버튼>을 꾹 누르고 하나, 둘, 셋! 숫자를 세요.
셋까지 센 다음 손을 떼요.

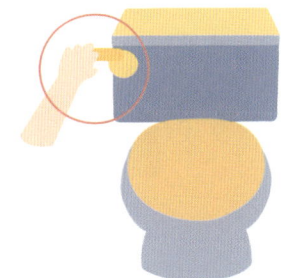

3. 변기에 똥을 쌌어요. 어떻게 해야 할까요? 바른 행동을 찾아 줄로 이어보세요.

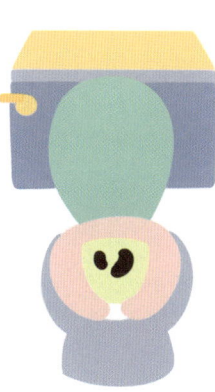

똥을 쌌어요.

물을 내려요.

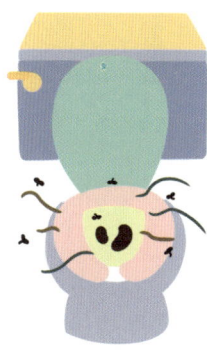

물을 내리지 않고 나와요.

여러 가지 물 내림 버튼을 살펴보고, 버튼 위에 손 붙임 딱지를 붙여 보세요. 물을 내리는 것을 연습해요.

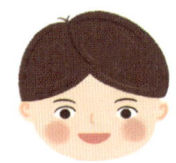 위에서 아래로 힘주어 눌러요.

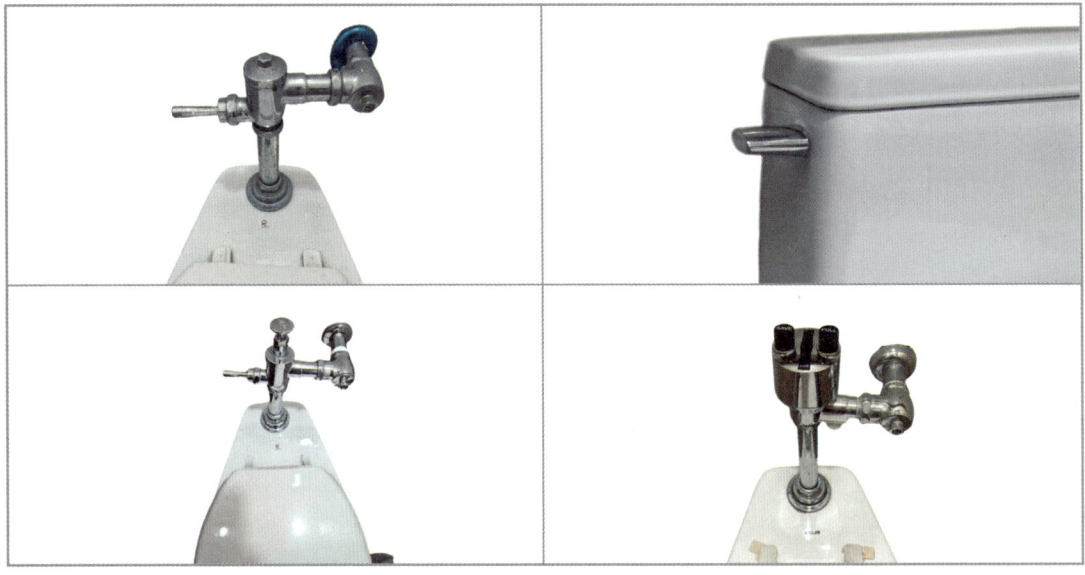

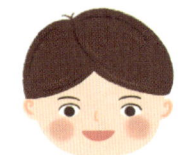 옆에 있는 버튼을 꾹 눌러요.

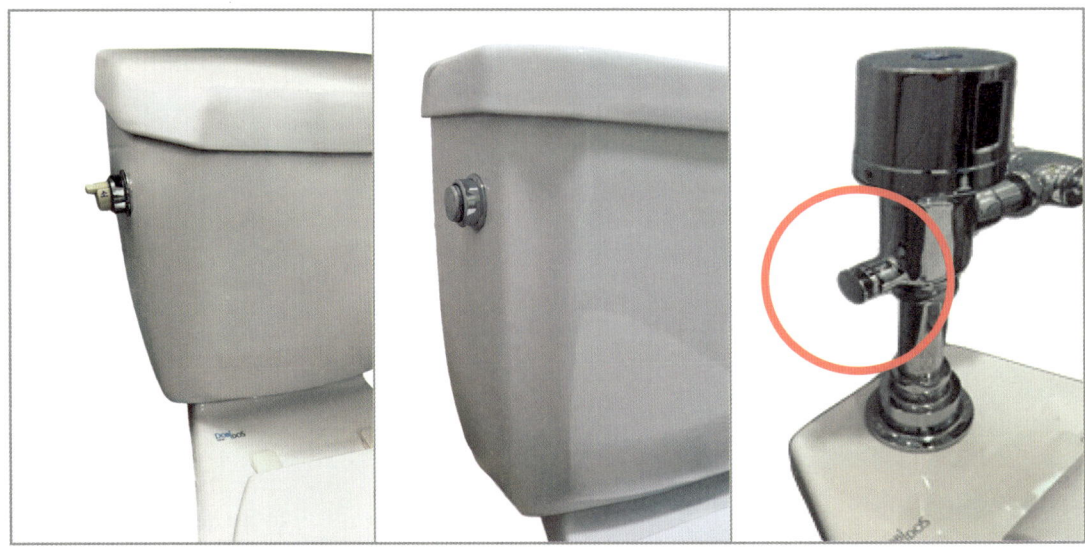

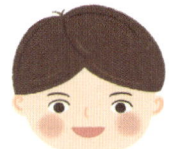
<물 내림 버튼>이 벽에 있기도 해요!
찾아서 꾹 눌러볼까요?

물내림(대)는 똥을 쌌을 때 눌러요.
물내림(소)는 오줌을 쌌을 때 눌러요.

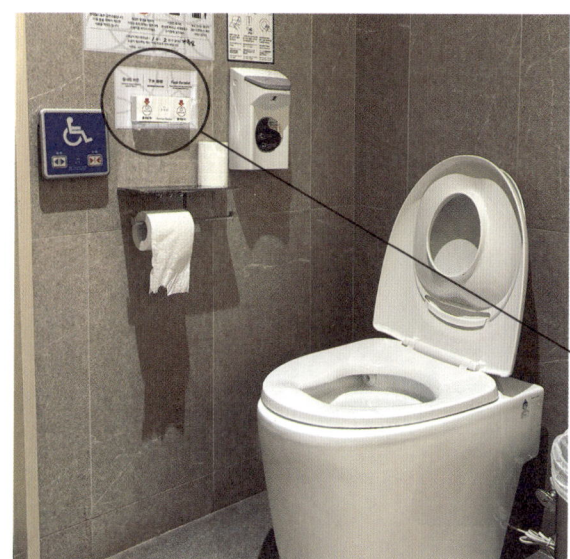
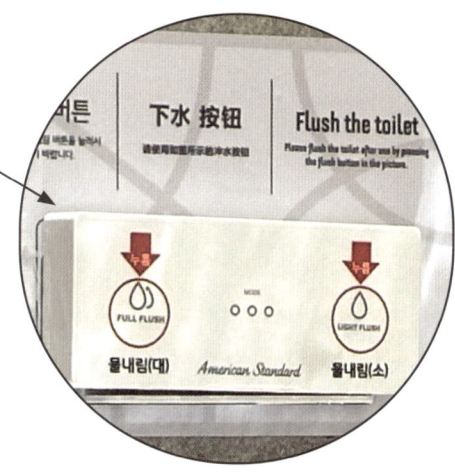
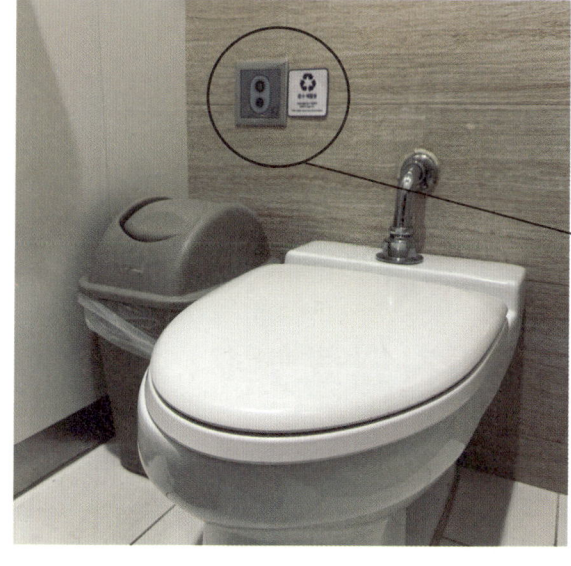
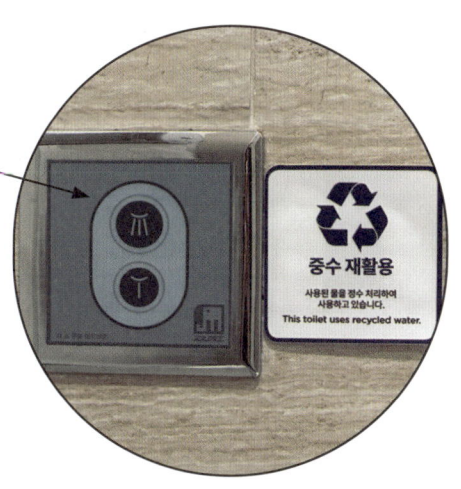
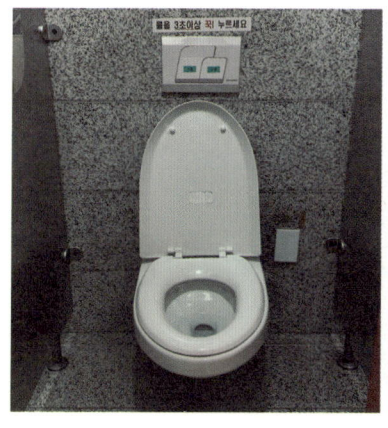
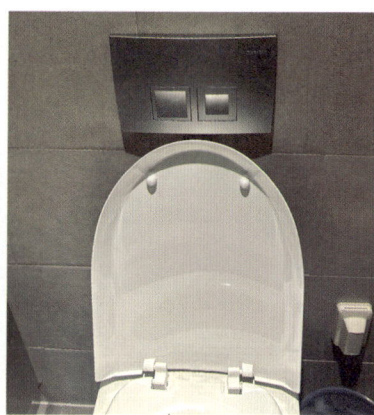
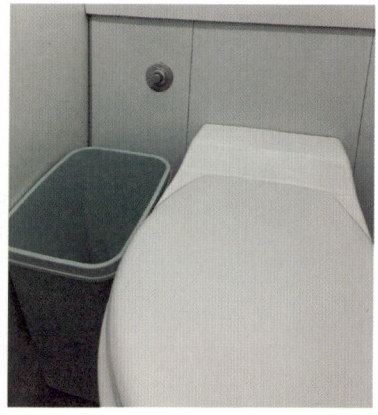

4단원. 화장실을 바르게 사용해요

배움 곱하기 화장실 예절 정리하기

내 이름을 넣어 **화장실 예절 지킴이** 약속을 완성해 보세요.

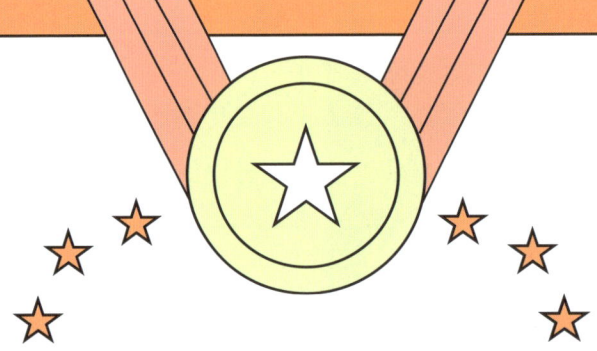

화장실 예절 지킴이

이름:

1. 변기에 앉을 때는 옷을 무릎까지 내리겠습니다.

2. 오줌이 튀지 않도록 조심하겠습니다.

3. 변기 칸에 들어갈 땐 문을 꼭 잠그겠습니다.

4. 변기 칸에 친구와 함께 들어가지 않겠습니다.

5. 물을 내리고 변기를 꼭 확인하겠습니다.

_____년 ___월 ___일 ___요일

마음을 가꾸는
일상속

스스로
마음을 가꾸는
일상속
성교육

5단원 공적 장소와 사적 장소를 알아보아요

단원 구성

 공적 장소와 사적 장소
#공적 장소의 의미와 종류
#사적 장소의 의미와 종류

 공적 장소에서 예절을 지켜요
#공적 장소에서 하면 안 되는 행동
#사적 공간 활용법

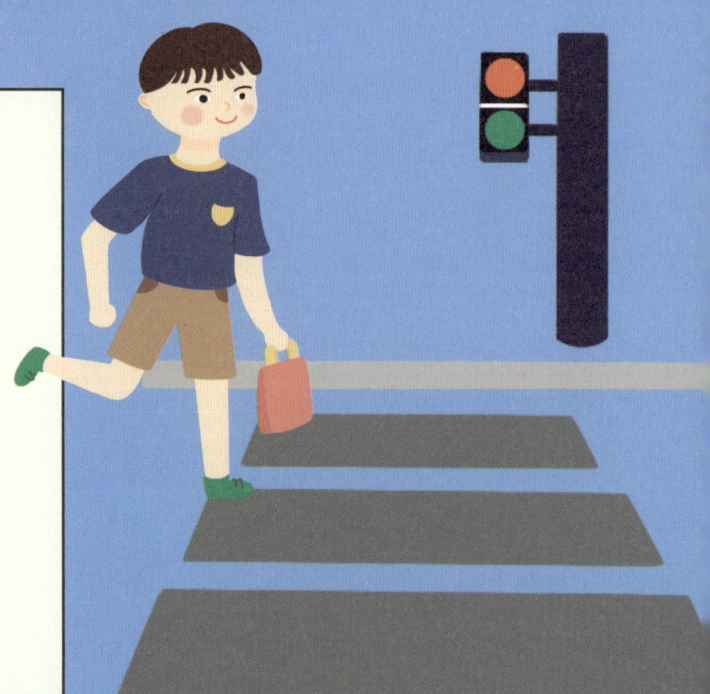

들어가기

내가 좋아하는 장소를 떠올려봐요.

내가 제일 좋아하는 장소는 어디인가요?
사진을 찍거나 그림을 그려보고 함께 이야기를 나누어요.

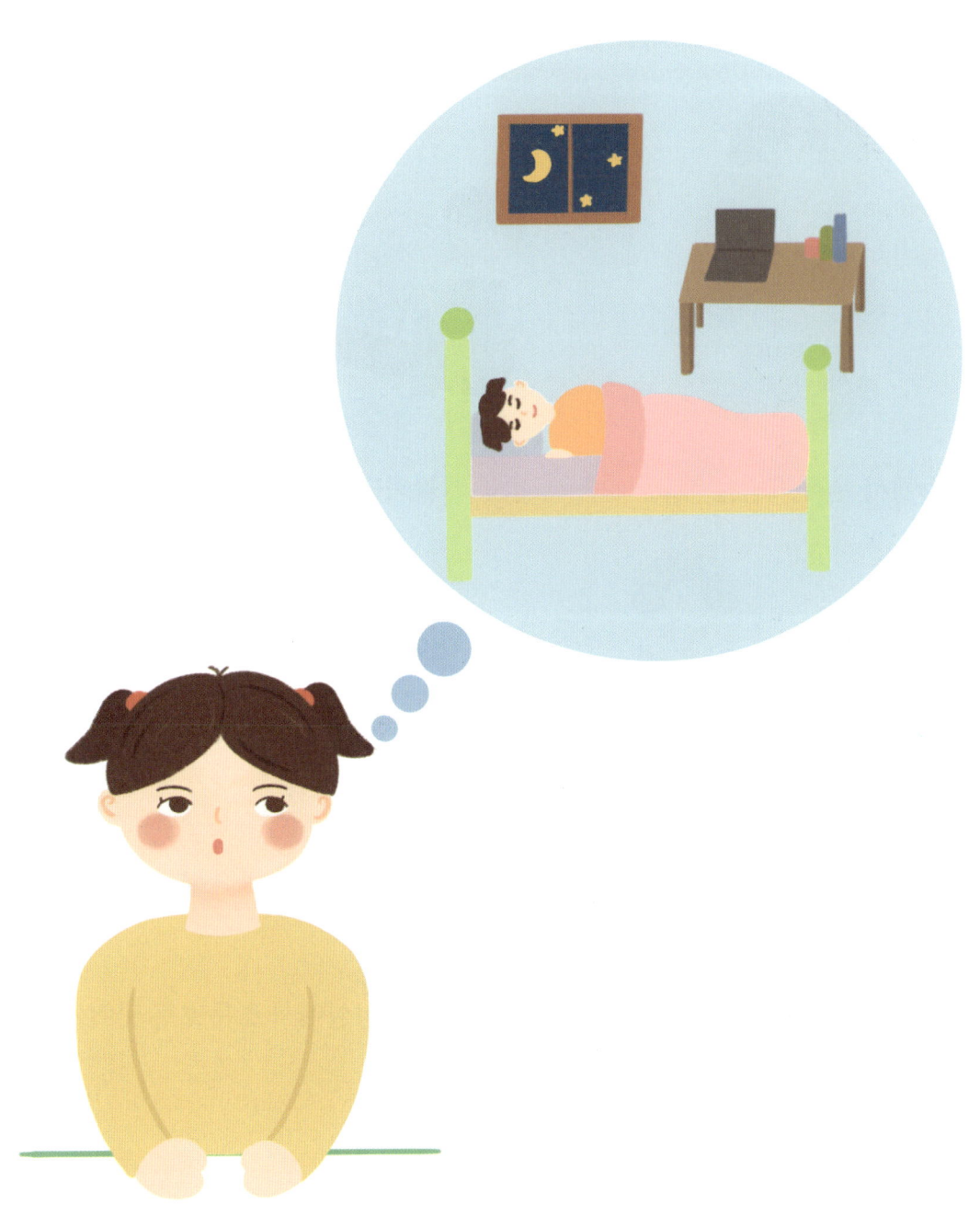

나 (   )은/는 즐겁게 배울 준비가 되었습니다!   (서명)

1. 공적 장소와 사적 장소

배움 열기 하루 동안 다녀온 장소들을 생각해 보아요.

마루가 즐거운 하루를 보내고 있어요.

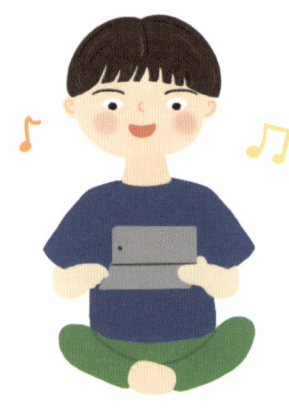

방에서 혼자 게임을 해요.

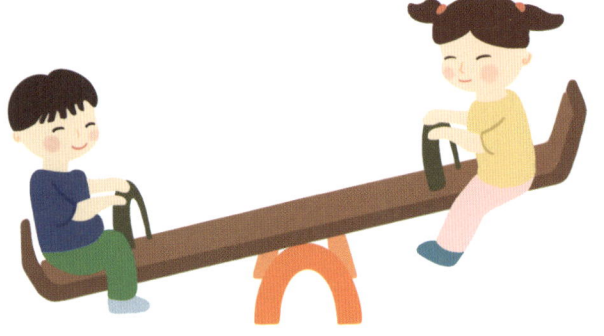

놀이터에서 친구들과 놀아요.

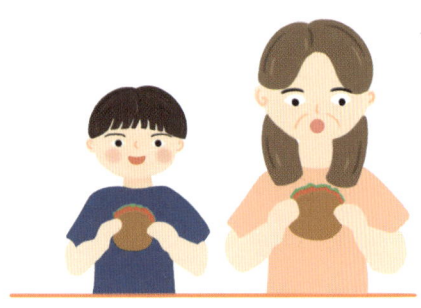

가족과 함께 햄버거를 사 먹어요.

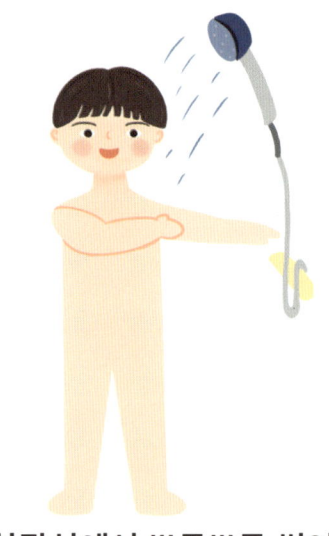

혼자 화장실에서 뽀득뽀득 씻어요.

여러 장소에 다녀왔어요.
다른 사람과 함께 이용하는 곳도 있고,
혼자서만 있는 곳도 있어요.
나는 오늘 어느 장소에 다녀왔나요?
다른 사람들을 만난 곳은 어디인가요?
혼자 있었던 곳은 어디였나요?

마루가 오늘 한 일에 모두 ○표 하세요.

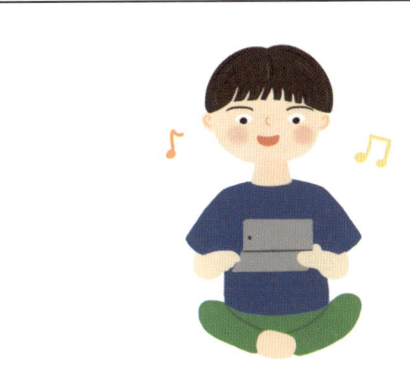
방에서 혼자 게임을 했어요.
(   )

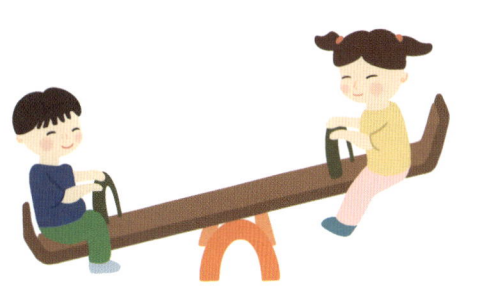
놀이터에서 친구들과 놀았어요.
(   )

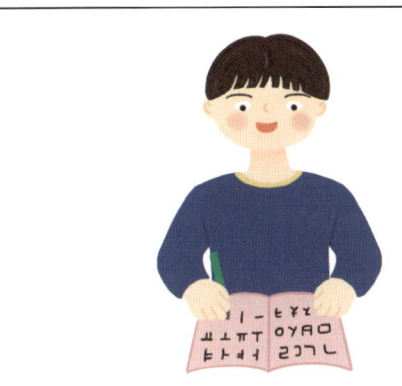
공부를 했어요.
(   )

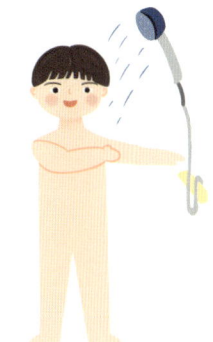
혼자 화장실에서 뽀득뽀득 씻었어요.
(   )

Q. 앞으로 무엇을 배우게 될까요? 다음 문장을 읽고, 따라 써 보세요.

내 주변의 장소 중에는

| 다 | 른 | | 사 | 람 | 과 함께 이용하는 곳도 있고,

| 혼 | 자 | 서 | 만 | 있는 곳도 있어요.

5단원. 공적 장소와 사적 장소를 알아보아요

배움 더하기 ① 공적 장소 알아보기

1 다른 사람과 함께 이용하는 곳에는 어떤 곳들이 있을까요?
사람들 붙임 딱지를 붙여 보세요.

학교, 놀이터, 마트, 백화점에는 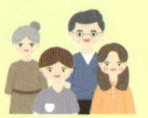 이 많아요.

집 앞 도로에도 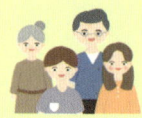 이 다녀요.

버스나 지하철에도 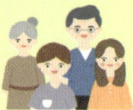 이 있어요.

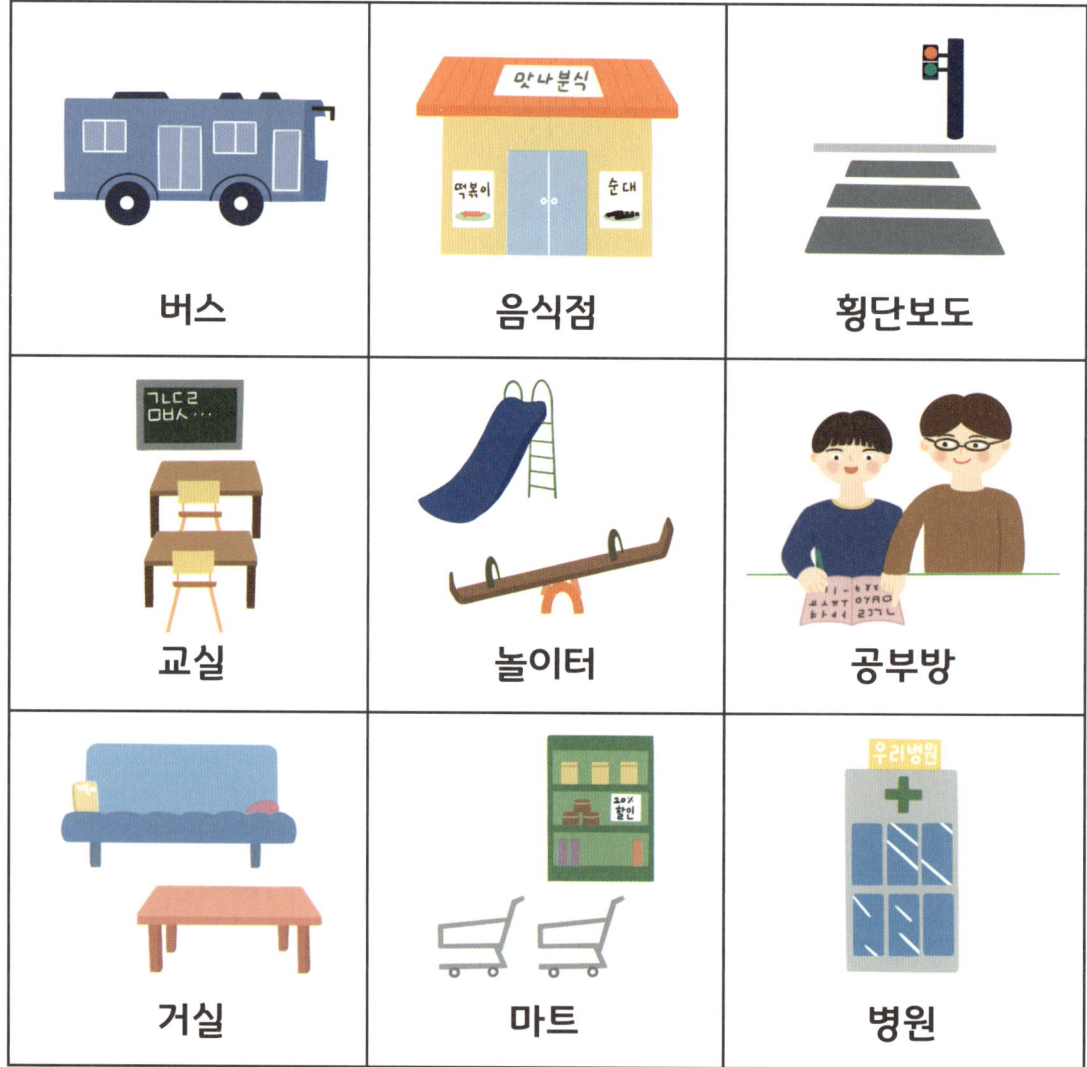

버스	음식점	횡단보도
교실	놀이터	공부방
거실	마트	병원

2 공적 장소가 무엇인지 알아보아요. 선생님의 말씀을 읽고, 빈칸에 들어갈 말을 따라 써 보세요.

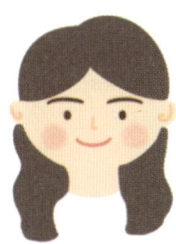

다른 사람과 함께 이용하는 곳은 공적 장소 라고 합니다.

다른 사람들 이 올 수 있어요.

지금은 사람이 안 보여도,
언제든지 다른 사람이 올 수 있어요!

이런 곳은 공적 장소 예요.

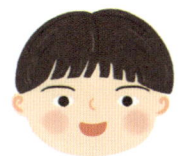

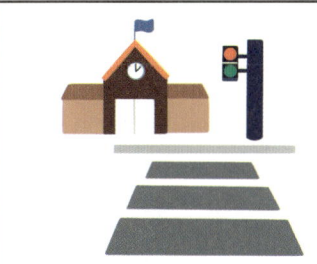

학교 앞 횡단보도

 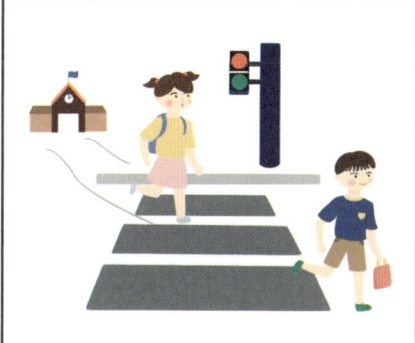

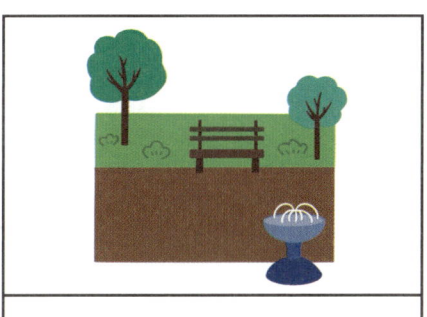

공원

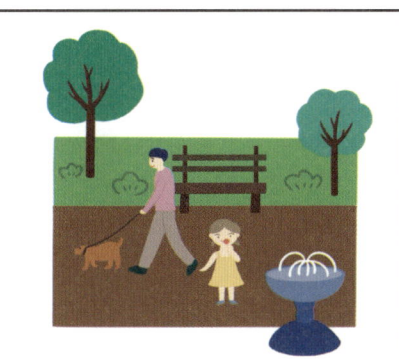

3 공적 장소를 모두 찾아서 줄로 이어 보세요.

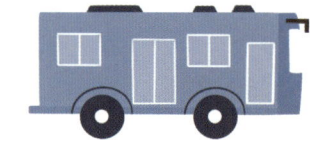
버스

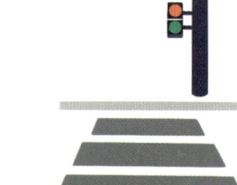
횡단보도

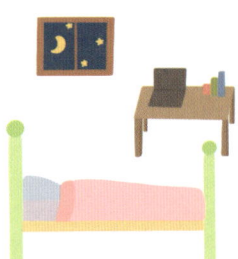
내 방, 이불 속

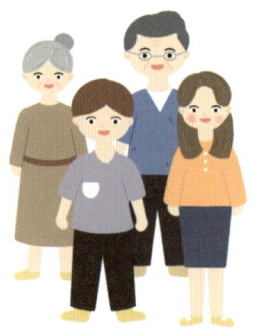
공적 장소는?

교실

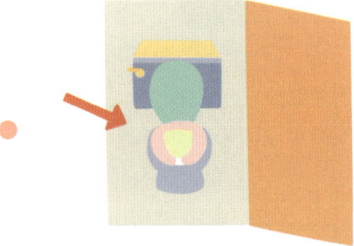
변기 칸 안

배움 더하기 ② 사적 장소 알아보기

1 혼자 있고 싶을 때, 나는 어디에 가나요? 아래 장소 중에 혼자서만 있을 수 있는 곳을 생각해 보고, 혼자 붙임 딱지를 붙여 보세요.

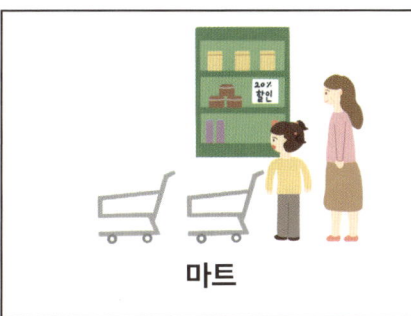
마트

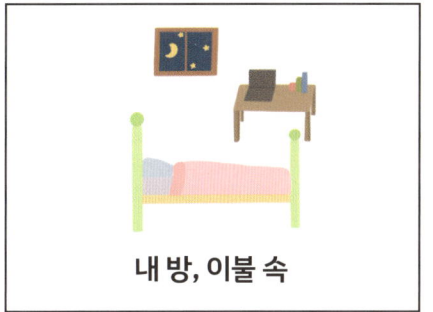
내 방, 이불 속

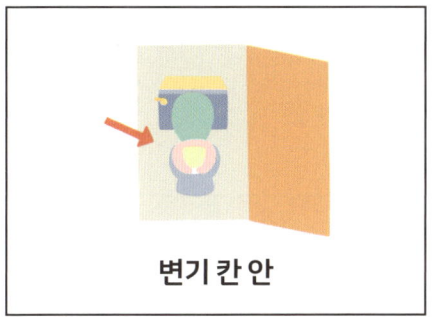
변기 칸 안

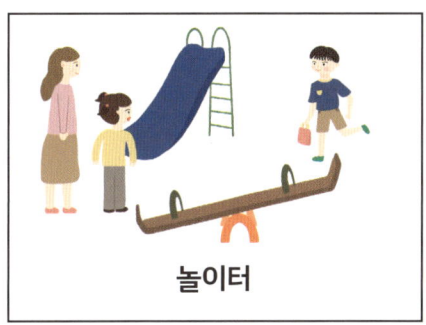
놀이터

2 사적 장소란 무엇인지 알아보아요. 선생님의 말씀을 읽고, 빈칸에 들어갈 말을 따라 써 보세요.

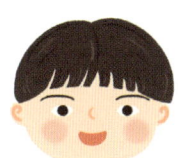
선생님, 저는 제 방이 제일 좋아요. 여기서는 저 혼자서 쉴 수 있어요!

혼자서만 있을 수 있는 곳은

| 사 | 적 | | 장 | 소 |

라고 한단다.

다른 사람이 들어오려면 문을 똑똑 두드리고 허락을 받아야 해.

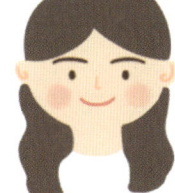

5단원. 공적 장소와 사적 장소를 알아보아요

3 사적 장소인 곳은 어디일까요? 그림 위에 똑같은 붙임 딱지를 붙이고, 빈칸에 들어갈 말을 따라 써 보세요.

혼자서 있을 수 있어.

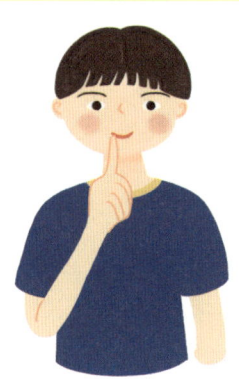

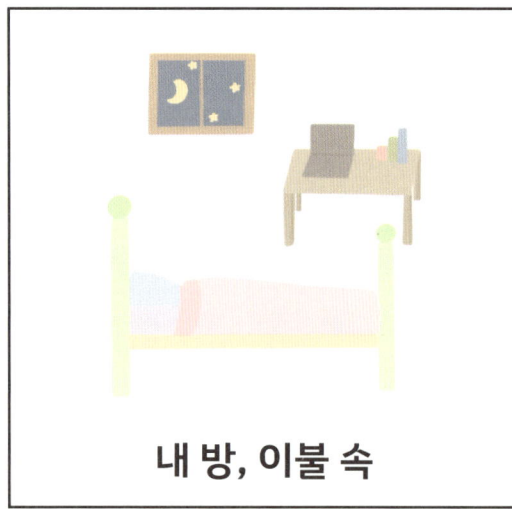
내 방, 이불 속

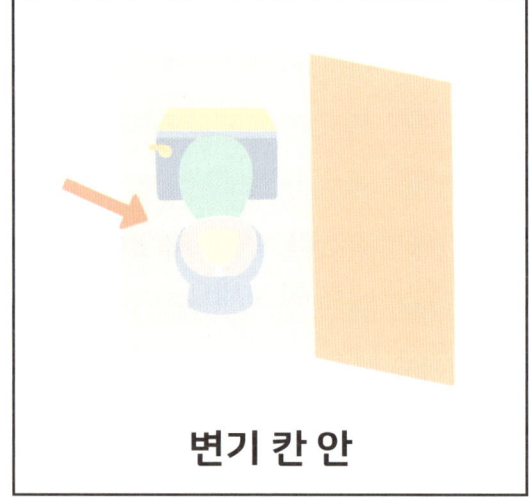
변기 칸 안

| 사 | 적 | | 장 | 소 | 에서는

| 혼 | 자 | 서만 있을 수 있어요.

다른 사람이 들어오려면 문을 | 똑 | 똑 | 두드리고

허락을 받아야 해요.

4 사적 장소와 공적 장소를 각각 찾아 줄로 이어 보세요.

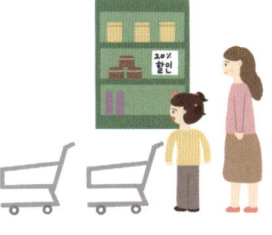
마트

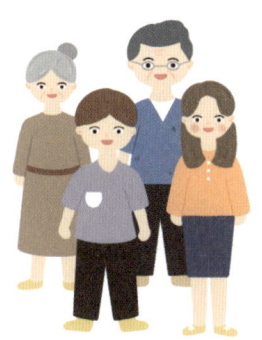
공적 장소

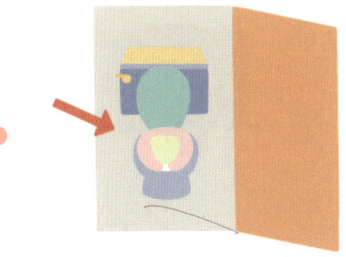
변기 칸 안

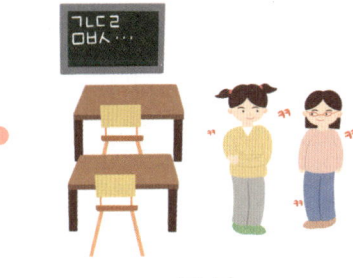
교실

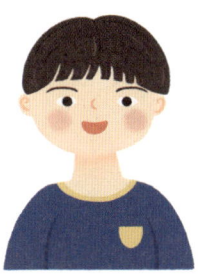
사적 장소

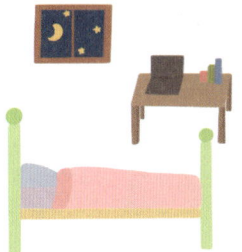
내 방, 이불 속

배움 굽히기 | 마을에 있는 공적 장소와 사적 장소 알아보기

마루가 사는 마을에는 어떤 공적 장소와 사적 장소가 있을까요? 공적 장소에는 사람들 붙임 딱지를, 사적 장소에는 혼자 붙임 딱지를 붙여 보세요.

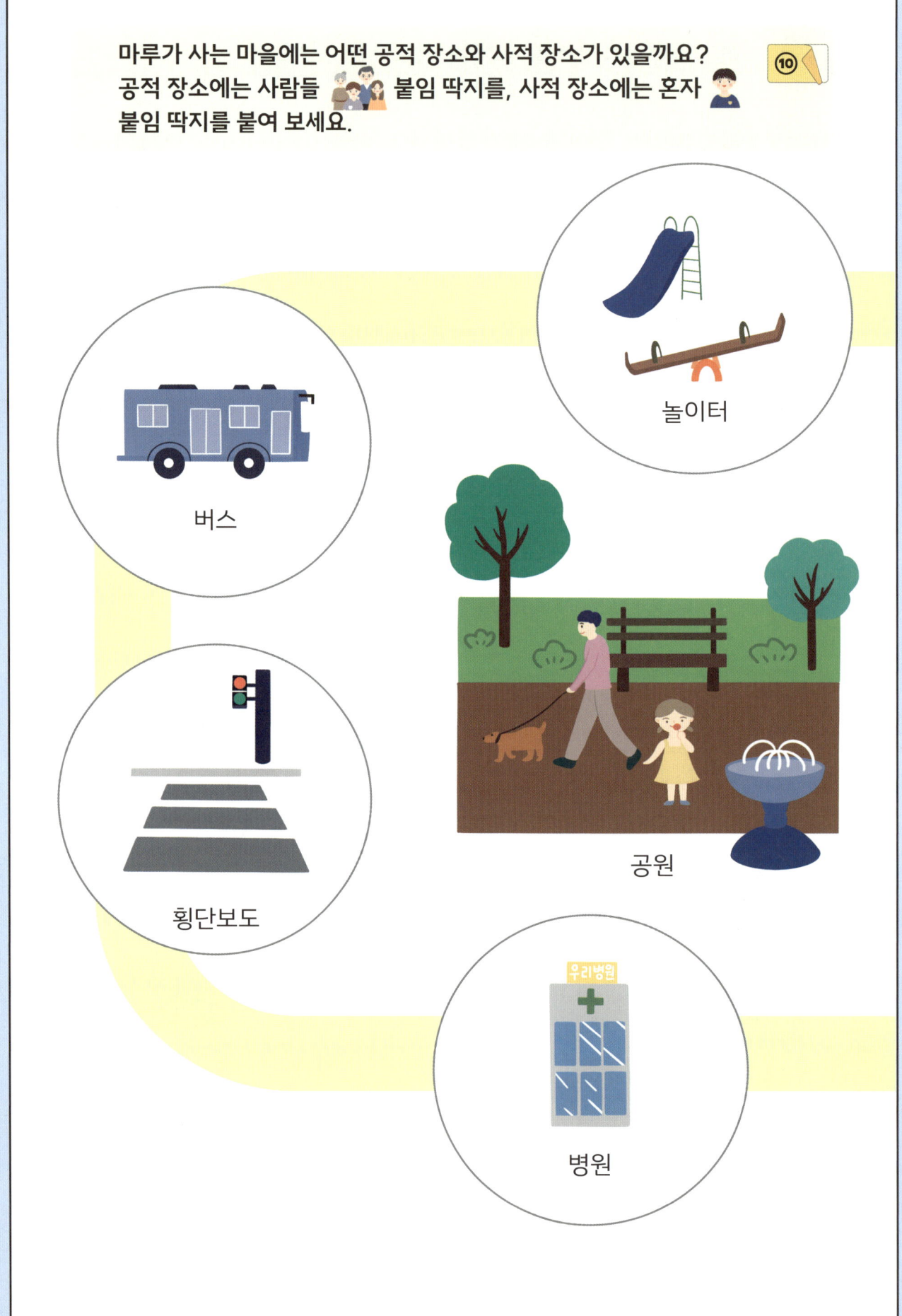

놀이터

버스

횡단보도

공원

병원

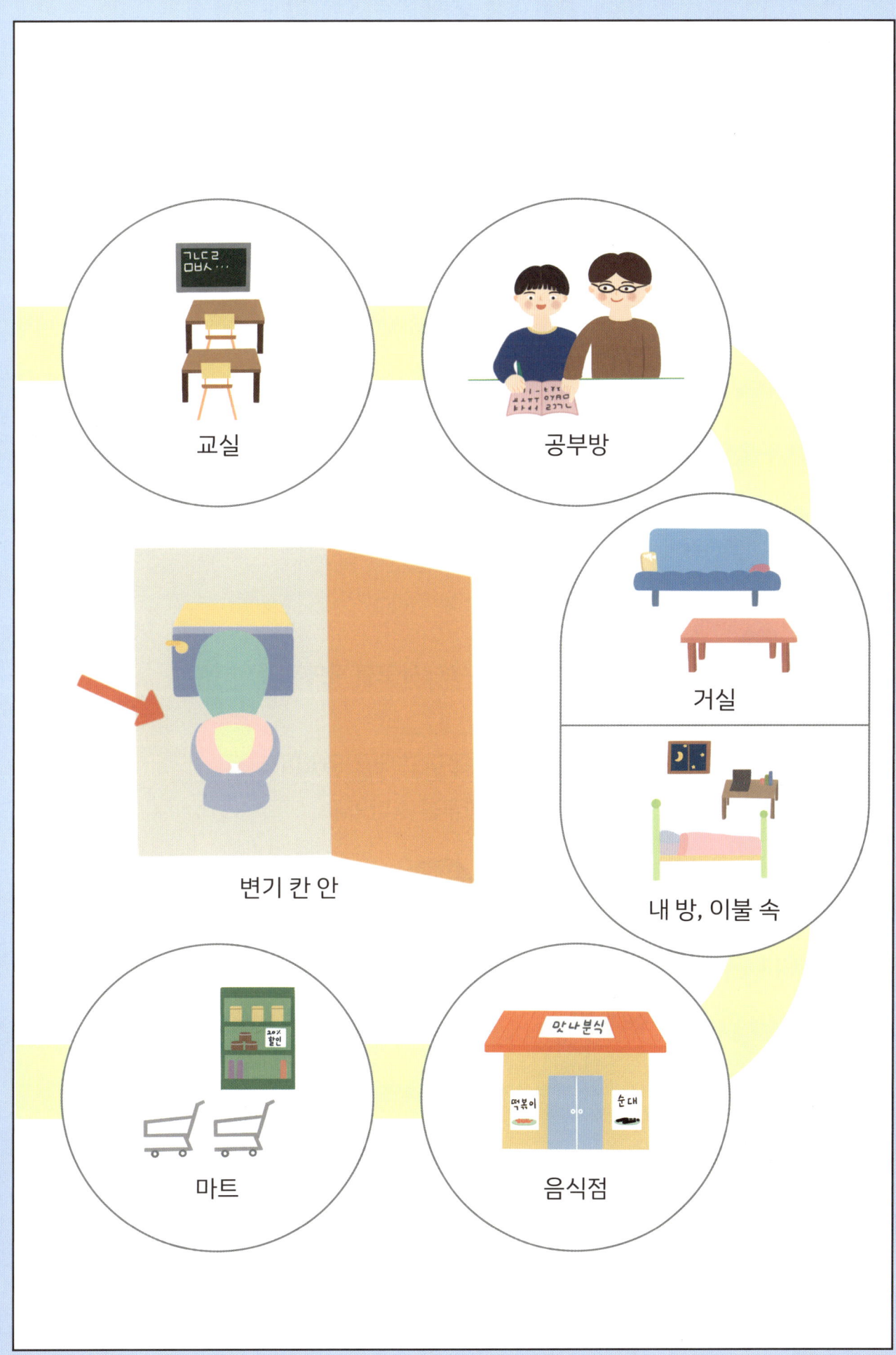

2. 공적 장소에서 예절을 지켜요

배움 열기 ① 공적 장소에서 하면 안 되는 행동이 있어요.

마루는 친구들이랑 놀다가 콧속이 답답해서, 코를 팠어요.
그런데 친구들의 기분이 안 좋아 보여요.

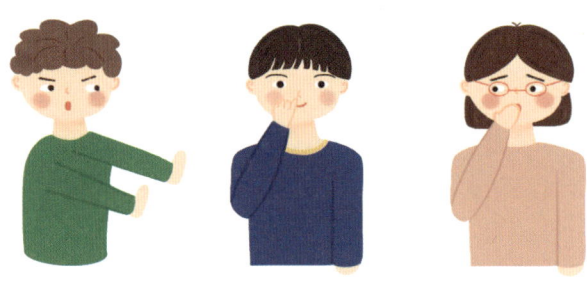

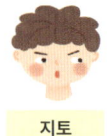
지토

마루야, 지저분해! 보고 싶지 않아!

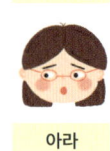
아라

사람들이 없는 곳에서 코를 파야지.

이번에는 옷 속이 가려워서, 티셔츠를 올리고 배를 긁었어요.
어라? 친구들이 또 얼굴을 찡그리고 마루를 쳐다봐요.

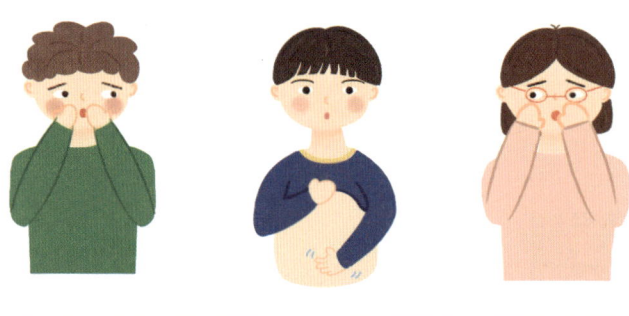

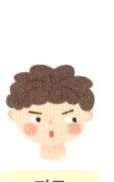
지토

자기 몸을 보여주면 안 돼!

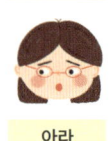
아라

사람들이 안 보는 곳에서 배를 긁어야 해.

마루는 무엇을 잘못한 걸까요?

Q. 마루가 친구들 앞에서 코를 파자, 친구들은 뭐라고 말했나요? 맞는 것에 ○표 하세요.

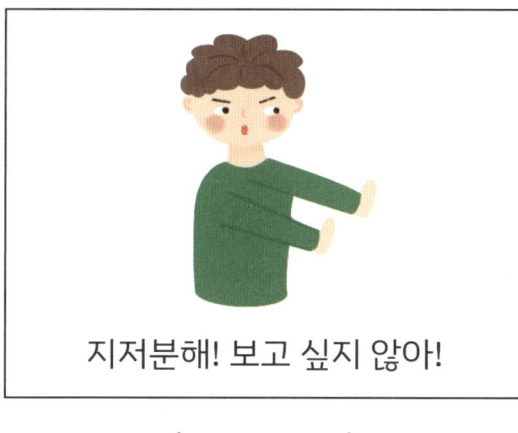

지저분해! 보고 싶지 않아!   괜찮아.
(   )   (   )

Q. 마루가 친구들 앞에서 티셔츠를 올리고 배를 긁자, 친구들은 뭐라고 말했나요? 맞는 것에 ○표 하세요.

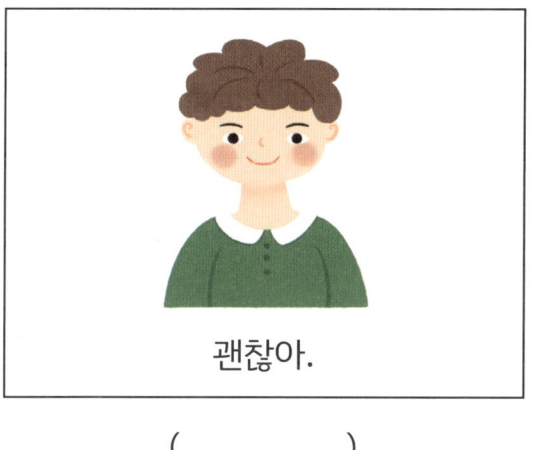 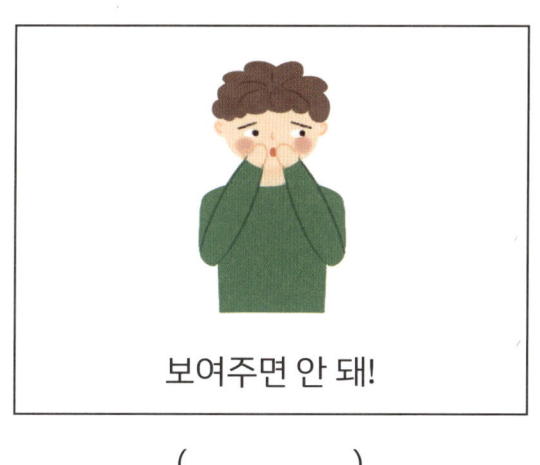

괜찮아.   보여주면 안 돼!
(   )   (   )

Q. 마루는 무엇을 배우게 될까요? 아라의 말을 읽고, 따라 써 보세요.

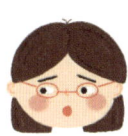

사람들이 없는 곳에서 코를 파야지.

사람들이 안 보는 곳에서 긁어야 해.

공적 장소에서 하면 안 되는 행동 알아보기

1 공적 장소에서 하면 안 되는 행동들을 알아보아요. 잘못된 행동을 하는 손 위에 X 붙임 딱지를 붙여 보세요.

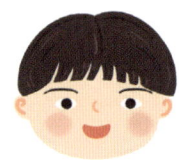

선생님, 친구들이 저를 보고 얼굴을 찡그렸어요. 왜 그랬을까요?

공적 장소에서 예절을 지키지 않았기 때문이야. <공적 장소>에서는, 하면 안되는 행동이 있단다. 알아보자.

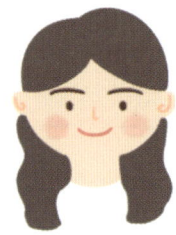

공적 장소에서는……

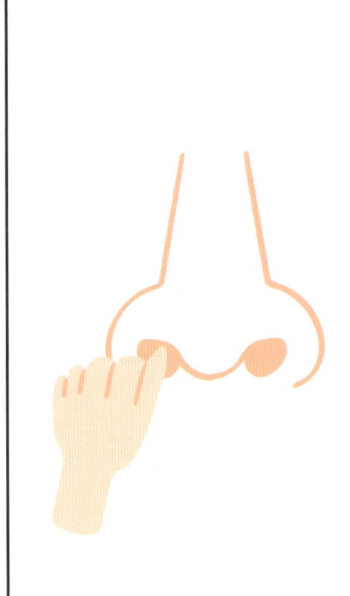

코를 파면
안 돼요.

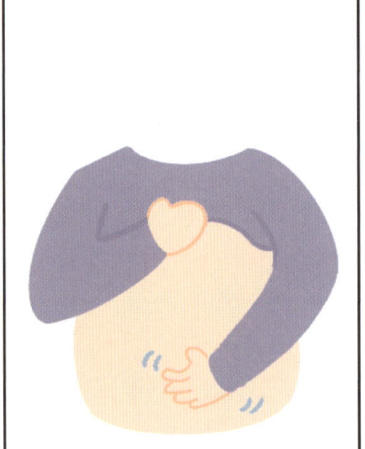

옷을 올리면
안 돼요.

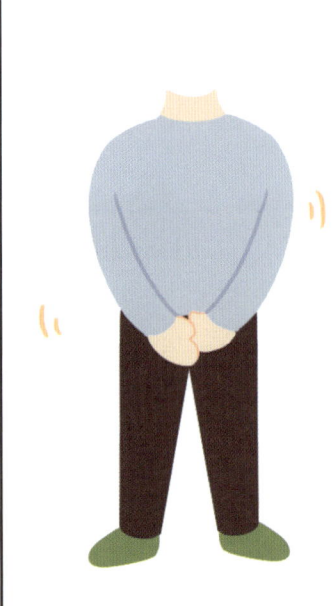

성기를 만지면
안 돼요.

② 공적 장소에서 지켜야 하는 예절을 좀 더 알아보아요. 빈칸에 들어갈 말을 따라 쓰고 읽어보세요.

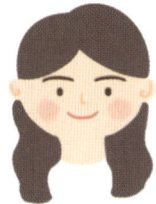

공적 장소에는 언제든지 사람들이 올 수 있지요?
소중한 나의 몸을 다른 사람들에게 함부로

| 보 | 이 | 지 | 않 | 도 | 록 |

해요.

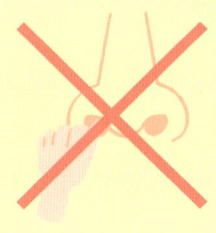

지저분해 보이는 행동도
사람들 앞에서는 하지 않아요.
사람들의 기분이 나빠져요.
"지저분해! 그걸 보고 싶지 않아."

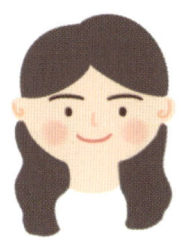

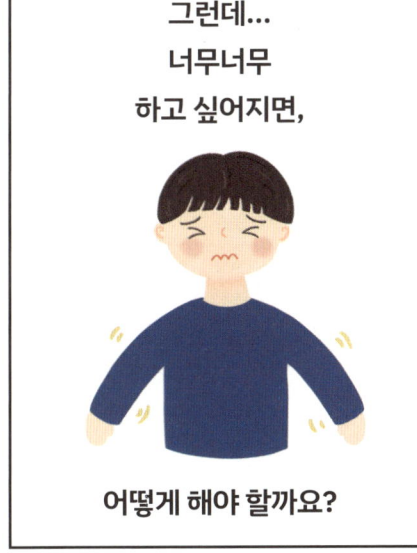

그런데...
너무너무
하고 싶어지면,

어떻게 해야 할까요?

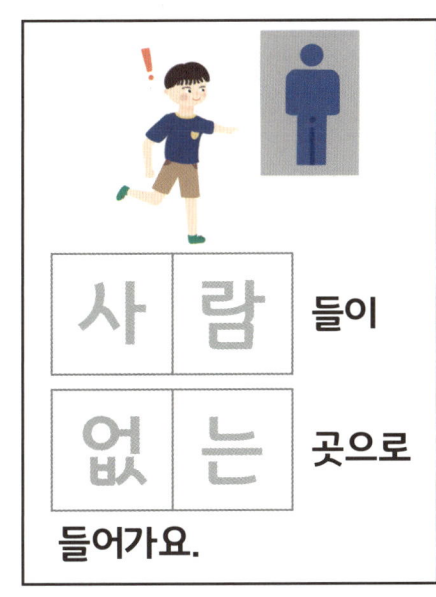

| 사 | 람 | 들이

| 없 | 는 | 곳으로

들어가요.

5단원. 공적 장소와 사적 장소를 알아보아요

3 공적 장소에서 하면 안 되는 행동은 어디에서 할 수 있을까요? 다음 문장을 읽고, 빈칸에 들어갈 말을 따라 써 보세요.

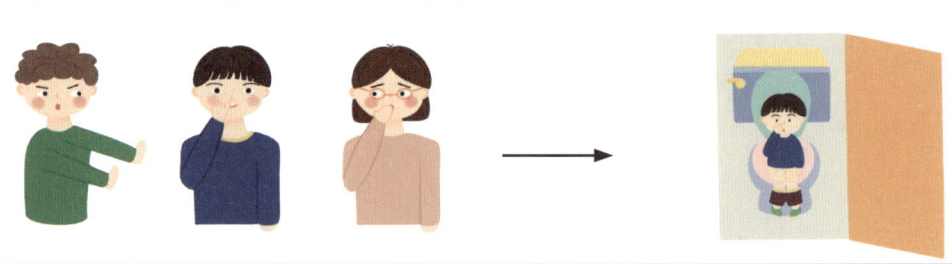

코를 파고 싶으면 　사　적　　장　소　로 가요.

사람들이 없는 곳으로 가요. 혼자서만 코를 파요.

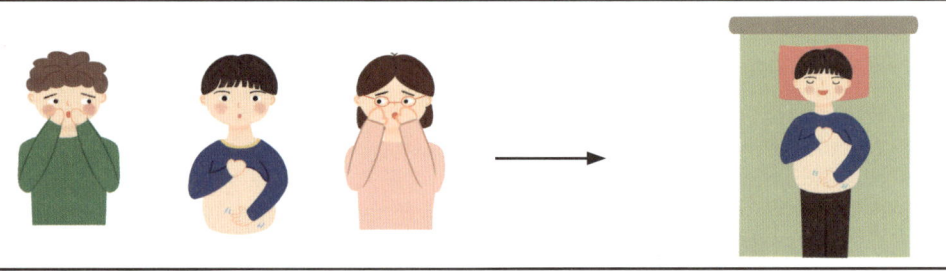

내 옷을 올리고 싶으면 　사　적　　장　소　로 가요.

사람들이 없는 곳으로 가요. 혼자 있을 때만 봐요.

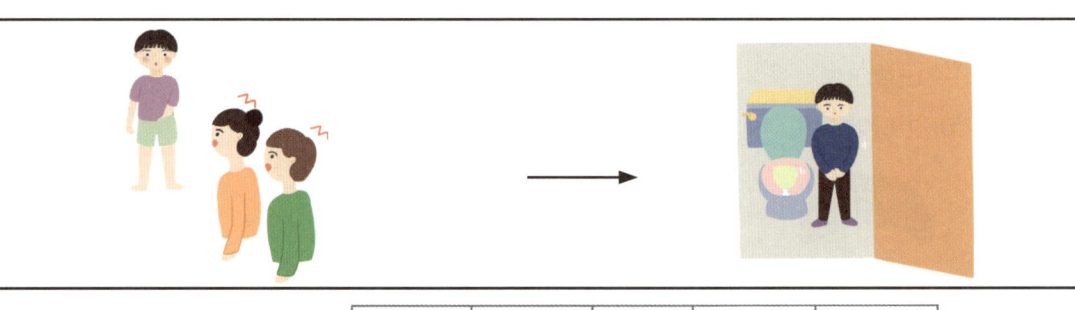

성기를 만지고 싶으면 　사　적　　장　소　로 가요.

사람들이 없는 곳으로 가요. 혼자 있을 때만 만져요.

4 공적 장소에서 하면 안 되는 행동들에 X표 하고, 이런 행동은 어디에서 해야 좋을지 알맞은 장소 붙임 딱지도 붙여 보세요.

하면 안 되는 행동 위에 X표 하세요.	알맞은 장소 붙임 딱지를 붙여요.
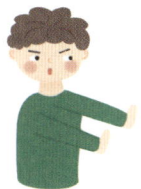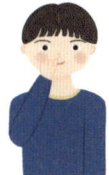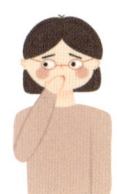 코 파기	→ 사적 장소로 가요. 혼자 있을 때 해요.
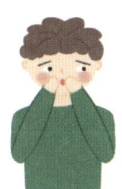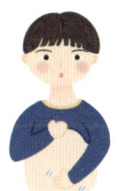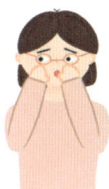 옷 들추기	→ 사적 장소로 가요. 혼자 있을 때 해요.
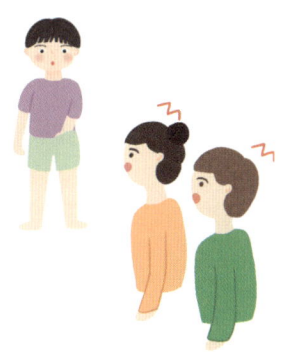 성기 만지기	→ 사적 장소로 가요. 혼자 있을 때 해요.

5단원. 공적 장소와 사적 장소를 알아보아요

배움 굽히기 | 공적 장소에서의 행동과 사적 장소에서의 행동 구별하기

다음은 마루와 친구들이 하고 싶은 일들이에요. 이런 일들은 어디서 하면 좋을지 줄로 이어 보세요.

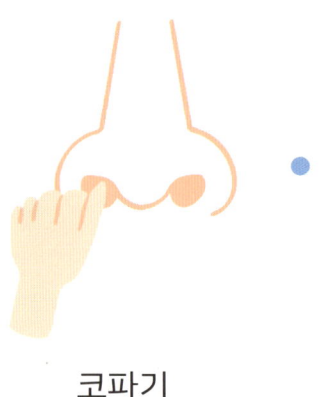
코파기

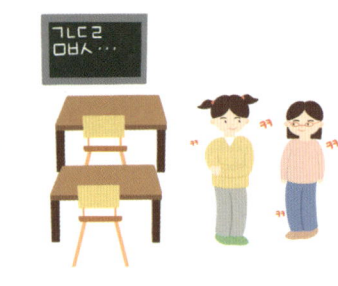
공적 장소

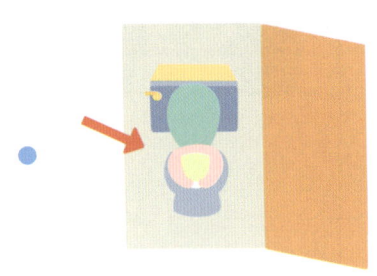
사적 장소

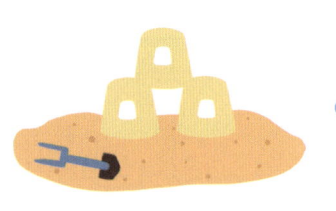
모래 놀이

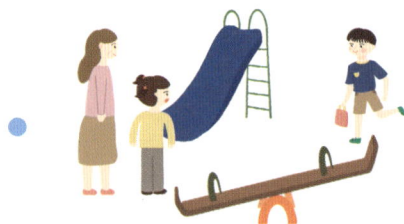
공적 장소

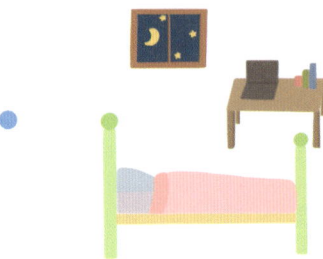
사적 장소

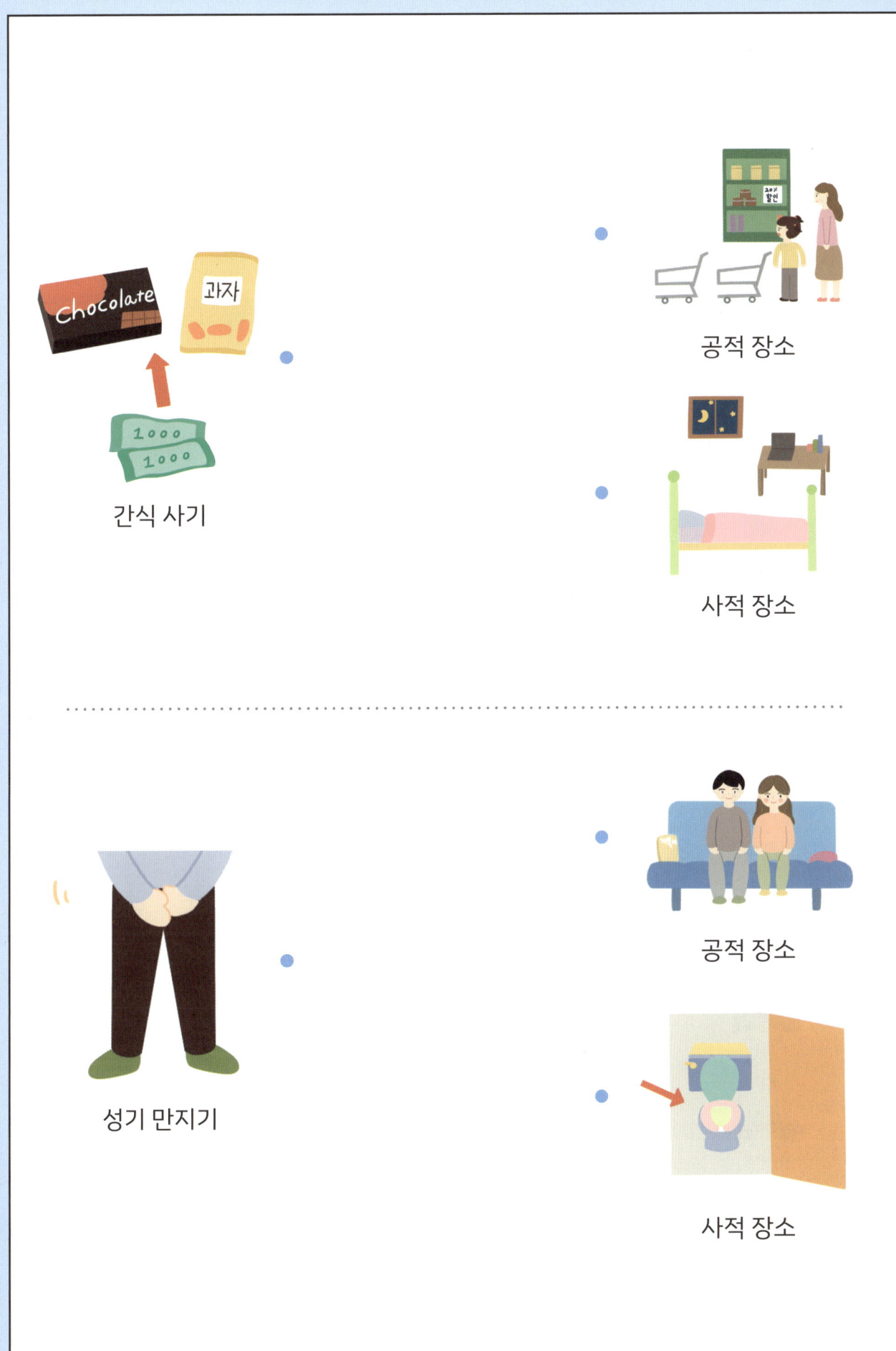

5단원. 공적 장소와 사적 장소를 알아보아요

배움 열기 ② 문을 똑똑 두드린 다음 사적 장소에 들어가요.

이서는 이호와 함께 놀고 싶어졌어요.
그래서 이호 방의 문을 벌컥 열었어요.

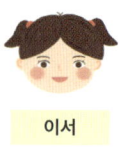
이서: 뭐해? 우리 같이 놀자!

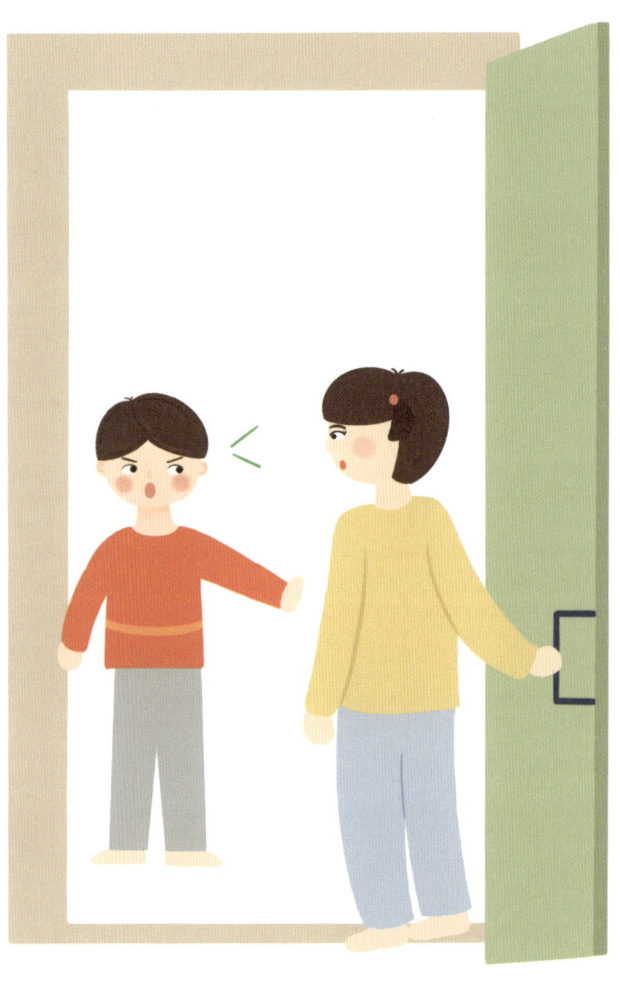

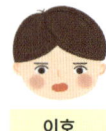
이호: 뭐야! 누나, 깜짝 놀랐잖아!

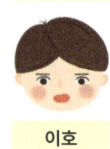
이서: 미안…….

이호: 누나! 문을 똑똑 두드리고 들어와야지! 똑똑 노크해!

Q. 이서는 무엇을 하고 싶었나요? 맞는 것에 ○표 하세요.

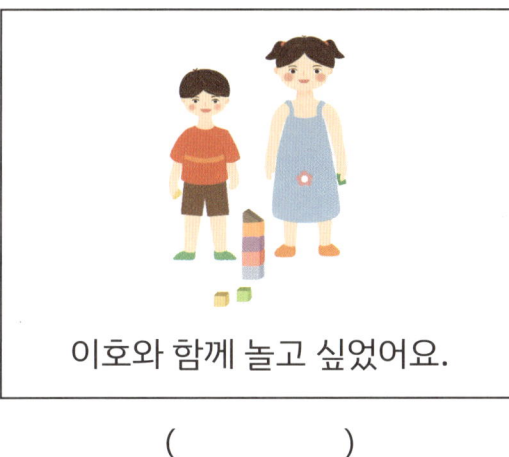
이호와 함께 놀고 싶었어요.
(   )

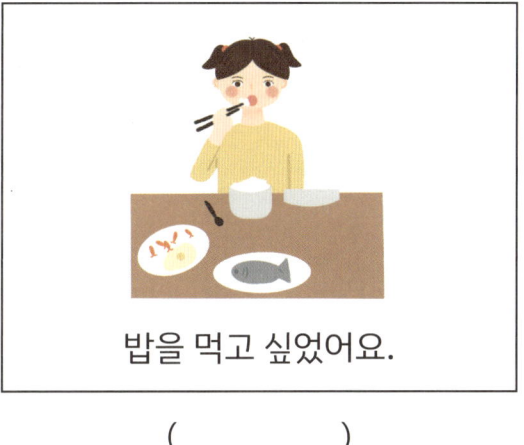
밥을 먹고 싶었어요.
(   )

Q. 이서가 문을 벌컥 열었을 때, 이호는 뭐라고 대답했나요? 맞는 것에 ○표 하세요.

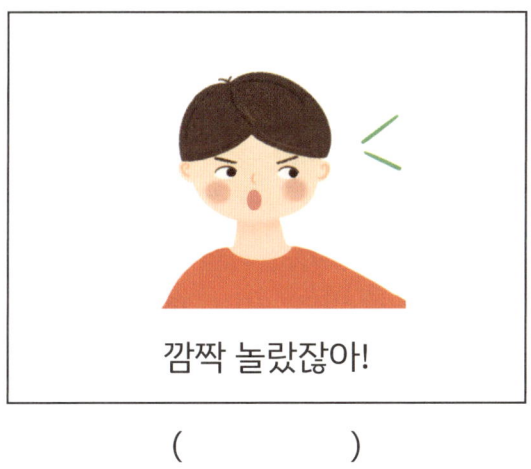
깜짝 놀랐잖아!
(   )

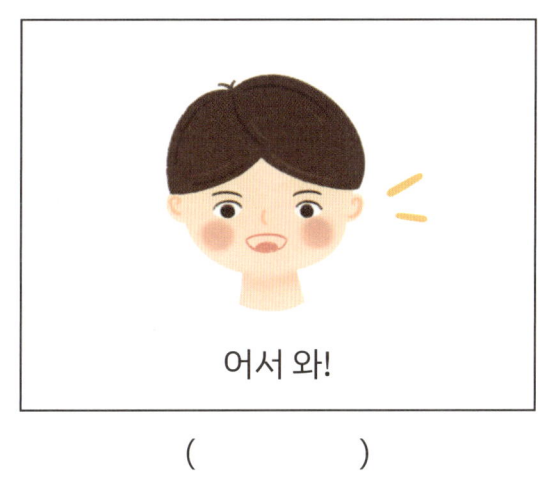
어서 와!
(   )

Q. 이서는 어떤 예절을 배워야 할까요? 이호의 말을 읽고, 따라 써 보세요.

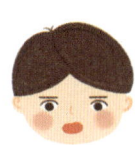

누나! 문을 똑똑 두드리고 들어와야지!

똑똑 노크해!

배움 더하기 — 사적 장소에 갈 때 허락을 구하는 방법 알아보기

1 이서와 선생님의 대화를 읽고, 빈칸에 들어갈 말을 따라 써 보세요.

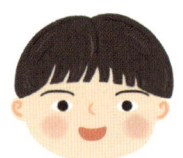 선생님, 다른 사람 방에 들어갈 때는 왜 문을 똑똑 두드려야 해요?

그 사람의 **사 적 장 소** 이기 때문이란다. 혼자 있고 싶을 수도 있으니까, 들어가려면 **허 락** 을 받아야 해.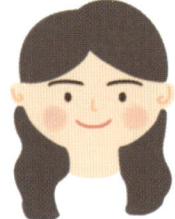

2 똑똑! 문을 두드리고 <사적 장소>에 들어가는 연습을 해 보세요.
여러분이 와 가 되어, 문을 두드리고 허락받는 연습을 해요.

 너무 세게 두드리면 안 돼요.

문을 똑똑 두드린 다음, 잠시 기다려요. 안쪽에서 허락해줄 때까지 기다려요.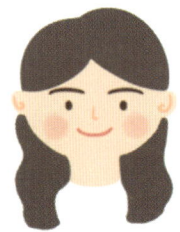

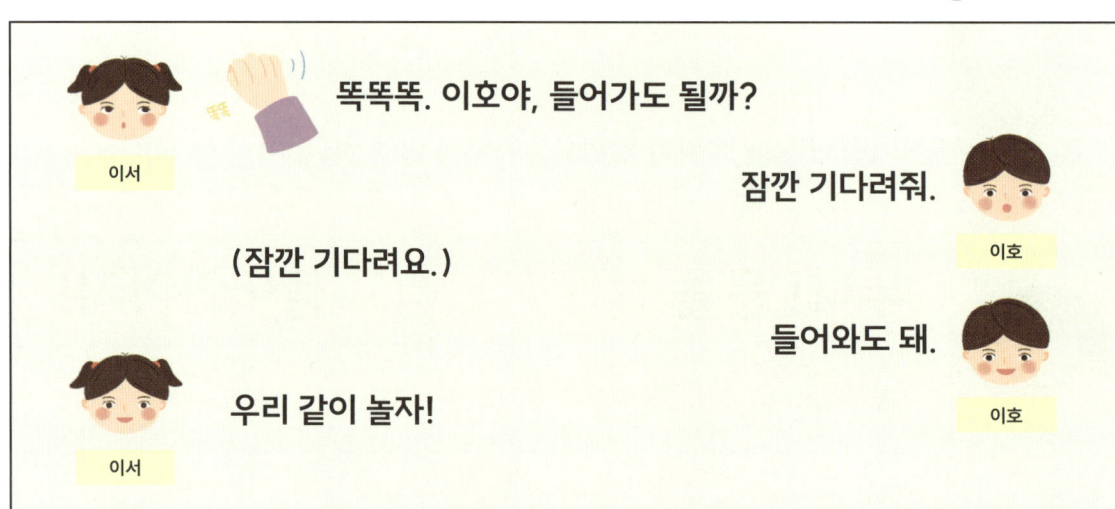

이서: 똑똑똑. 이호야, 들어가도 될까?
이호: 잠깐 기다려줘.
이서: (잠깐 기다려요.)
이호: 들어와도 돼.
이서: 우리 같이 놀자!

배움 덧하기   나만의 문패 만들기

내 방은 나의 <사적 장소>예요. 다른 사람들이 함부로 들어올 수 없어요. 다른 사람들이 나의 허락을 받고 들어오도록, 문패를 꾸미고 문에 걸어보세요.

<예시>

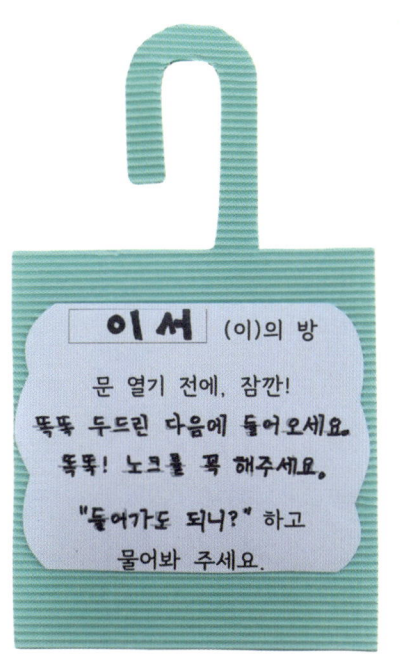

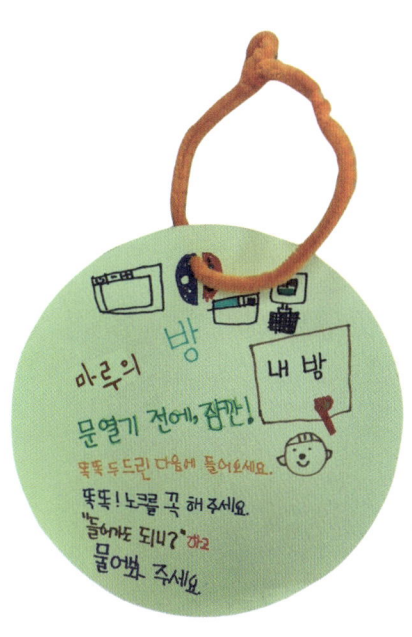

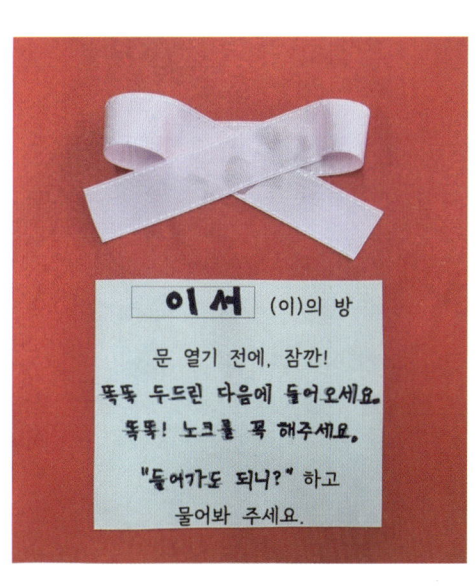

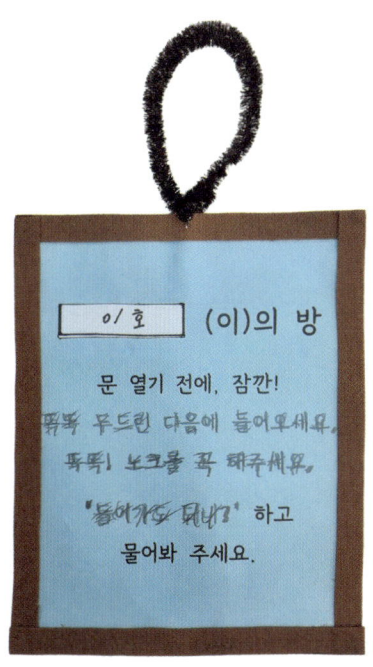

5단원. 공적 장소와 사적 장소를 알아보아요

6단원 내 감정과 내 몸은 소중해요

단원 구성

1. 내 감정은 소중해요
#감정 종류 알기
#감정에 따라 달라지는 표정

2. 감정을 표현하는 방법
#좋아하는 마음을 표현하는 방법
#마음을 건강하게 표현하는 방법

3. 나쁜 접촉에 대처해요
#좋은 접촉, 나쁜 접촉 구별하기
#나쁜 접촉에 대처하는 방법

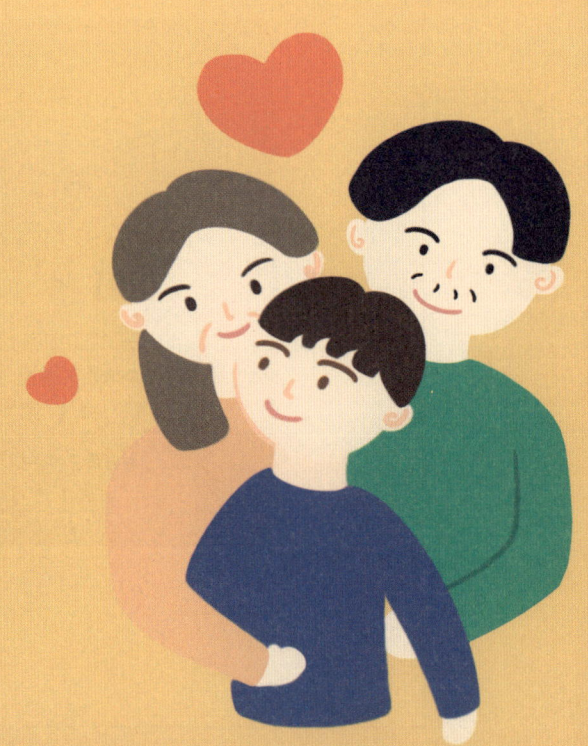

들어가기

명화 속 표정을 따라 해보아요.

명화 속 표정은 어떤 표정인 것 같나요?
거울을 보고 따라 해 보며 어떤 감정일지 상상해 보세요.

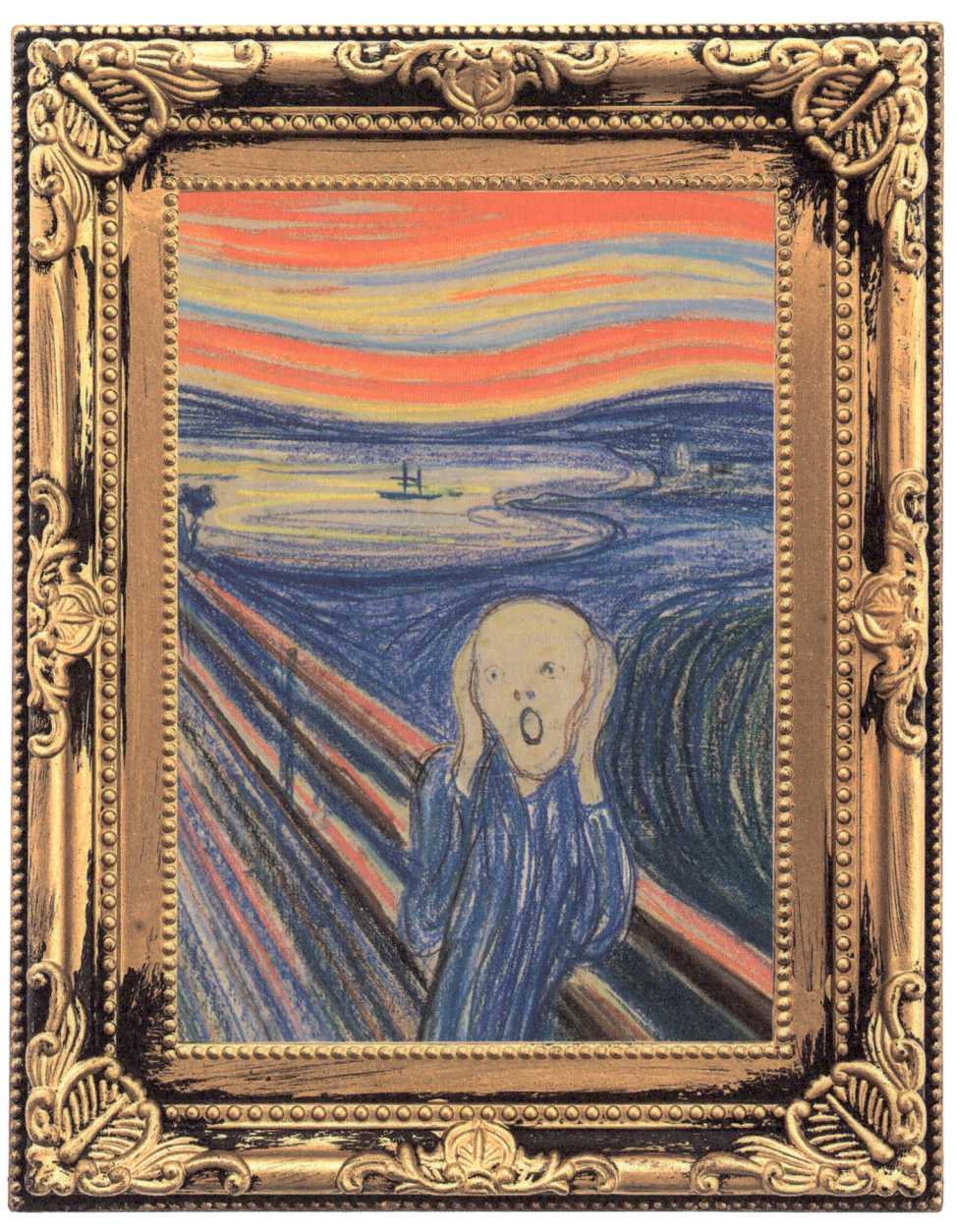

뭉크 「절규」

나 (　　　　　)은/는 즐겁게 배울 준비가 되었습니다!　　(서명)

6단원. 내 감정과 내 몸은 소중해요　**161**

1. 내 감정은 소중해요

배움 열기   마루가 화가 났어요

마루가 그린 그림이 찢어졌어요.
그러자 마루의 얼굴이 빨개졌어요.
눈썹이 올라가고, 코가 찡그려지고
입술이 다물어지고 씩씩 소리가 나요.

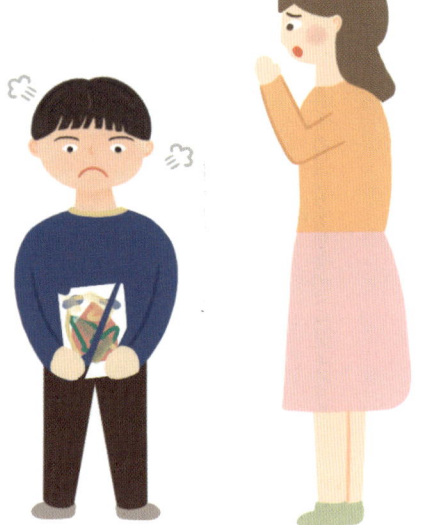

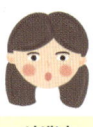 선생님   마루야 괜찮아?

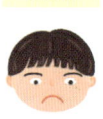 마루   모르겠어요.

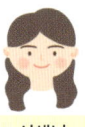 선생님   마루의 감정이 어떤지 알아볼까?
감정 카드를 살펴보고 마루의 마음을 골라보자.

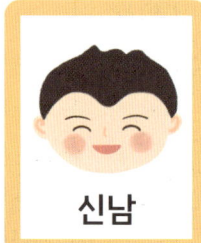	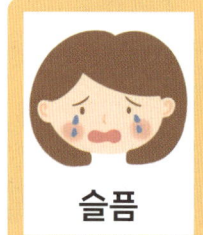	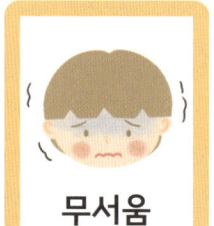	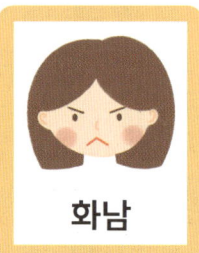
신남	슬픔	무서움	화남

 마루   나는 '화남'이에요.

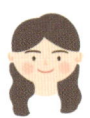 선생님   마루가 화가 났구나, 그럴 때는 이렇게 말하는 거야.

"나는 화가 나요."

Q. 마루에게 무슨 일이 일어났나요? 맞는 것에 ○표 하세요.

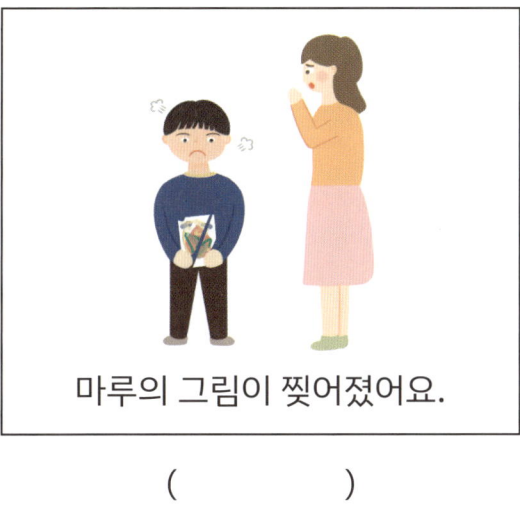
마루의 그림이 찢어졌어요.
(   )

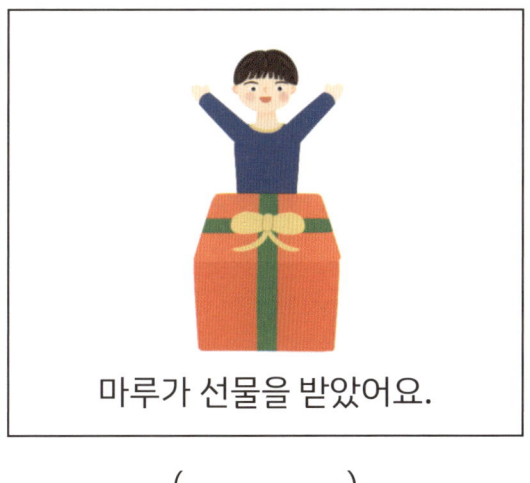
마루가 선물을 받았어요.
(   )

Q. 마루의 감정은 어땠나요? 마루의 감정을 찾아 알맞은 것에 ○표 하세요.

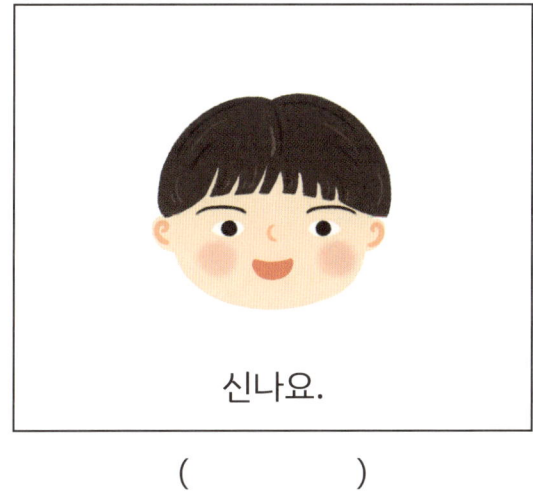
신나요.
(   )

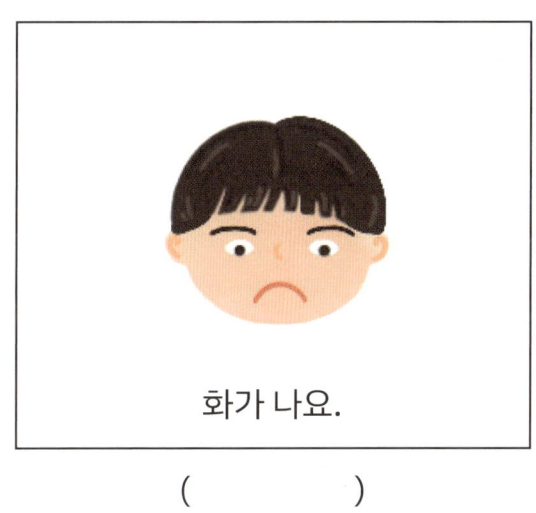
화가 나요.
(   )

Q. 마루의 감정을 표현하는 말을 따라 쓰고, 읽어보세요.

| 나 | 는 | | 화 | 가 | | 나 | 요 | .

6단원. 내 감정과 내 몸은 소중해요

배움 더하기 ① 감정 사총사 알아보기

1 다음 동화를 읽고 감정 사총사의 이름과 4가지 감정을 알아보세요.

> 마루야~ 안녕?
> 우리는 감정 사총사야!
> 우리가 도와줄까?

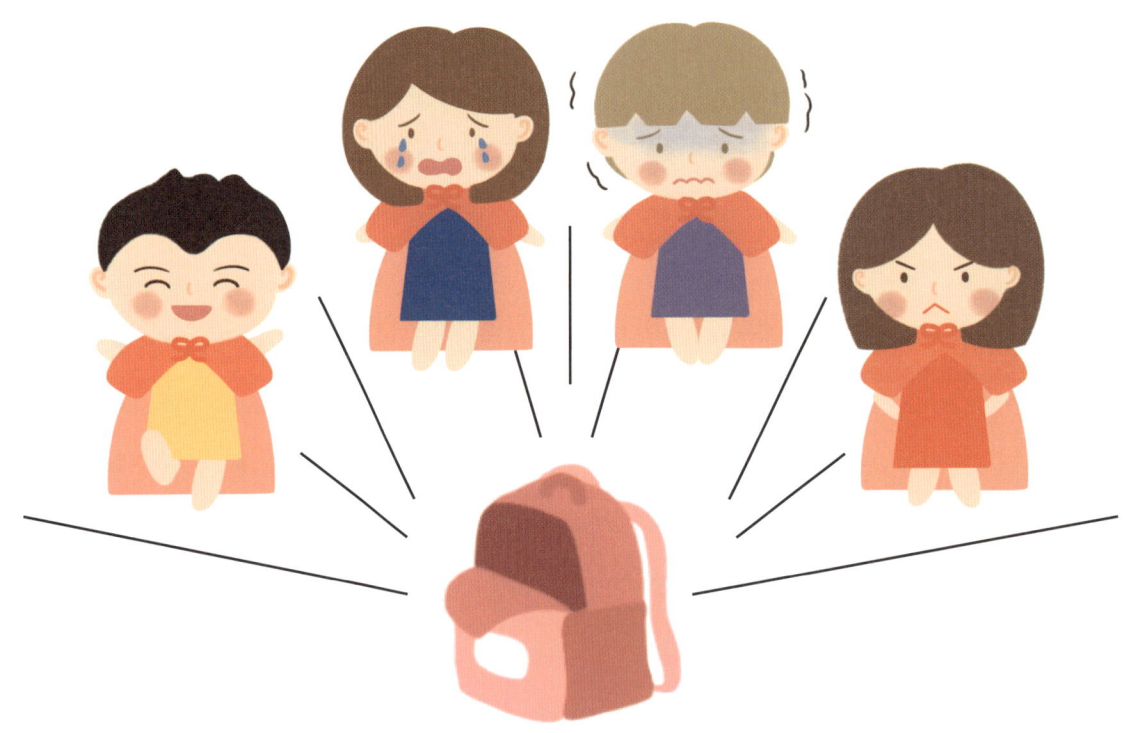

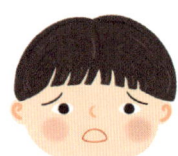

> 오잉?
> 어떻게 도와줄 수 있어?

> 감정을 어떻게 말해야 하는지 도와줄게!
> 내 마음 속 감정을 말할 수 있게 되면,
> 속이 시원해지거든.

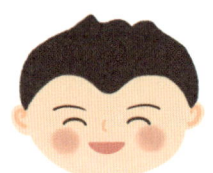

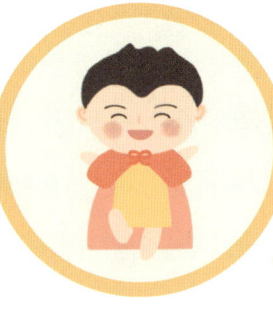

나부터 소개할게! 나는 '신남'이야.
부모님께 선물을 받았던 때를 떠올려 봐!

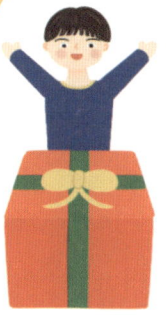 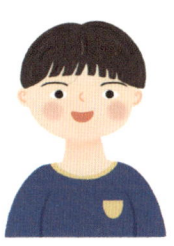 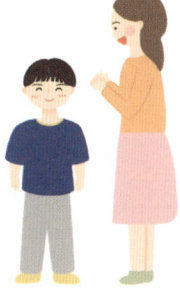

선물을 받았어요.   신나요.   엄마가 칭찬을 해주셨어요.

기분이 좋아지고, 몸이 날아갈 것 같지 않니?
자꾸 웃음이 나올 때! 이때는 이렇게 말하면 돼.
"신나요."

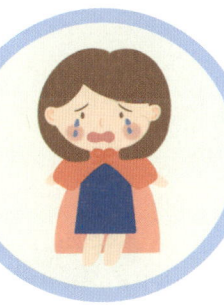

나는 '슬픔'이야.
혹시 장난감을 잃어버린 적 있니?
그때를 떠올려 봐!

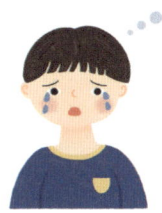 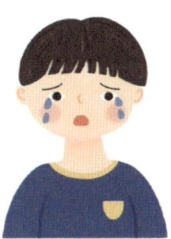 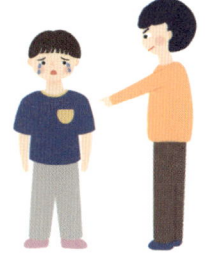

장난감을 잃어버렸어요.   슬퍼요.   아빠한테 꾸중을 들었어요.

눈에서 눈물이 뚝뚝 흐르고,
입에서 으앙 소리가 날 때가 있지? 이때는 이렇게 말하면 돼.
"슬퍼요."

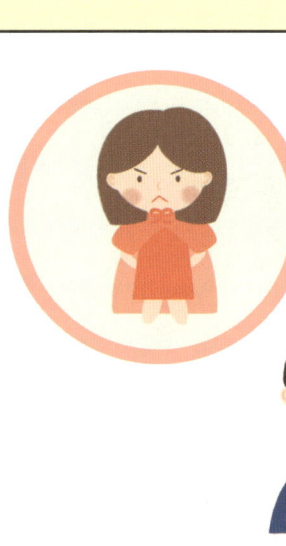
나는 '화남'이야!
내가 아끼는 장난감이 망가졌을 때를 생각해 봐!

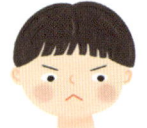
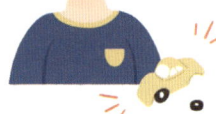
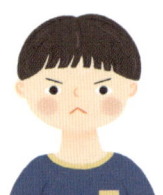
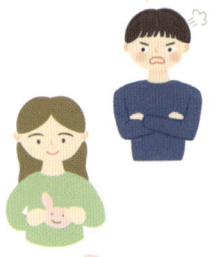

소중한 장난감이 망가졌어요.   화가 나요.   동생이 장난감을 부쉈어요.

가슴이 쿵쾅거리고, 얼굴이 터져버릴 것 같지?
머리에서 연기가 나는 느낌이 날 때! 이렇게 말해보자.
"화가 나요!"

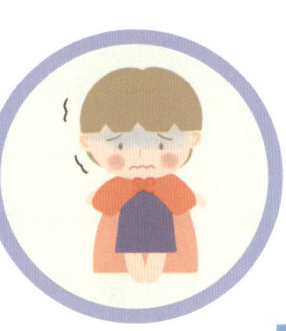
나는 '무서움'이야.
밤에 혼자 화장실 가본 적 있어?

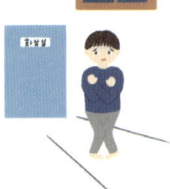
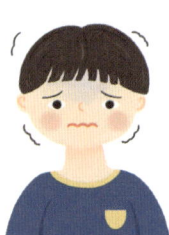
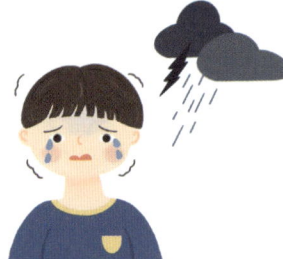

밤에 혼자 화장실을 갔어요.   무서워요.   천둥번개가 쳤어요.

눈이 커지고, 팔다리가 덜덜 떨리고
얼굴이 새파랗게 돼. 그럼 이렇게 말해보자.
"무서워요."

2 반쪽 얼굴을 붙여 감정 사총사를 완성하고, 빈칸에 들어갈 말을 따라 써 보세요.

| 신 | 나 | 요 |

| 슬 | 퍼 | 요 |

| 화 | 가 | | 나 | 요 |

| 무 | 서 | 워 | 요 |

6단원. 내 감정과 내 몸은 소중해요

표정을 보고 감정을 표현하는 말 찾기

1 지금 나의 감정은 어떤가요? 아래 그림 중에서 골라 ○표 하세요.

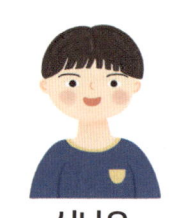 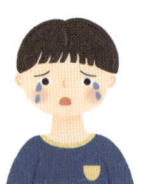 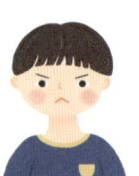 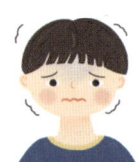

신나요   슬퍼요   화가 나요   무서워요

( )   ( )   ( )   ( )

2 사진과 설명을 보고 감정을 표현하는 말을 따라 써 보세요.

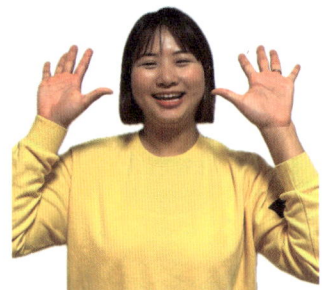 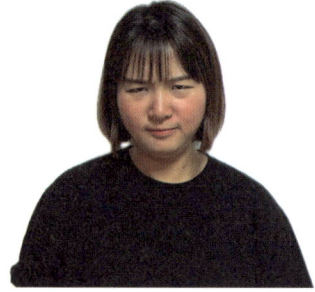

눈이 작아지고 입이 활짝 벌어져요.   얼굴이 빨개지고 눈썹이 올라가요.

| 신 | 나 | 요 | | 화 | 가 | 나 | 요 |

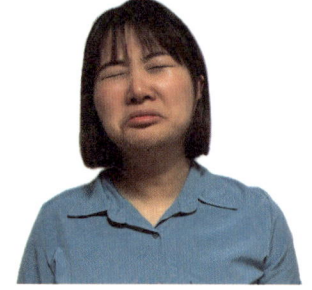 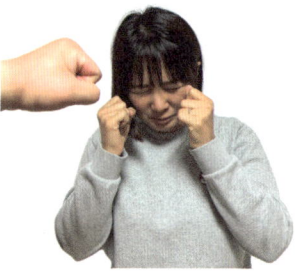

눈썹과 입이 아래로 내려가요. 눈에서 눈물이 나요.   입이 꽉 다물어지고 팔 다리가 덜덜 떨려요.

| 슬 | 퍼 | 요 | | 무 | 서 | 워 | 요 |

3 사진을 보고 같은 감정의 표정을 찾아 줄을 이어 보세요.

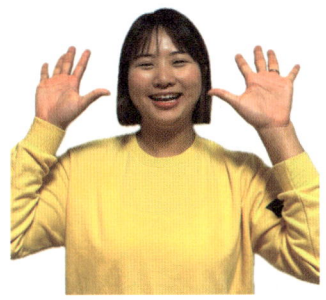
신나요

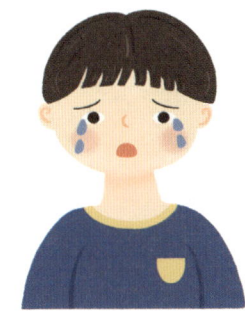

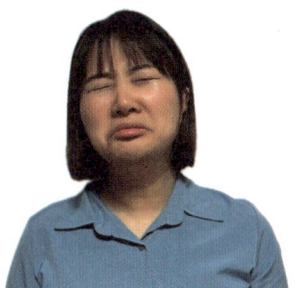
슬퍼요

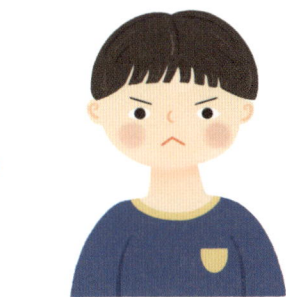

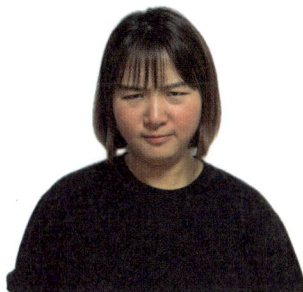
화가 나요

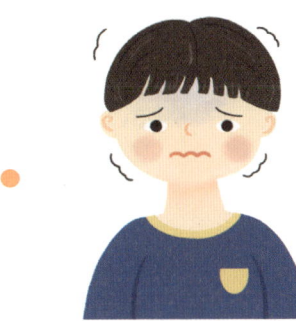

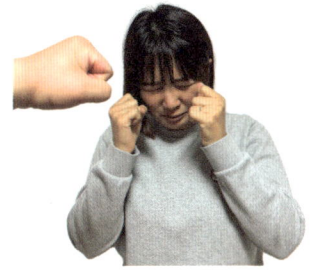
무서워요

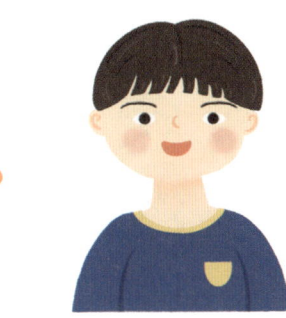

6단원. 내 감정과 내 몸은 소중해요

 **배움 더하기 ③** 상황에 맞는 표정 찾기

1 상황에 맞는 표정을 <보기>에서 찾아 붙임딱지를 붙여 보세요.

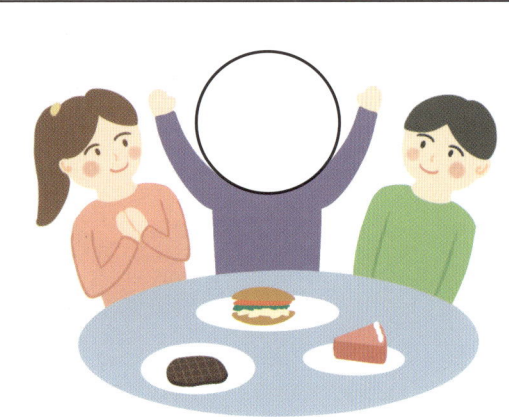
맛있는 음식을 먹어요.

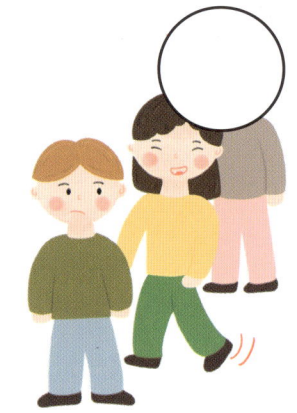
친구가 급식실에서 새치기를 했어요.

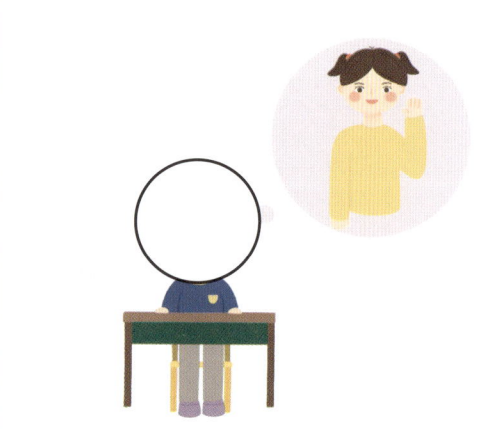
친구가 이사를 갔어요.

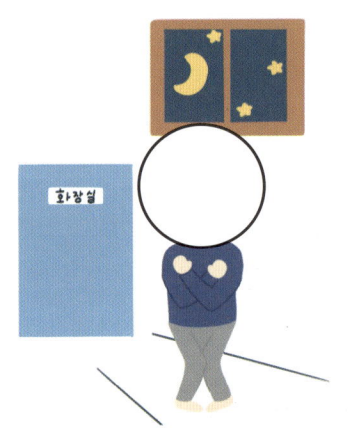
어두운 밤, 화장실에 혼자 가요.

보기

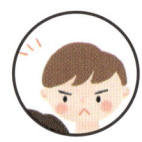
화가 나요

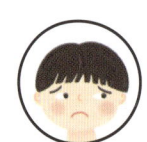
슬퍼요

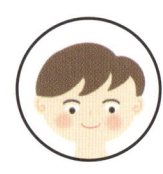
신나요

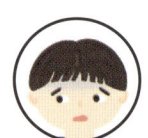
무서워요

2 토끼와 거북이 이야기를 읽고, 거북이의 감정을 표현하는 말을 찾아 ○표 하세요.

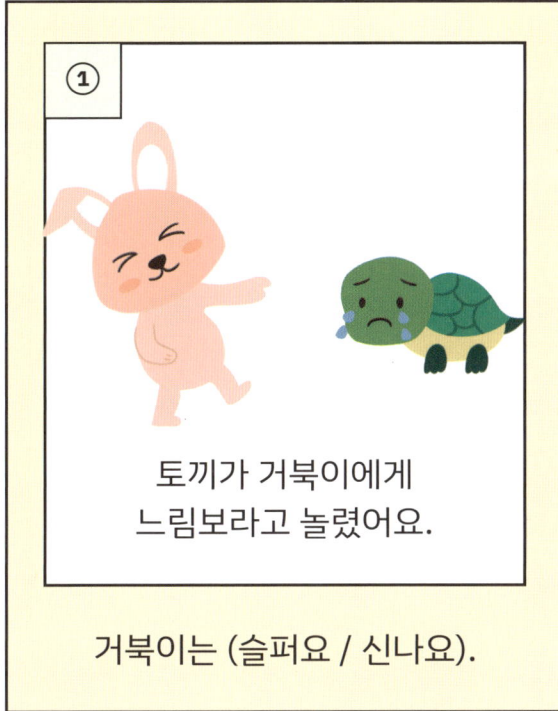

① 토끼가 거북이에게 느림보라고 놀렸어요.

거북이는 (슬퍼요 / 신나요).

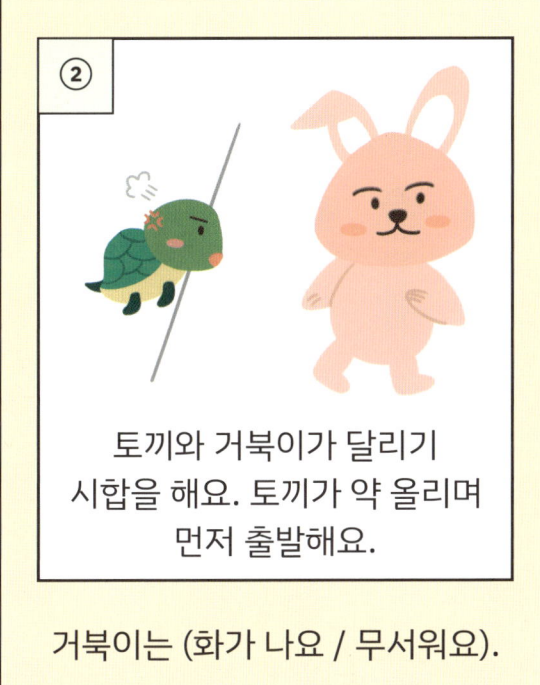

② 토끼와 거북이가 달리기 시합을 해요. 토끼가 약 올리며 먼저 출발해요.

거북이는 (화가 나요 / 무서워요).

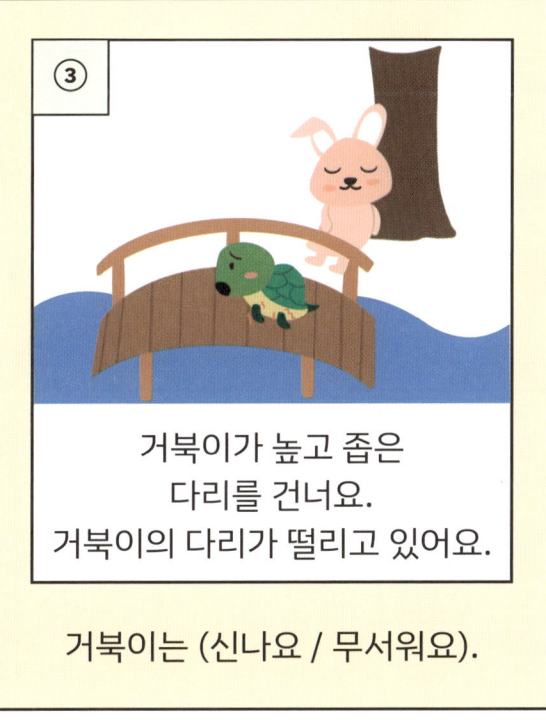

③ 거북이가 높고 좁은 다리를 건너요. 거북이의 다리가 떨리고 있어요.

거북이는 (신나요 / 무서워요).

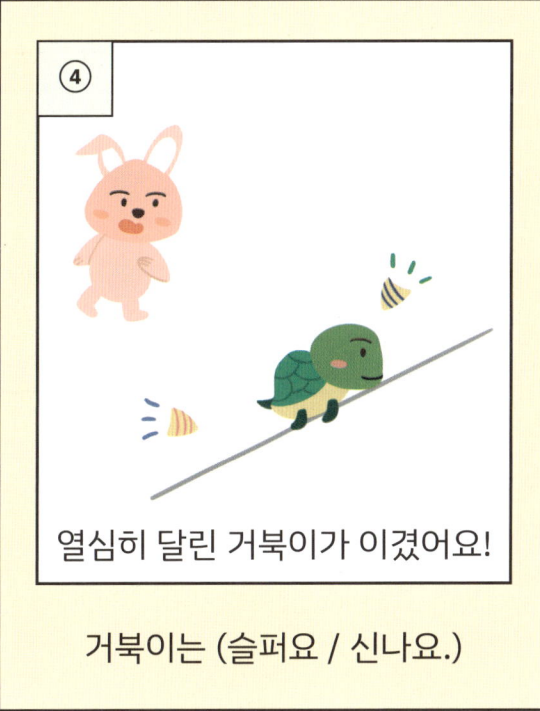

④ 열심히 달린 거북이가 이겼어요!

거북이는 (슬퍼요 / 신나요.)

배움 굽히기 — 이모티콘으로 감정 표현하기

오늘 하루 나의 감정과 친구의 감정을 이모티콘 붙임딱지로 표현해 보세요. 그리고 내 감정과 친구의 감정을 비교해 보세요.

오늘 학교에서 있었던 일	나	친구
학교에 갈 때		
열심히 공부를 할 때		
맛있는 밥을 먹을 때		
집에 갈 때		

2. 감정을 표현하는 방법

배움 열기 마루는 이서가 좋아요.

나는 이서가 정말 좋아.
지금보다 더 친해지면 좋겠어!
어떻게 내 마음을 표현해야 할까?

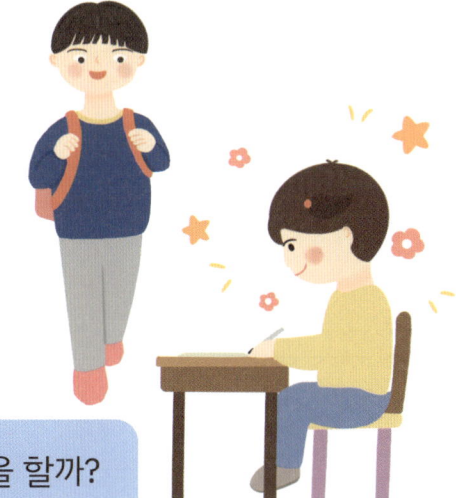

- 안아 볼까?
- 칭찬을 할까?
- 보드게임을 함께 할까?
- 편지를 쓸까?
- 선물을 줄까?
- 뽀뽀할까?

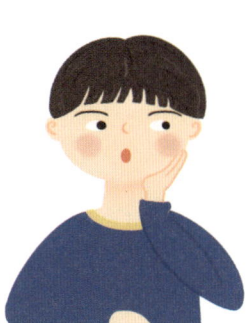

Q. 마루는 누구를 좋아하나요? ○표 하세요.

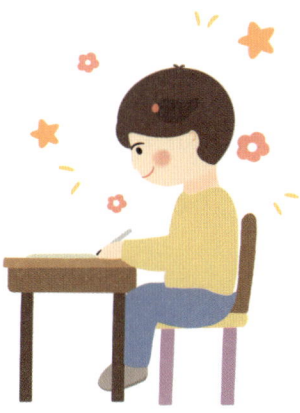

① 이서　　（　　　）

② 용용이　（　　　）

③ 선생님　（　　　）

6단원. 내 감정과 내 몸은 소중해요

Q. 좋아하는 친구에게 마음을 표현하는 방법을 읽고, 따라 써 보세요.

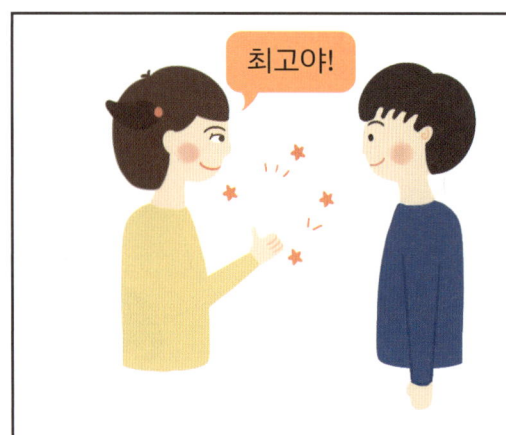
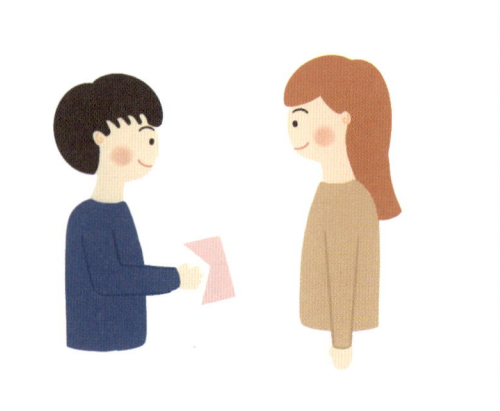

| 칭 | 찬 | 하 | 기 | | 편 | 지 | 쓰 | 기 |

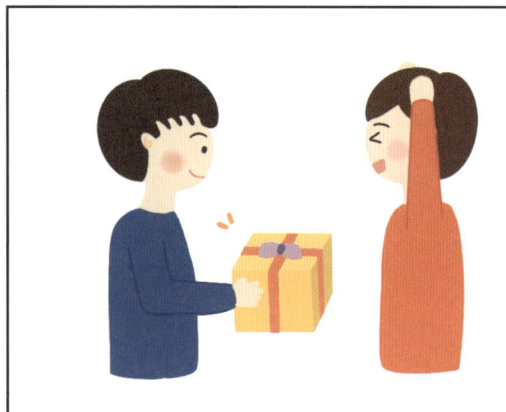
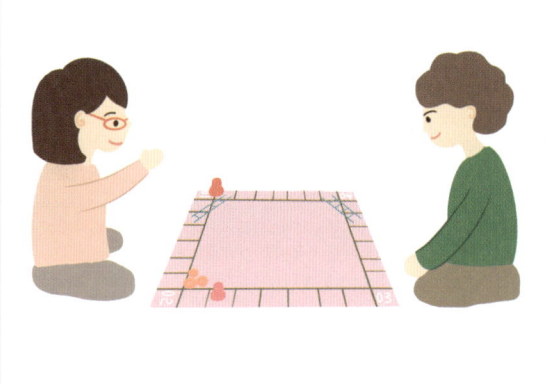

| 선 | 물 | 하 | 기 | | 같 | 이 | | 놀 | 기 |

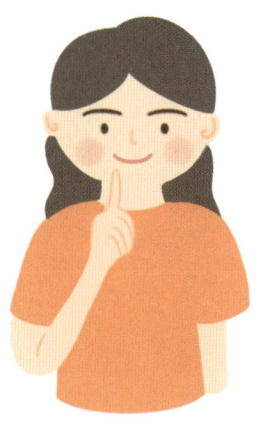

좋아하는 마음을 표현할 때는 상대를 배려하며 표현해야 해요! 내가 친구를 좋아한다고 해서 너무 많이 표현하면 친구가 불편할 수 있어요.

배움 더하기 ① 좋아하는 친구에게 감정 표현하기

1 교실 속 친구들의 모습을 살펴보아요. 올바른 방법으로 감정을 표현하는 친구는 ♡표, 잘못된 행동으로 감정을 표현하는 친구는 X표를 해 보세요.

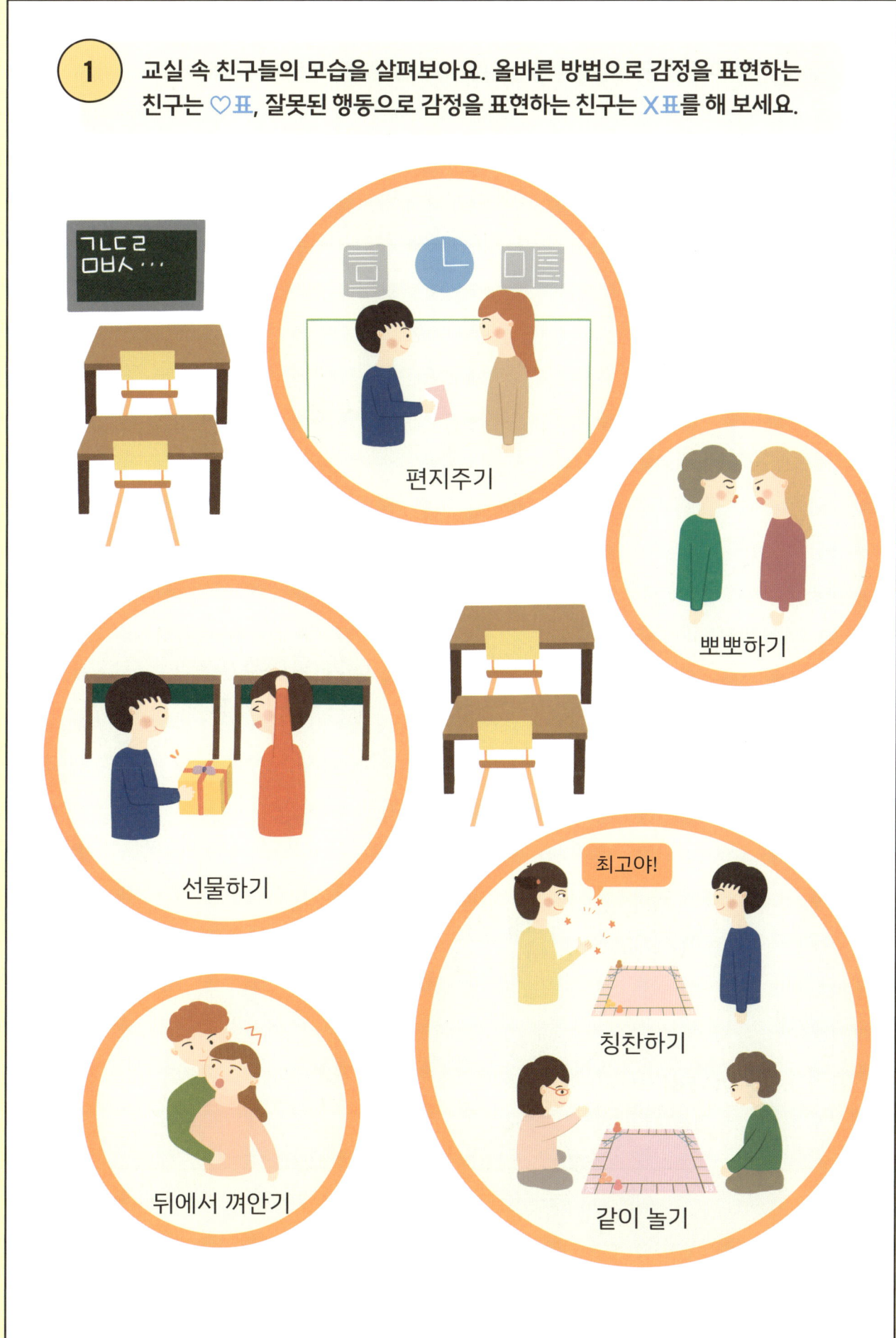

편지주기

뽀뽀하기

선물하기

뒤에서 껴안기

칭찬하기

같이 놀기

6단원. 내 감정과 내 몸은 소중해요

2 좋아하는 친구에게 할 수 있는 말을 모두 찾아 빨간색으로 색칠해 보세요.

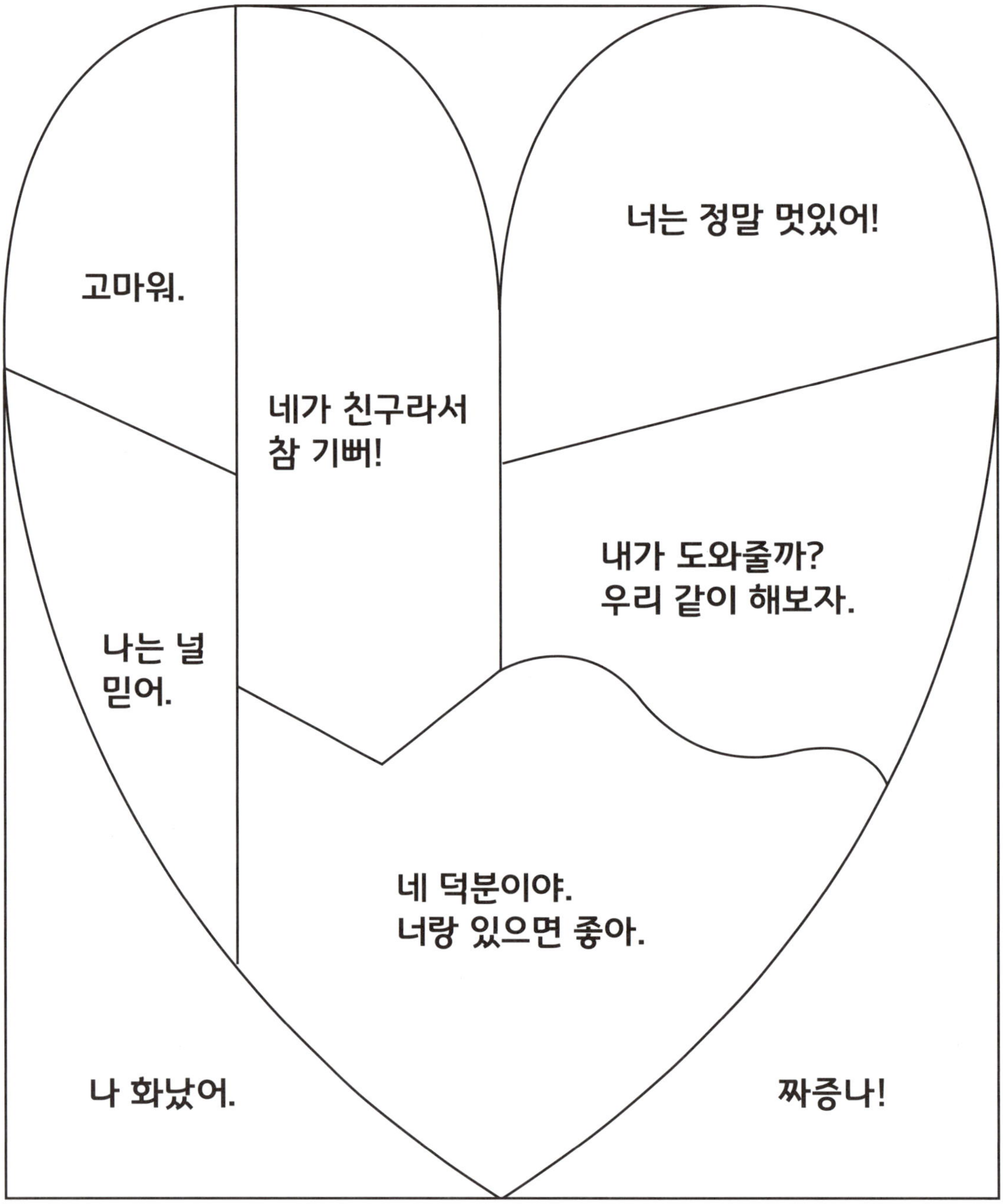

너는 정말 멋있어!

고마워.

네가 친구라서 참 기뻐!

내가 도와줄까? 우리 같이 해보자.

나는 널 믿어.

네 덕분이야. 너랑 있으면 좋아.

나 화났어.

짜증나!

*색칠하는 칸은 모두 6개예요!

배움 더하기 ② 감정을 건강하게 표현하는 방법 알아보기

1 감정을 건강하게 표현하는 방법을 찾아 줄로 이어 보세요.

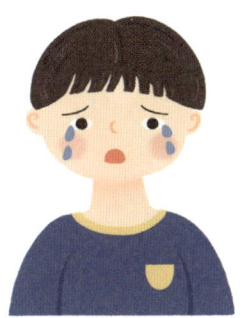
슬퍼요

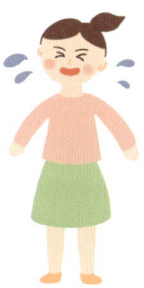
마음껏 울기

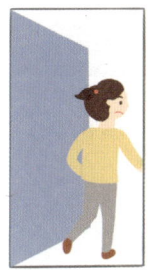
문 밖으로 뛰어나가기

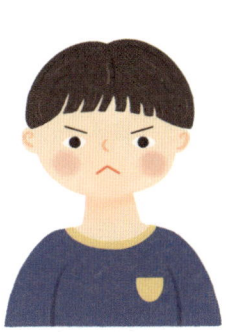
화가 나요

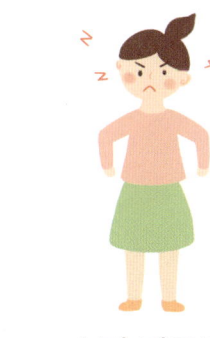
소리 지르기

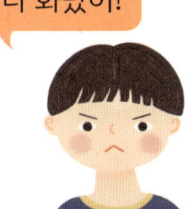
"나 화났어!"라고 말하기

6단원. 내 감정과 내 몸은 소중해요

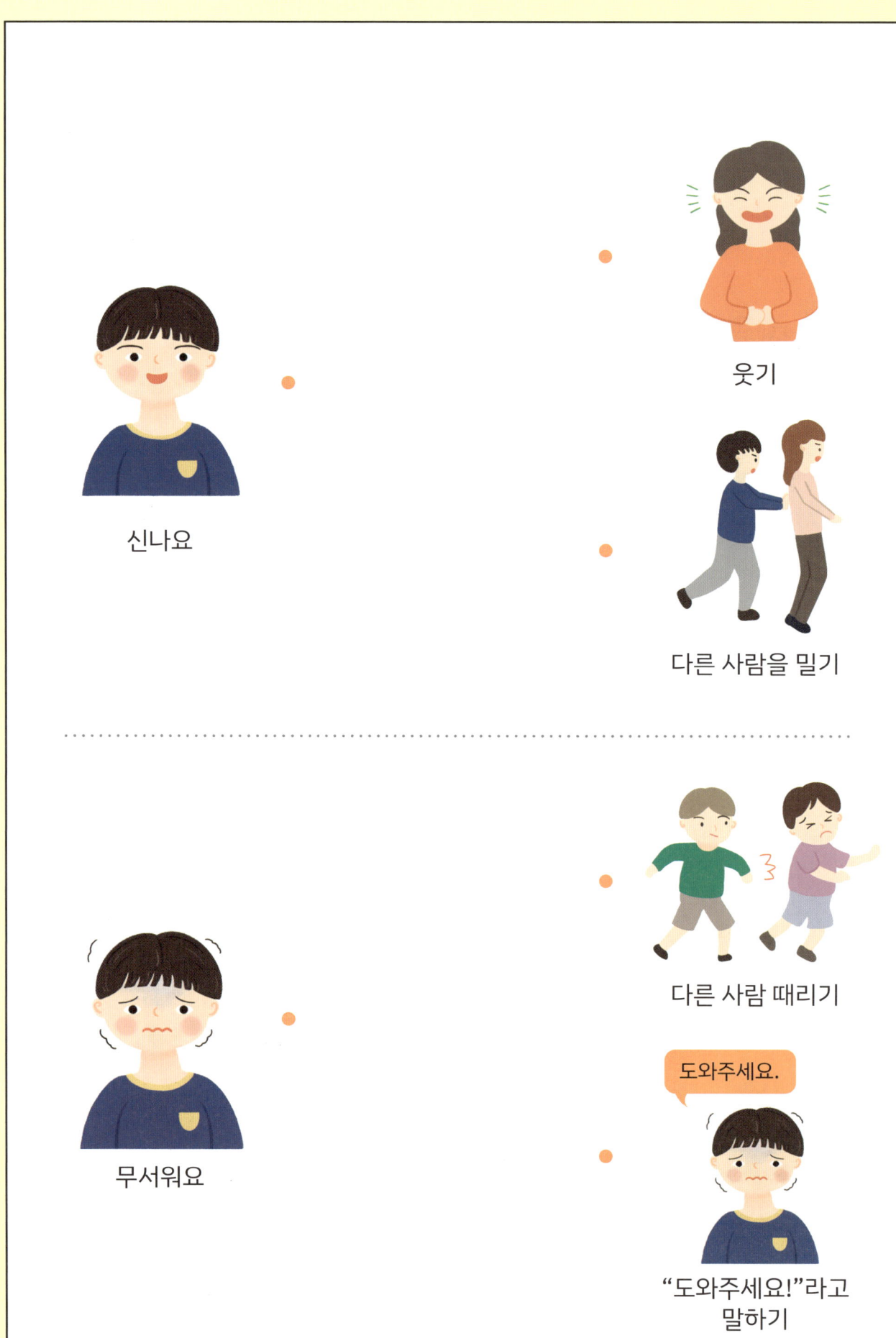

배움 곱하기 | 몸짓으로 감정 표현하기

사진 속 몸짓은 무슨 의미일까요? 관련 있는 그림과 줄로 이어 보세요.

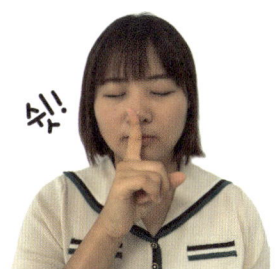 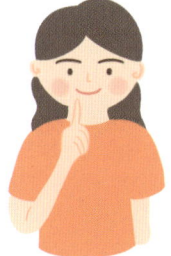

조용히 해요.

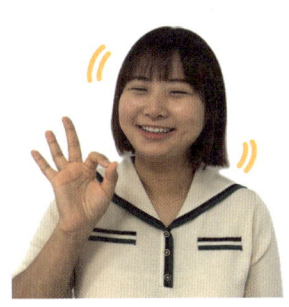 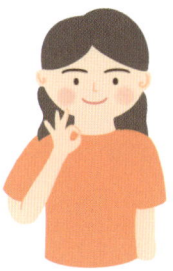

알겠어요.

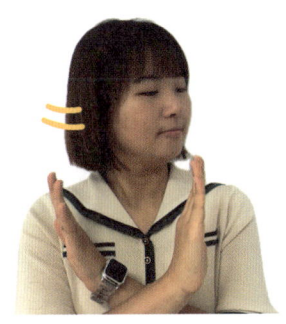 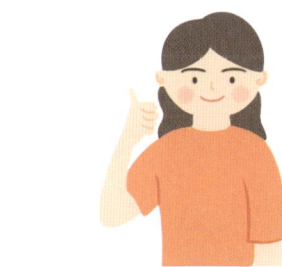

최고예요.

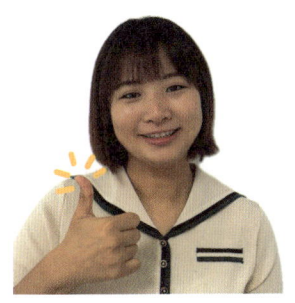 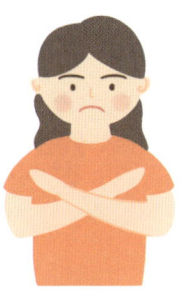

싫어요.

3. 나쁜 접촉에 대처해요

배움 열기 이서는 왜 기분이 나빴을까요?

10월 5일 수요일 날씨 비

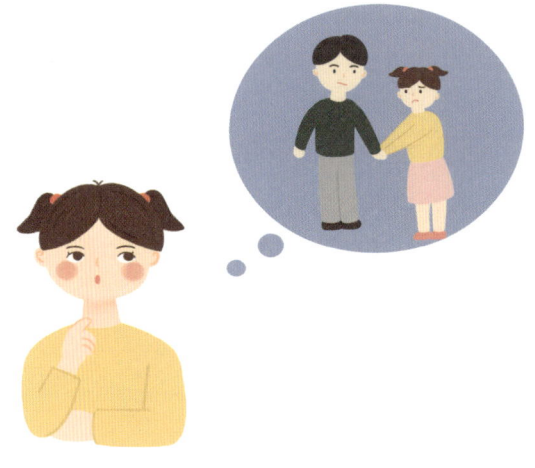

편의점에 있던 아저씨가 갑자기 손을 잡았다.

아저씨는 "아이고 예쁘다"라고 말했지만, 기분이 나빴다.

엄마가 손을 잡으면 기분이 좋은데,

왜 아저씨가 손을 잡으면 기분이 나쁠까?

Q. 이서에게 무슨 일이 일어났을까요? 맞는 것에 ㅇ표 하세요.

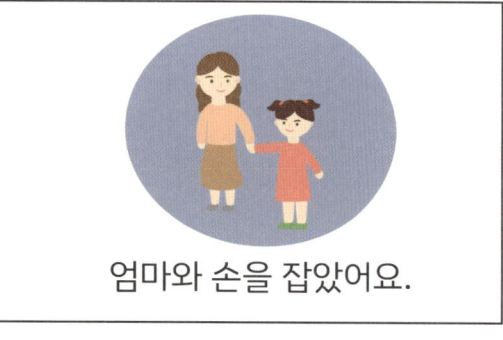

엄마와 손을 잡았어요.   편의점 아저씨가 손을 잡았어요.
(   )   (   )

Q. 편의점 아저씨가 손을 잡았을 때, 이서의 기분은 어땠나요? 맞는 것에 ○표 하세요.

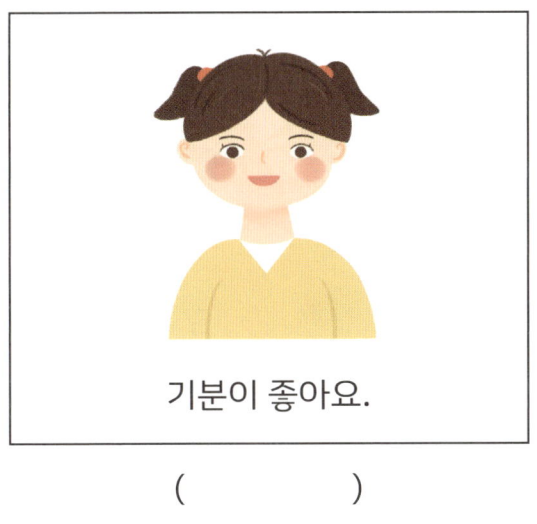
기분이 좋아요.
(   )

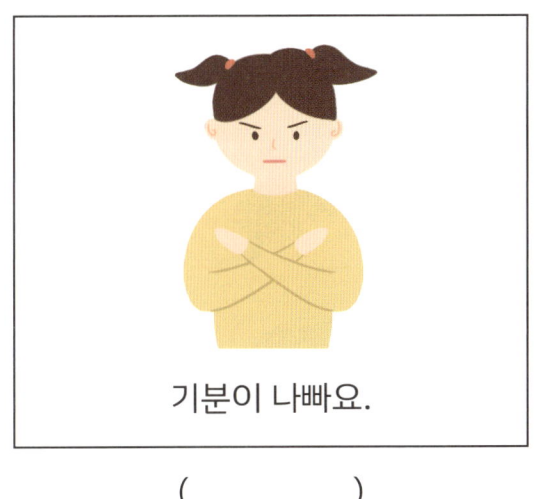
기분이 나빠요.
(   )

Q. 내가 이서라면 기분이 어땠을까요? ○표 하세요.

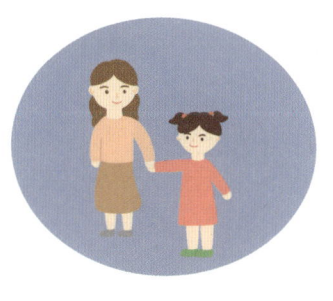
엄마와 손을 잡을 때

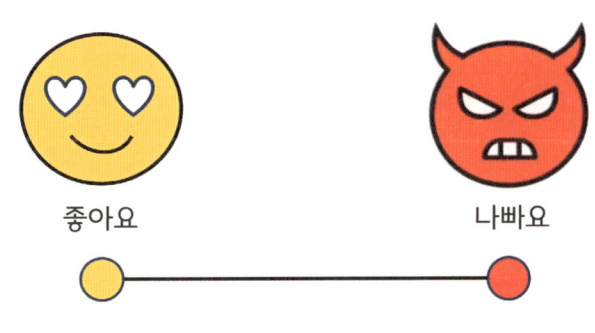
좋아요   나빠요
(   )   (   )

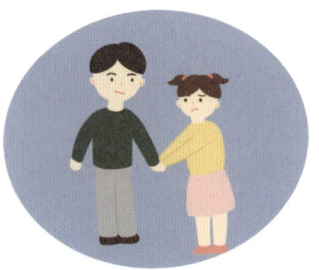
편의점 아저씨가
손을 잡았을 때

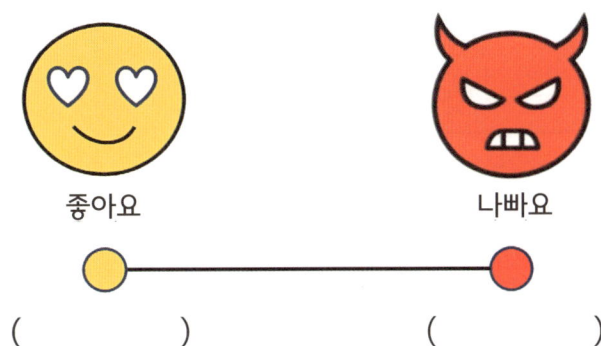
좋아요   나빠요
(   )   (   )

6단원. 내 감정과 내 몸은 소중해요

배움 더하기 ① 좋은 접촉, 나쁜 접촉 구별하기

Q. 그림 속 친구들의 표정을 보고, 어울리는 붙임 딱지를 붙여 보세요.

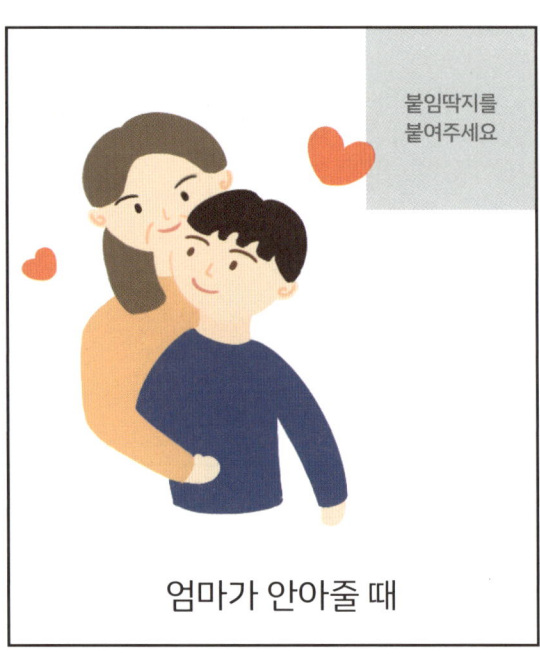

엄마가 안아줄 때

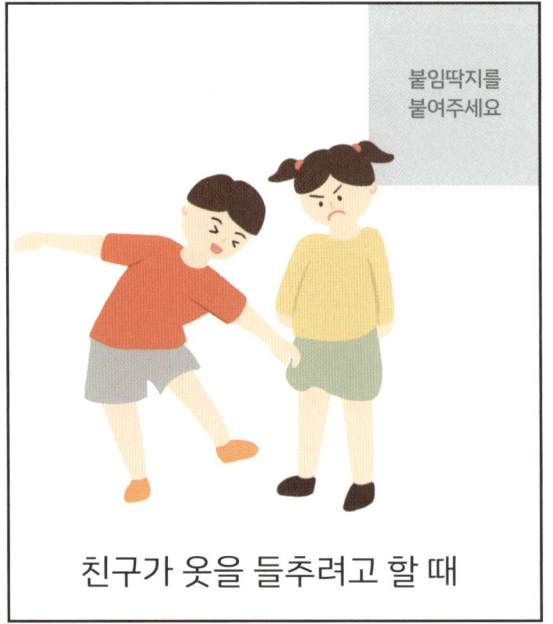

친구가 옷을 들추려고 할 때

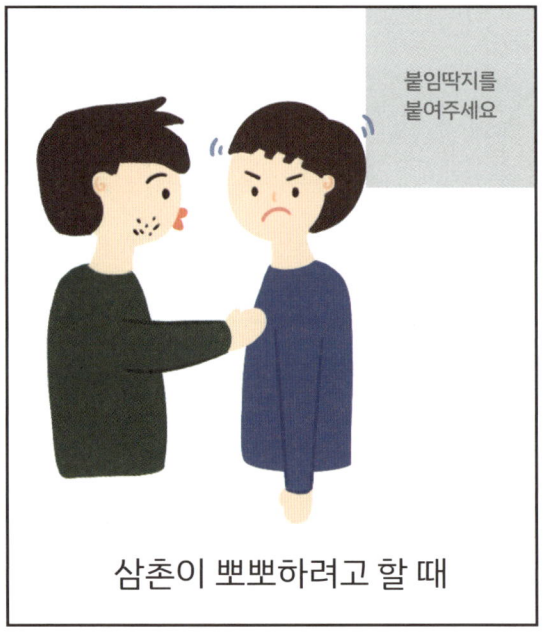

삼촌이 뽀뽀하려고 할 때

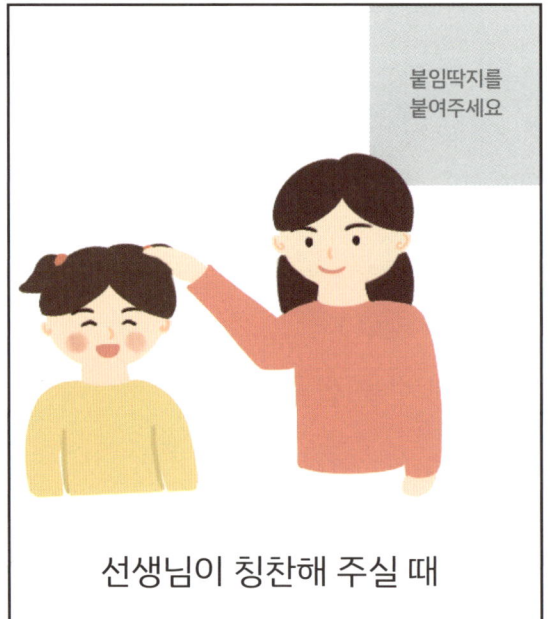

선생님이 칭찬해 주실 때

배움 더하기 ② 내 몸의 경계 알아보기

1 대화를 읽고 비눗방울로 내 몸의 경계를 알아보아요.

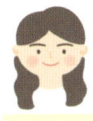 선생님: 모든 사람에게는 자신의 몸을 둘러싼 경계가 있어요.

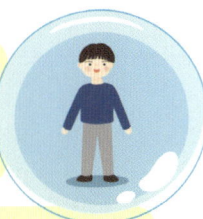

마루: 우와! 마치 비눗방울 같아요.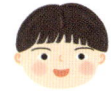

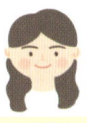 선생님: 맞아요. 비눗방울을 만지면 터지죠? 내 비눗방울과 친구의 비눗방울이 모두 터지지 않게 조심해야 해요.

마루: 그럼 어떻게 해야 해요?

 선생님: 친구의 몸을 만지기 전에는 먼저 물어봐야 해요. "만져도 될까?", "손 잡아도 될까?"라고 물어볼 수 있어요.

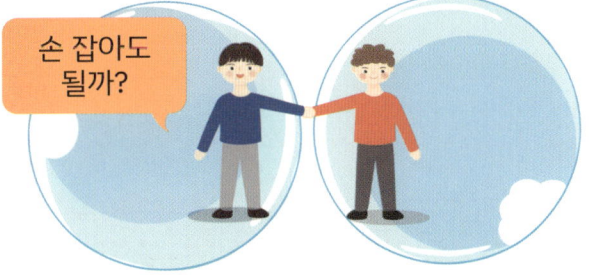

손 잡아도 될까?

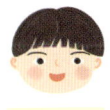 마루

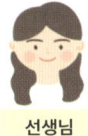 선생님: 마루~ 잘했어요! 똑똑해요! 먼저 물어보면 비눗방울이 터지지 않고 경계를 넘어갈 수 있어요.

2 비눗방울이 터지지 않고, 경계를 넘어가려면 어떻게 해야 할까요?

| 먼 | 저 | | 물 | 어 | 봐 | 요 |

.

3 다음 만화를 읽고, 친구에게 물어보는 표현을 읽고 따라 써 보세요.

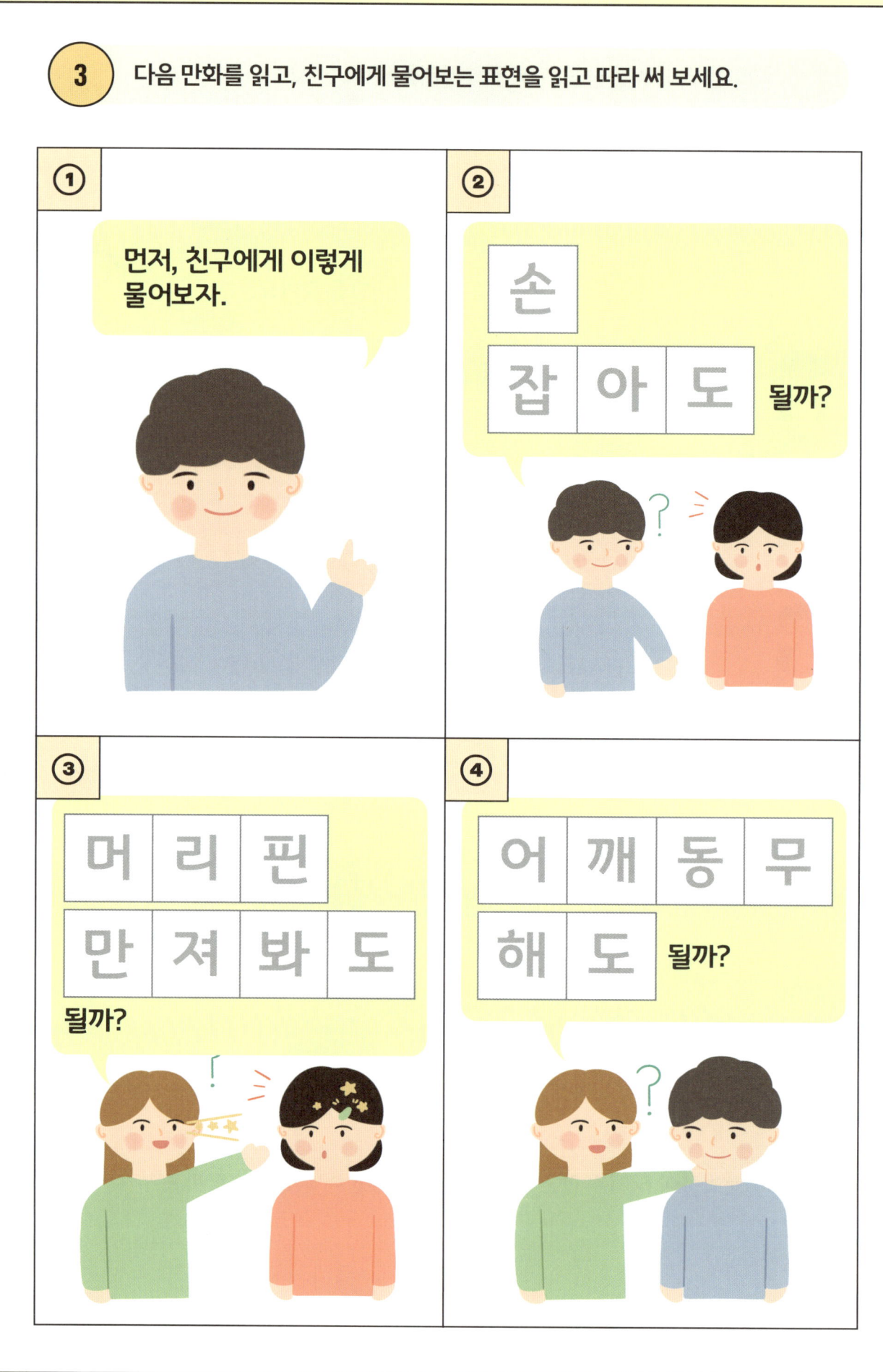

배움 더하기 ③ 나쁜 접촉 대처법 1 : 내 몸을 만지려고 할 때

1 대화를 읽고 비눗방울로 내 몸의 경계를 알아보아요.

10월 12일 수요일 날씨 맑음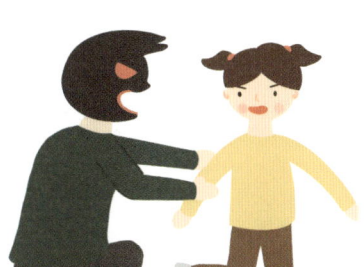

오늘 학교에서 **나쁜** 접촉에 대처하는 방법에 대해 배웠다.

내 몸의 모든 것은 내가 **결정**할 수 있다.

내 몸은 내가 주인이기 때문이다.

내 몸을 만질 때는, 먼저 나에게 물어봐야 한다.

내가 싫은 느낌이 들면 **"싫어요.", "안 돼요."** 라고 말하고,

도망쳐야 한다. 그리고 큰 소리로 **"도와주세요."** 라고 말해야 한다.

2 싫은 느낌이 들 때, 어떻게 말해야 하는지 따라 써 보세요.

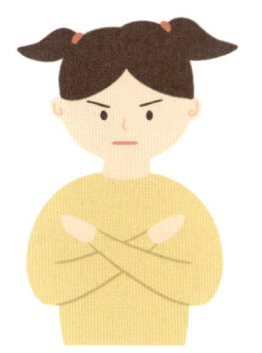 싫어요.

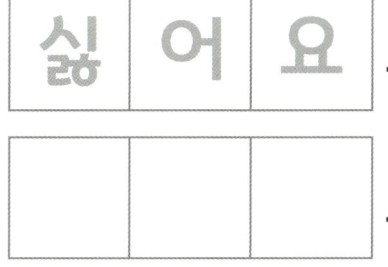

상황을 보고 말풍선 속 글자를 따라 써 보세요.

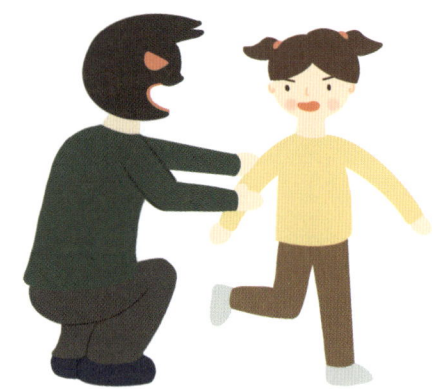

싫어요!

모르는 아저씨가 몸을 만져요.

하지 마!

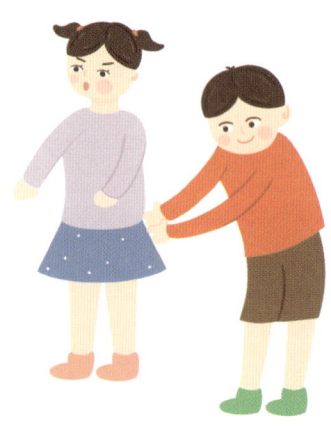

동생이 엉덩이를 만져요.

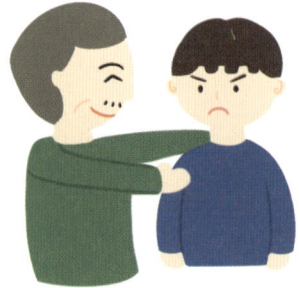

안 돼요.

옆집 삼촌이 안으려고 해요.

만약 "싫어요."라고 말했는데도 어른이 다가오면, 사람들이 많은 곳으로 **도망쳐야 해요!**

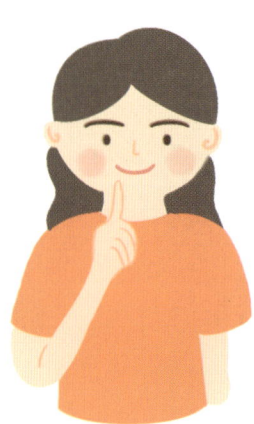

배움 더하기 ④ 나쁜 접촉 대처법 2 : 몸을 보여줄 때

1 그림일기를 읽고, 다른 사람이 몸을 보여줄 때의 대처 방법을 알아보아요.

10월 19일 수요일 날씨 맑음

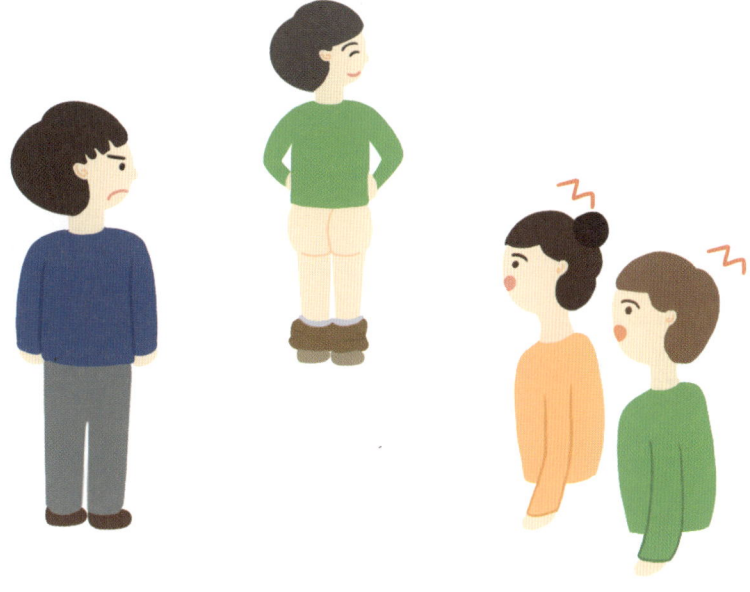

오늘 친구가 내 앞에서 바지를 벗어 엉덩이를 보여주었다.

기분이 나빴다. 선생님은 3가지 대처 방법을 알려주셨다.

다른 사람이 몸을 보여주려고 할 때는

첫째, "안 돼! 싫어요!" 라고 소리친다.

둘째, 사람이 많은 곳으로 도망친다.

셋째, 어른에게 "도와주세요." 라고 말한다.

이 세 가지 대처 방법을 꼭 기억하자!

2 다른 사람이 몸을 보여줄 때 대처하는 방법을 큰소리로 읽고 따라 써 보세요.

1단계

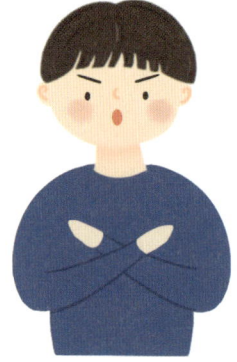

안 돼!

큰소리로 말해요.

2단계

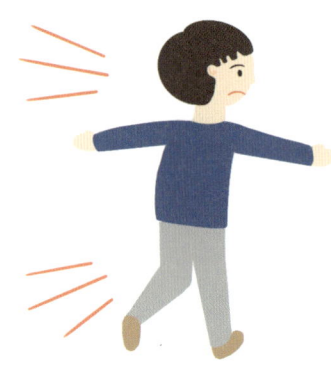

사람이 많은 곳으로

도 망 쳐 요.

3단계

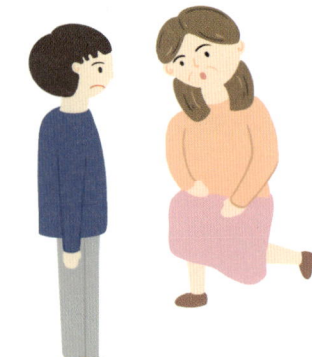

도 와 주 세 요!

어른들에게 도움을 요청해요.

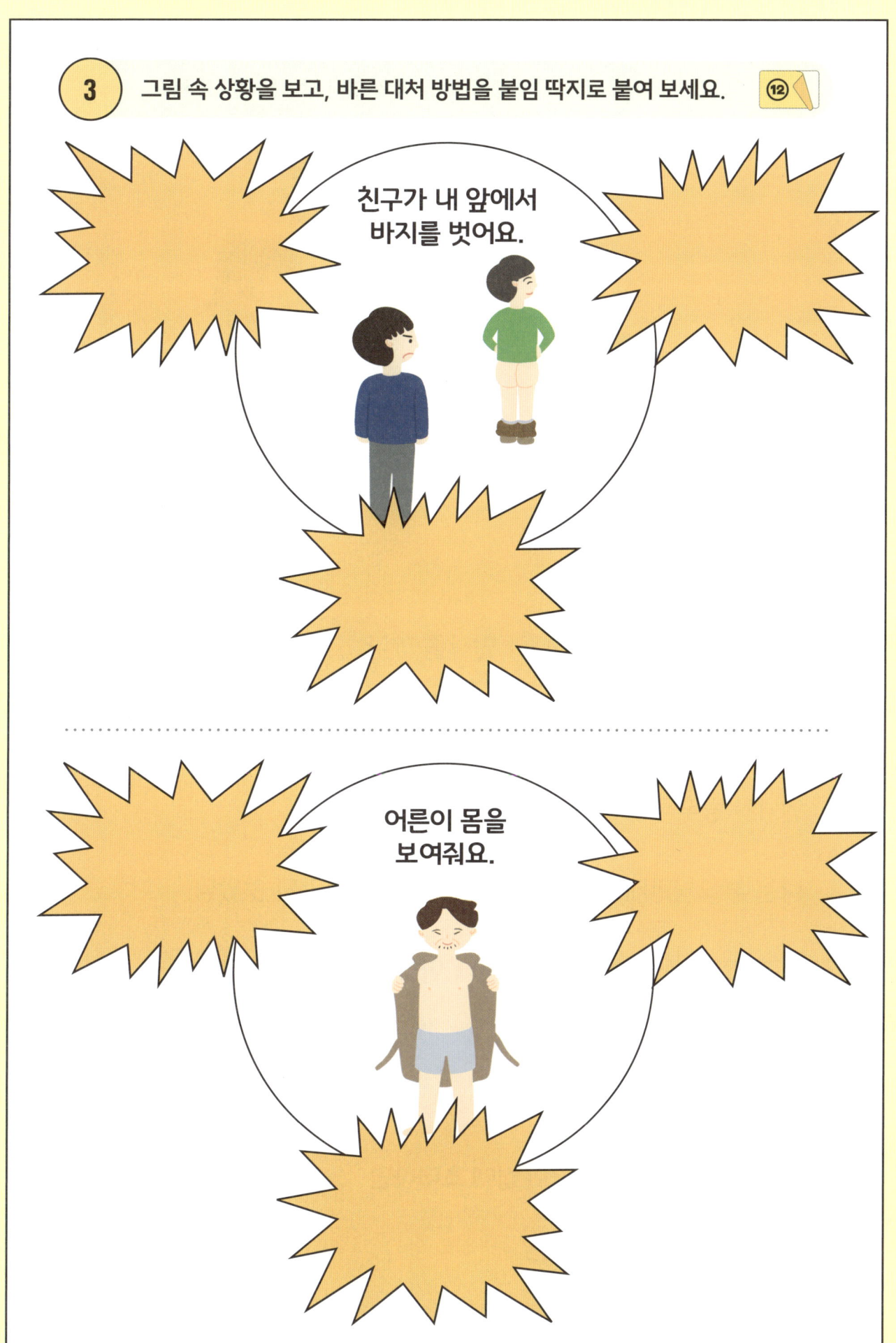

배움 더하기 ⑤ 나쁜 접촉 대처법 3 : 집에 같이 가자고 할 때

1 그림일기를 읽고, 집에 같이 가자고 할 때의 대처 방법을 알아보세요.

10월 26일 수요일 날씨 맑음

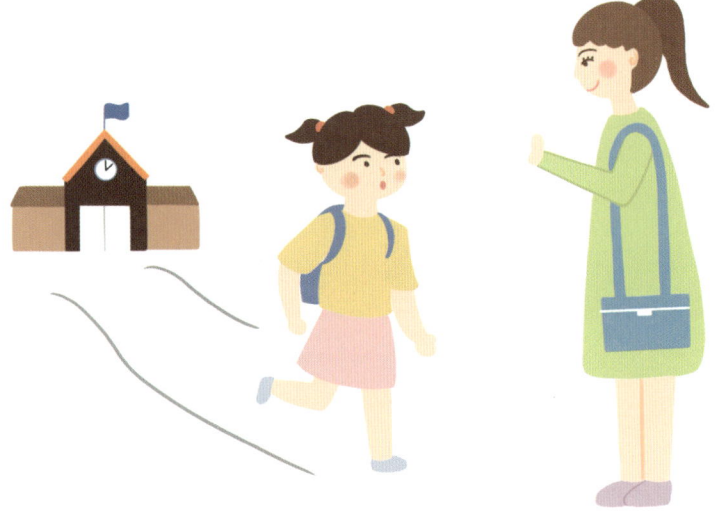

집에 가는 길에 예쁜 언니가 인사를 했다.

지난번에 놀이터에서 같이 놀았던 언니다.

언니가 탕후루를 사준다며 집에 가자고 했다.

나는 부모님한테 미리 허락받지 않아서 따라가지 않았다.

친구 집을 갈 때에는 부모님한테 미리 허락을 받아야 한다.

2 다음 글을 읽고 따라 써 보세요.

친구나 모르는 사람이 집에 초대하면 | 미 | 리 |

| 허 | 락 | 을 | | 받 | 아 | 요 | .

3 나쁜 사람은 겉모습만으로 찾을 수 없고, 수상한 행동으로 찾을 수 있어요.
<수상한 행동 목록>을 따라 읽고, 아래 그림 중 나쁜 사람을 찾아 모두 X표 하세요.

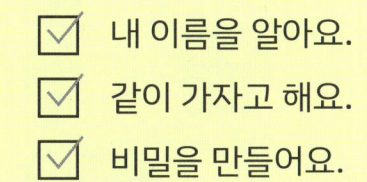

<수상한 행동 목록>
- ☑ 맛있는 걸 사줘요.
- ☑ 내 이름을 알아요.
- ☑ 같이 가자고 해요.
- ☑ 비밀을 만들어요.

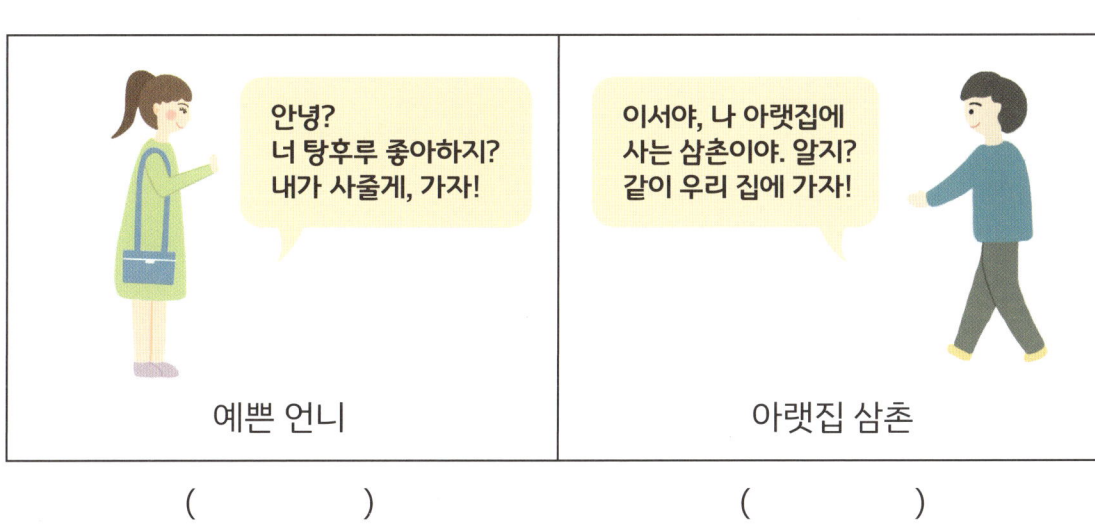

예쁜 언니 ( )   아랫집 삼촌 ( )

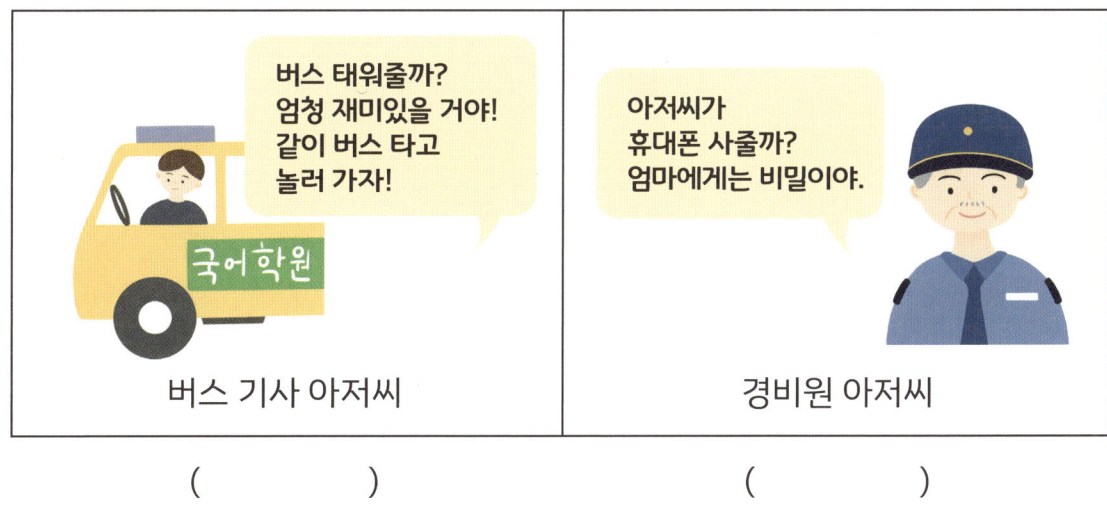

버스 기사 아저씨 ( )   경비원 아저씨 ( )

4 우리 마을의 모습입니다. 그림을 보고, 따라가면 안 되는 사람을 찾아 그림에 안 돼요 붙임 딱지를 붙여 보세요.

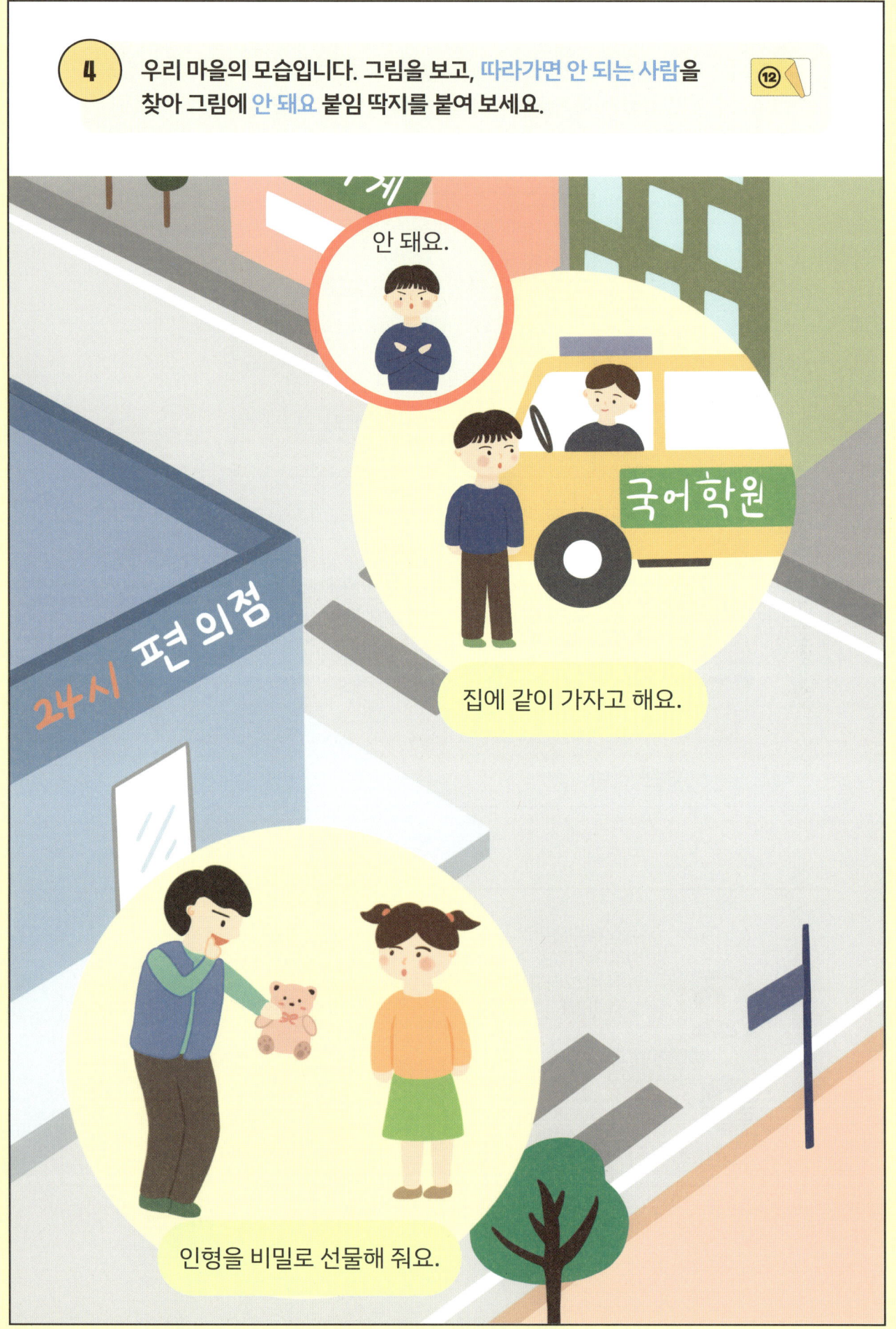

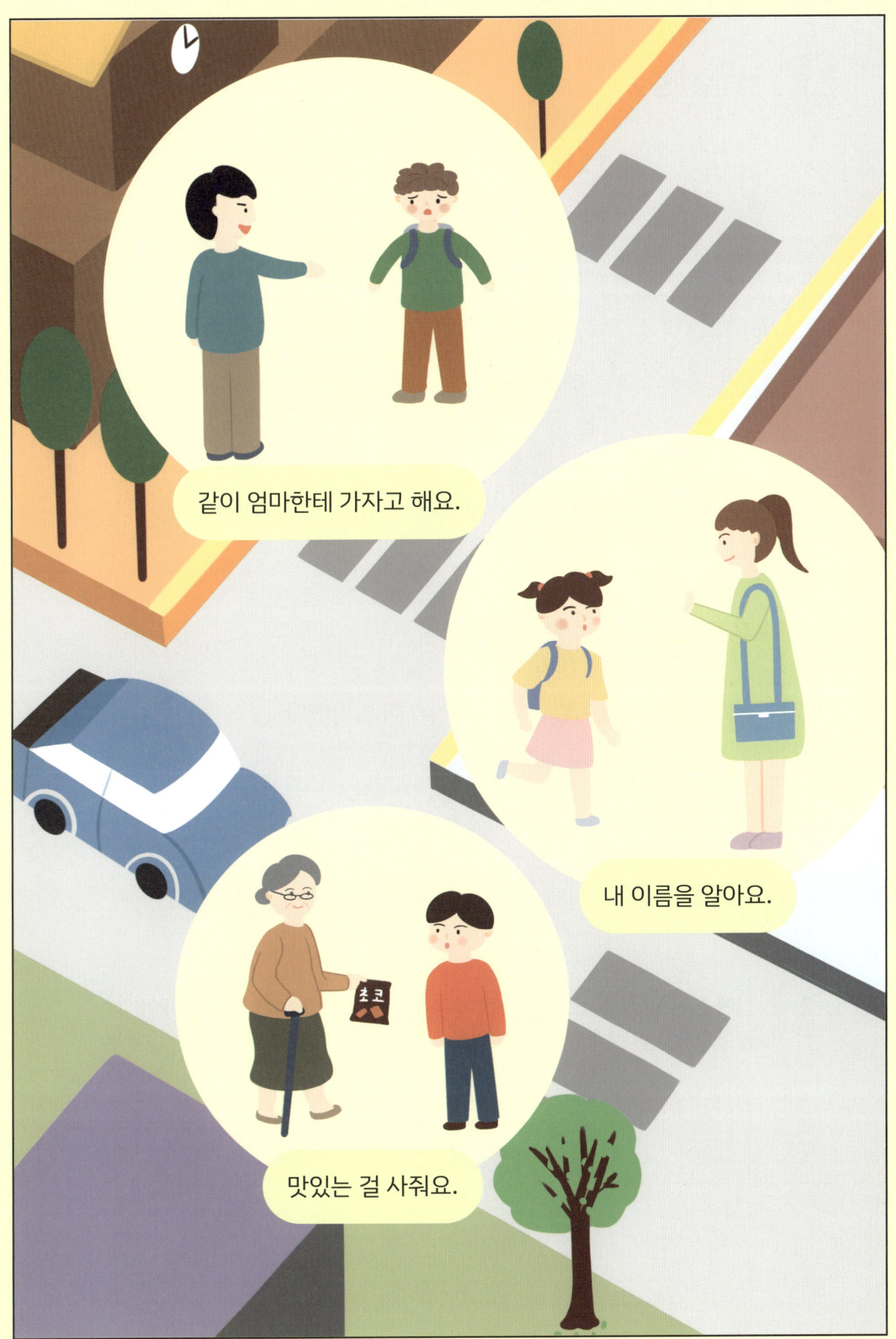

배움 더하기 ⑥ 나쁜 접촉 대처법 4 : 집에 혼자 있을 때

1 그림일기를 읽고, 집에 혼자 있을 때 대처 방법을 알아보세요.

11월 4일 수요일 날씨 맑음 ☀

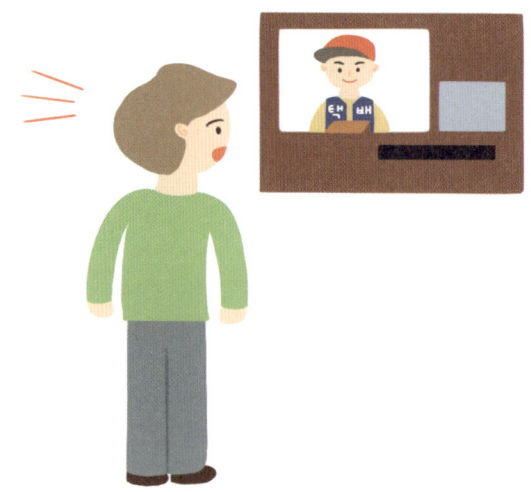

집에 혼자 있는데, 초인종이 울렸다.

"누구세요?"라고 물어봤더니, 모르는 아저씨였다.

집에 혼자 있을 때는 문을 열어주면 안 된다.

"다음에 다시 오세요."라고 말했다. 뿌듯했다.

2 집에 혼자 있을 때, 모르는 사람이 문을 열어달라고 하면 어떻게 해야 할까요? 글을 읽고 따라 써 보세요.

| 문 | 을 | | 열 | 지 | | 않 | 아 | 요 |.

| | | | | | | | | |.

3 다음 상황에서 문을 열어도 될까요? 줄을 이어 보세요.

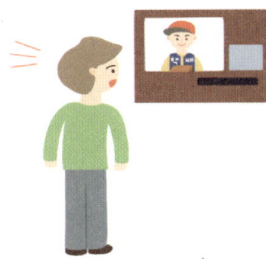

모르는 아저씨가
문을 두드릴 때

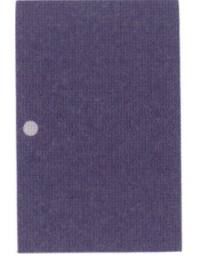

문을 열지 않는다.

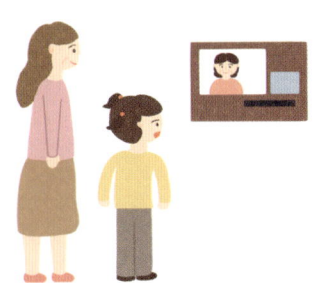

약속한 이모가 놀러와서
문을 두드릴 때

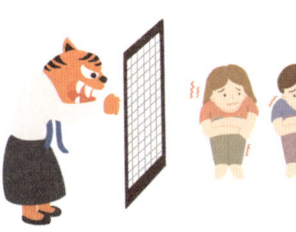

햇님달님에게 호랑이가
"문 열어줘!" 할 때

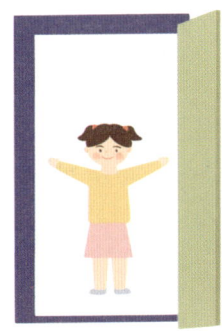

문을 열어준다.

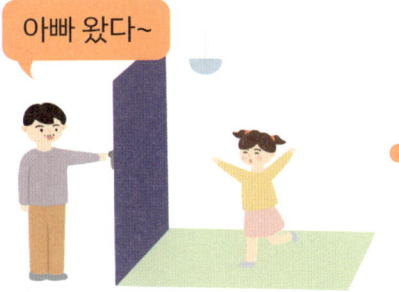

아빠가 문을 두드릴 때

6단원. 내 감정과 내 몸은 소중해요

배움 굽하기 나를 지키는 방법 정리하기

'나를 지키는 약속'을 따라 읽어 보세요.

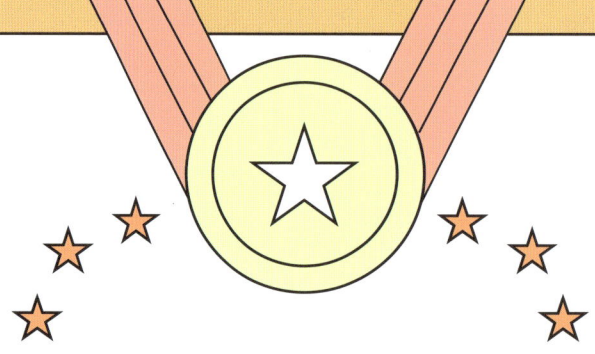

나를 지키는 약속

이름:

1. 나의 몸은 소중하고, 친구의 몸도 소중해요.

2. 기분이 나쁘면 "싫어요."라고 말해요.

3. 다른 사람이 몸을 보여줄 때는, 사람이 많은 곳으로 도망치고 큰 소리로 "도와주세요!"라고 말해요.

4. 미리 약속하지 않은 사람을 따라가면 안 돼요.

_____년 ___월 ___일 ___요일

사랑해 ♡

너는 정말 소중한 사람이야!

나쁜 사람을 만나서 다쳤을 때는 언제든 가족에게 말하렴. 너를 보살펴 줄 거야.

너는 할 수 있어!

너의 잘못이 아니야. 너를 다치게 한 사람이 나쁜 거야.

괜찮아~

너의 몸은 소중해.
다른 사람의 몸도 소중해.
우리 모두 소중해.

스마일 성교육

일

스스로
마음을 가꾸는
일상 속
성교육

붙임 딱지 ①

13p 우리 몸의 이름 익히기

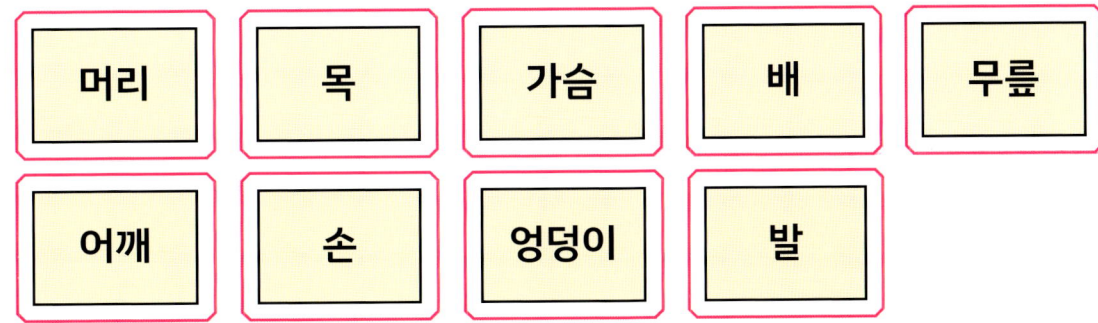

25p 여자 어른의 몸과 남자 어른의 몸 알아보기

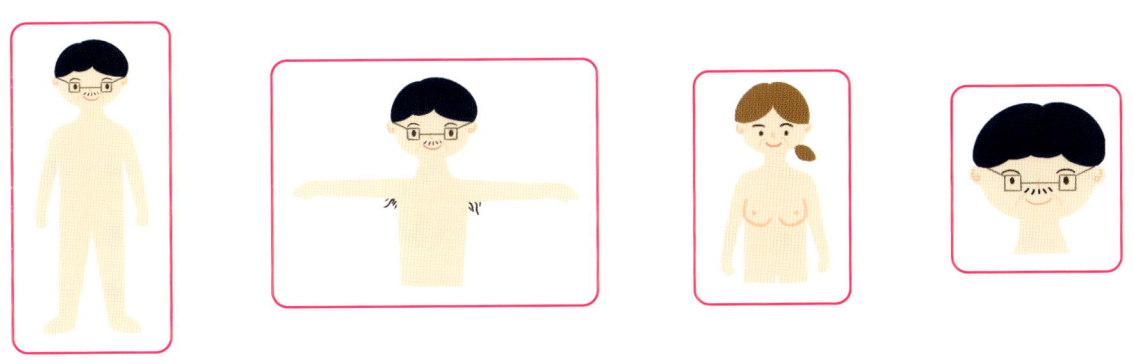

30p 몸의 중요 부위 가리기

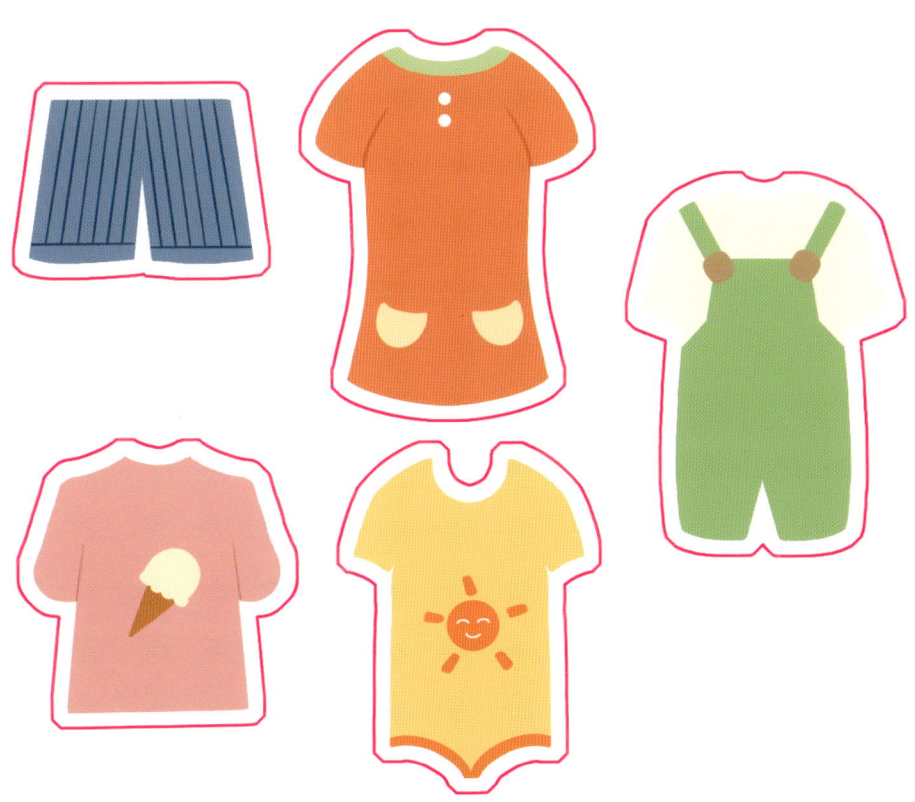

붙임 딱지 ②

34p 해도 괜찮은 행동과 절대로 하면 안 되는 행동 구별하기

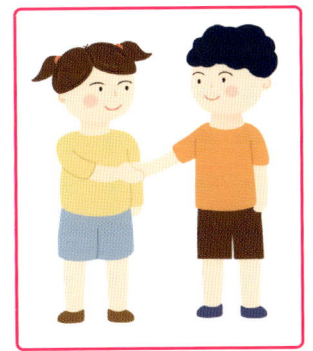 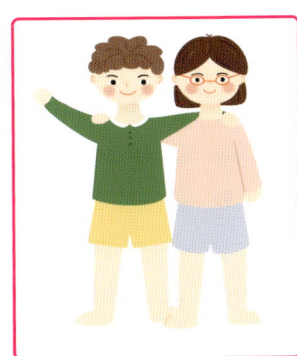 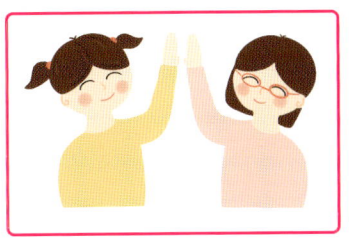

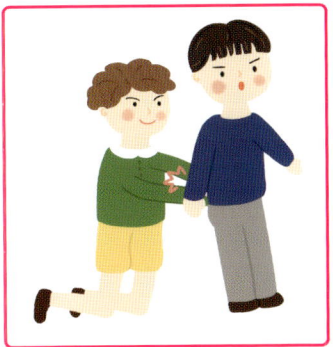 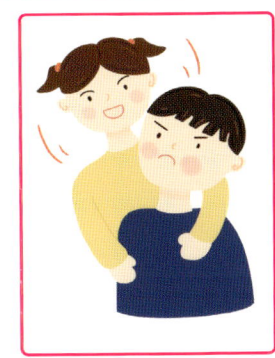 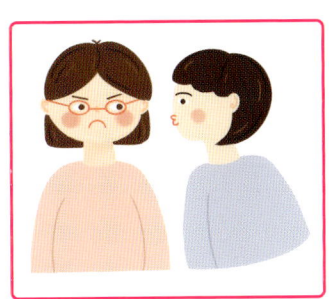

35~36p 우리 몸 신호등 만들기

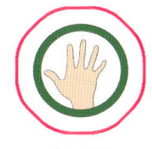 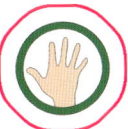 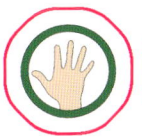 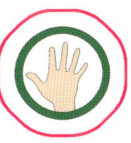 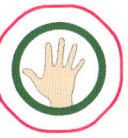 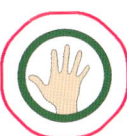

  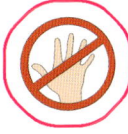   

43p 얼굴의 이름 알아보기

| 머리카락 | 이마 | 귀 | 코 |

| 눈썹 | 눈 | 입 | 턱 |

47p '눈, 코, 입' 붙임 딱지를 붙여 얼굴 완성하기

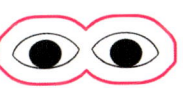 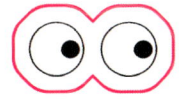   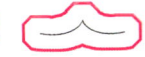

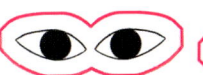 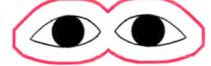

붙임 딱지 ③

52p 결혼, 임신, 출산이 무엇인지 알아보기

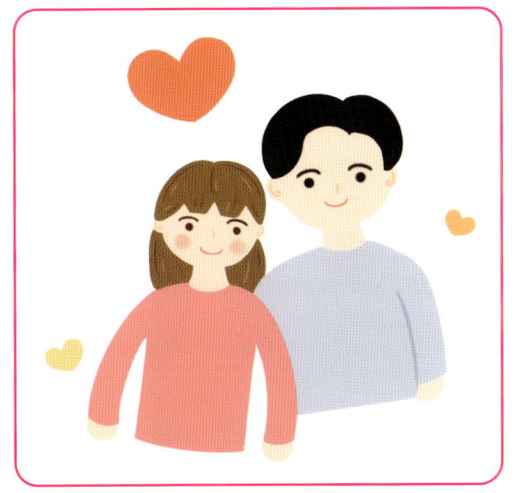 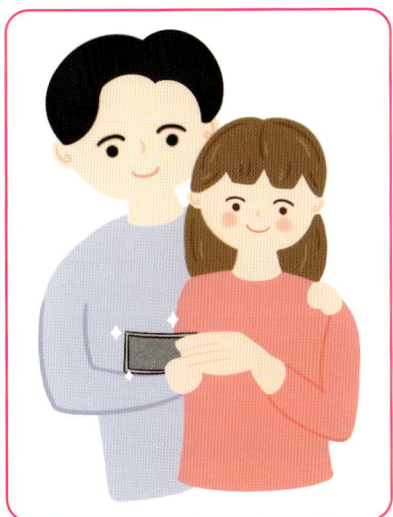 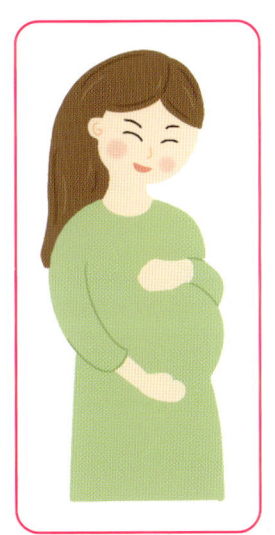

55p 결혼, 임신, 출산 더 알아보기

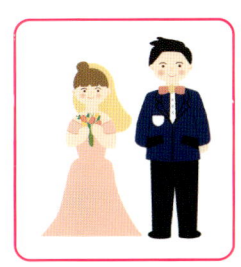 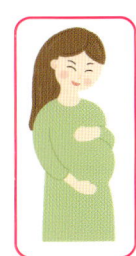 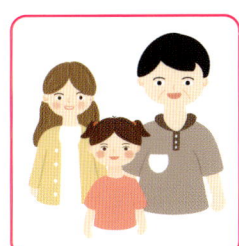 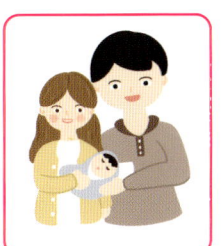

56p 다양한 가족의 모습 알아보기

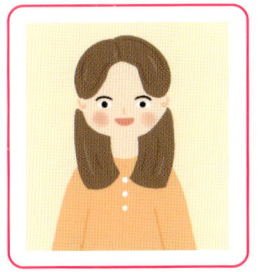 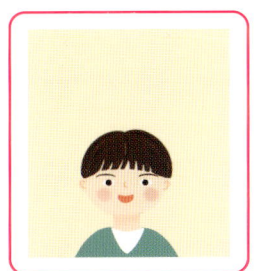 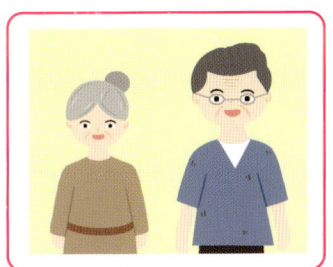 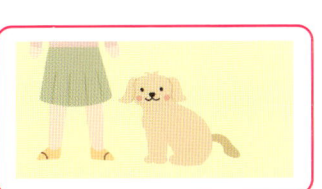

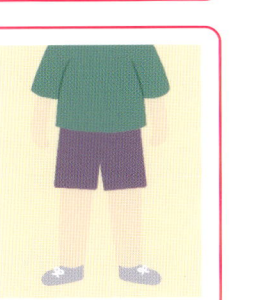 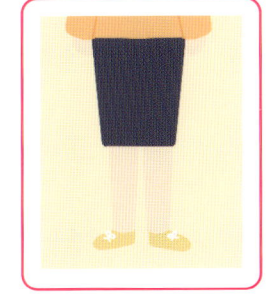 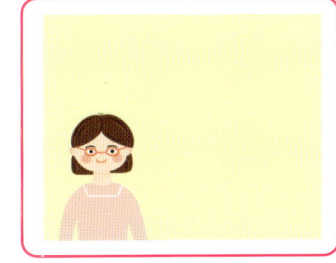 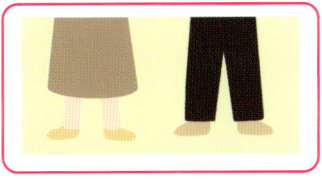

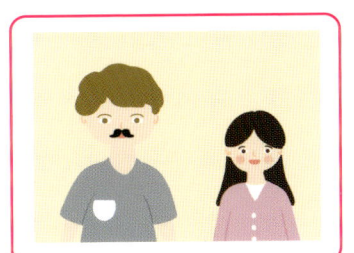 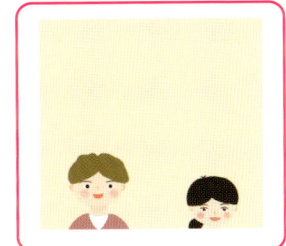 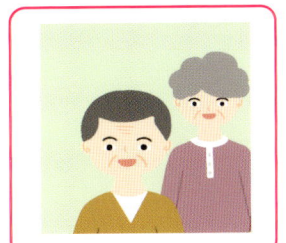 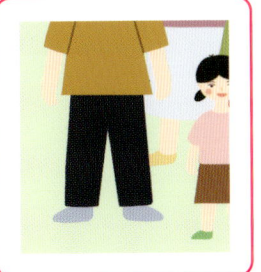
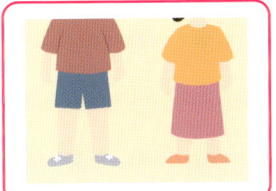 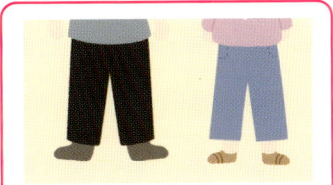 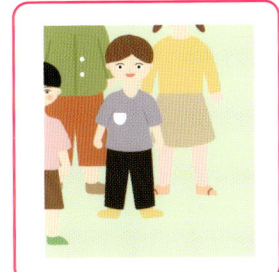 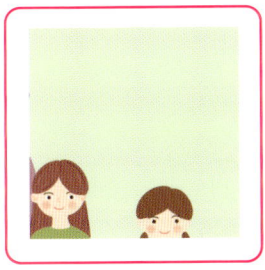

붙임 딱지 ④

57p 같이 사는 우리 가족 소개하기

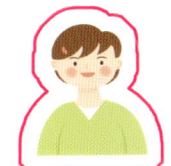 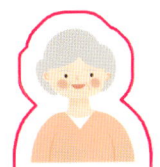 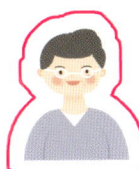 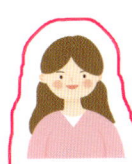 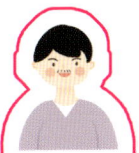 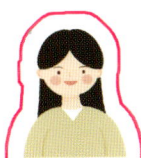

나   할머니   할아버지   엄마   아빠   이모

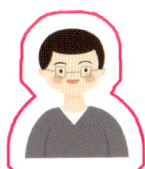 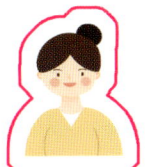 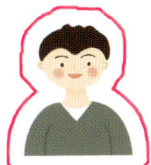 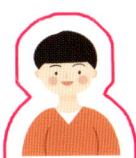 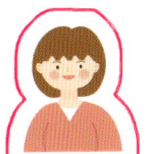 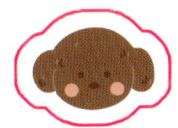

삼촌   언니/누나   오빠/형   남동생   여동생   강아지

69p 몸을 깨끗하게 하는 방법 알아보기   **73p 얼굴 씻는 방법 알아보기**

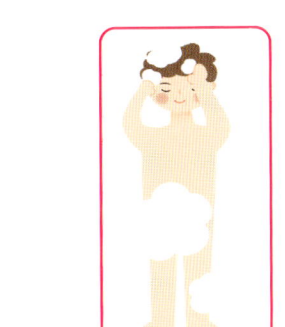 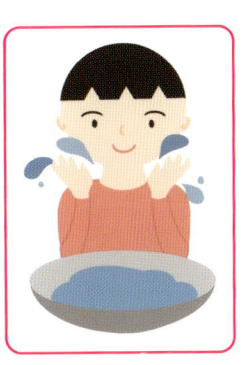 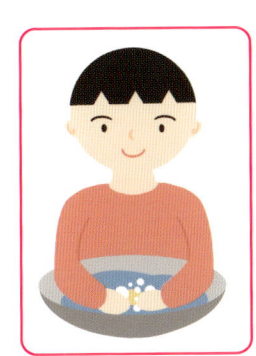

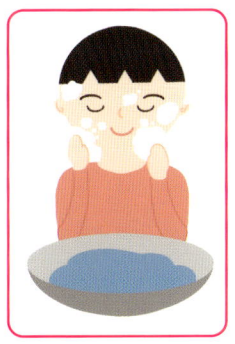 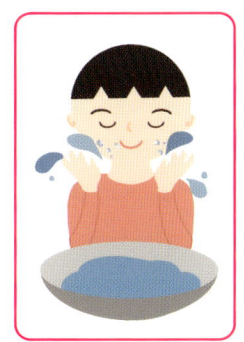 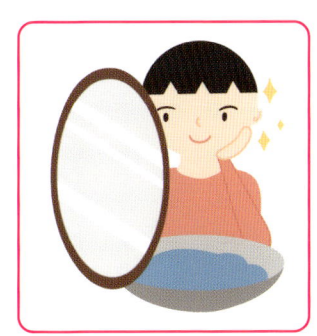 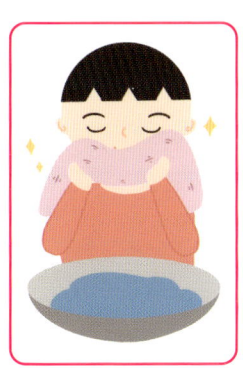

붙임 딱지 ⑤

74p 얼굴 씻는 방법 알아보기

기분이 좋았다 무서웠다 뿌듯했다 힘들었다

77p 몸 씻는 방법 알아보기

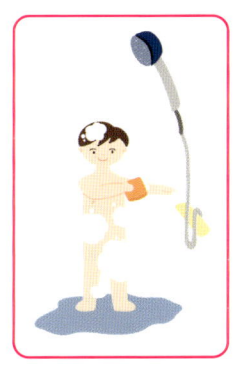 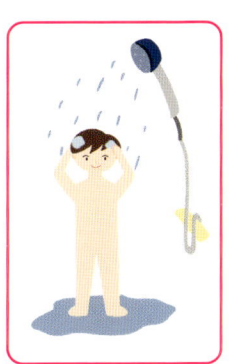 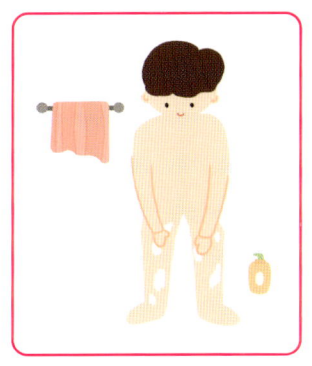

78p 몸 씻는 방법 알아보기

기분이 좋았다 무서웠다 뿌듯했다 힘들었다

붙임 딱지 ⑥

79p 몸 씻는 방법 알아보기

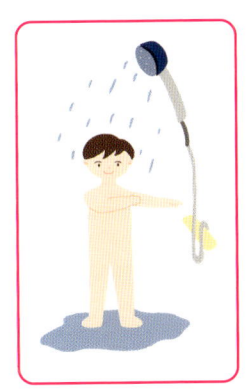
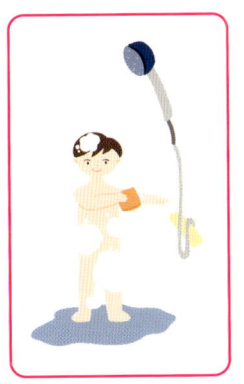

1. 몸에 물 뿌리기

2. 몸 전체에 거품 내기

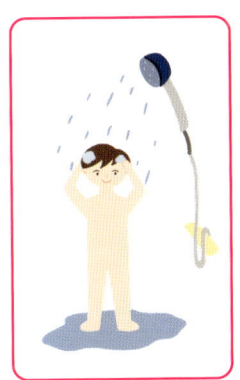
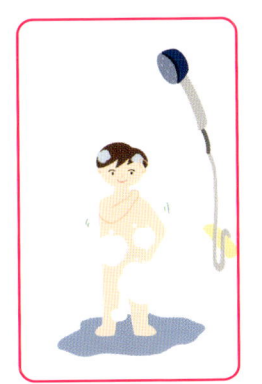

3. 구석구석 문지르기

4. 깨끗하게 물로 씻어내기

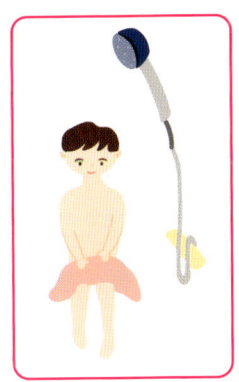
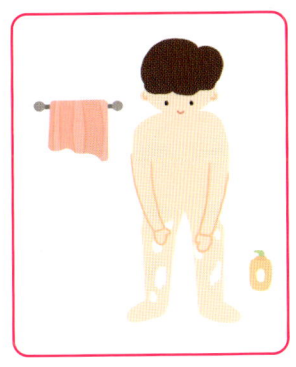

5. 수건으로 닦기

6. 로션 바르기

84p 팬티를 갈아 입어야 하는 이유 알아보기

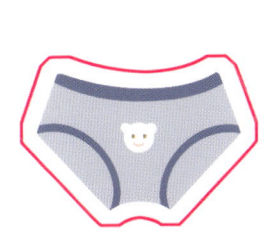
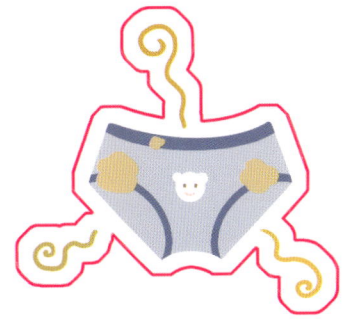
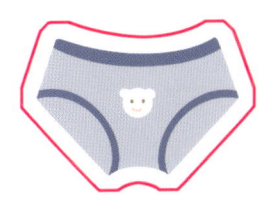

붙임 딱지 ⑦

96p 남자 화장실 알아보기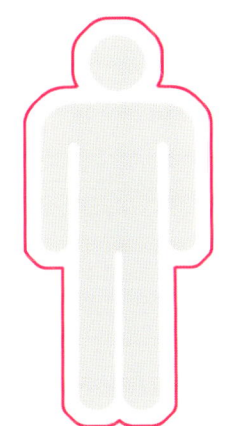

98p 여자 화장실 알아보기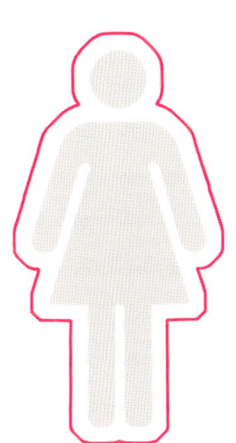

101p 화장실의 모습 꾸미기

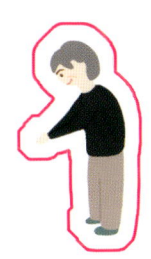 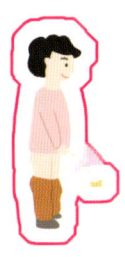 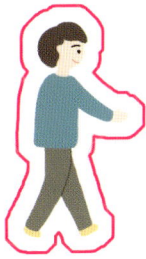 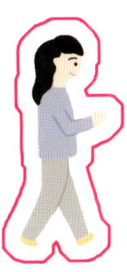 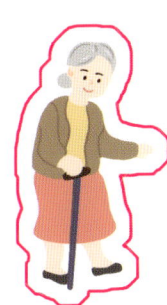 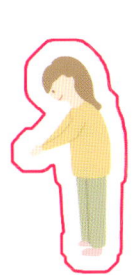 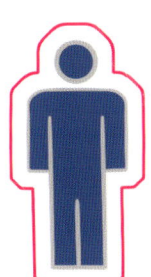 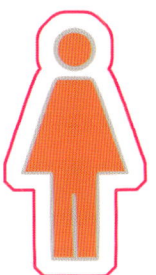

105p 변기에 오줌 싸는 방법 알아보기

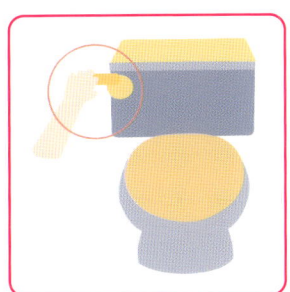 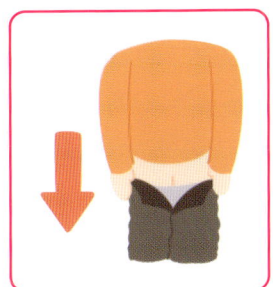 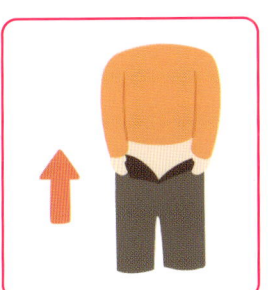

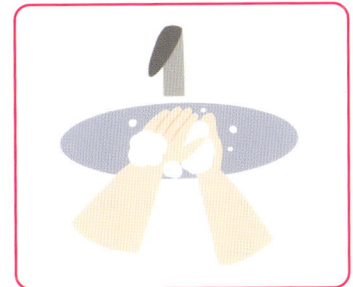 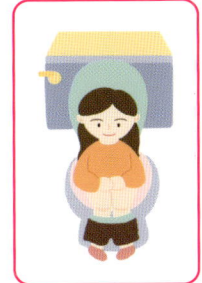 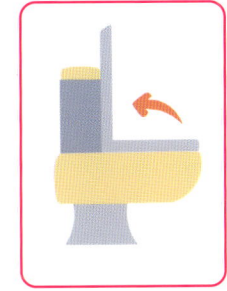 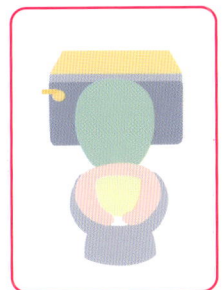

붙임 딱지 ⑧

106p 소변기 사용 방법 알아보기

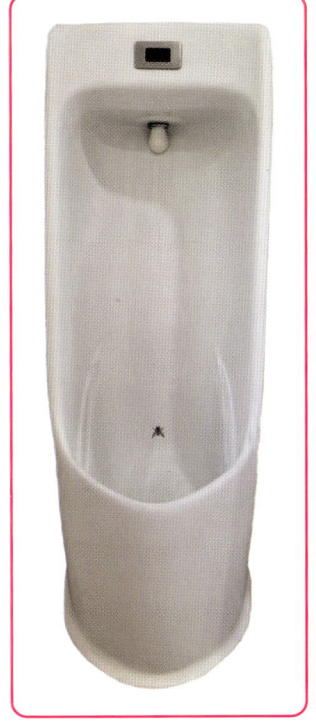

107p 소변기 사용 방법 알아보기

116~117p 변기에 똥 싸는 방법 알아보기

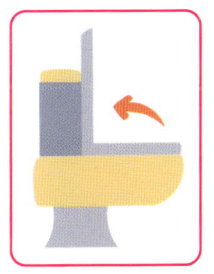 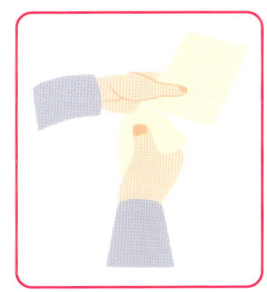 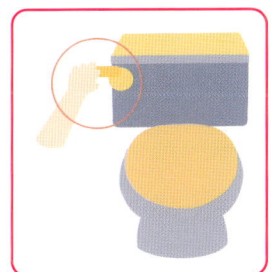 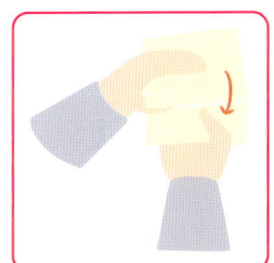

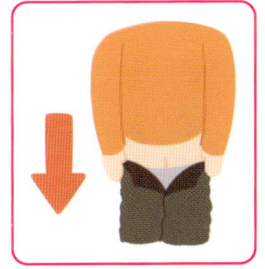 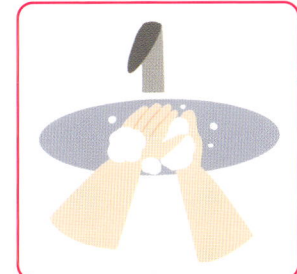 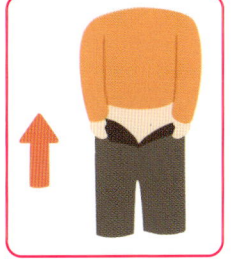 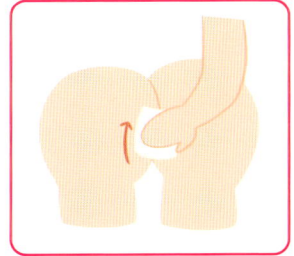

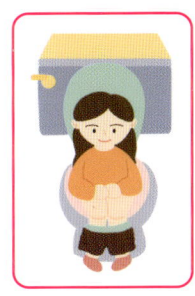 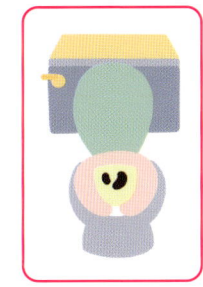 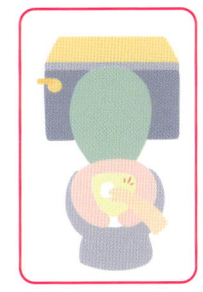

붙임 딱지 ⑨

123p 화장실 예절 알아보기 1 : 옷을 무릎까지 내리고 변기 사용하기

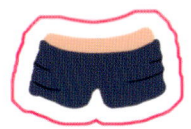

127p 화장실 예절 알아보기 3 : 문을 잠그고 볼일 보기

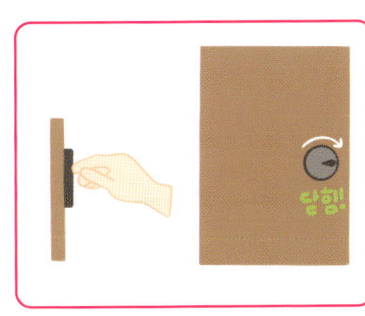
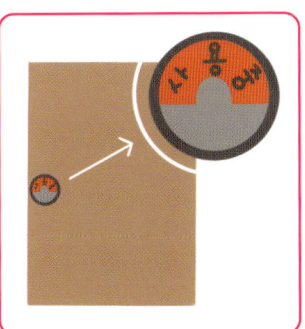

132~133p 화장실 예절 알아보기 5 : 물을 내리고 변기를 꼭 확인하기

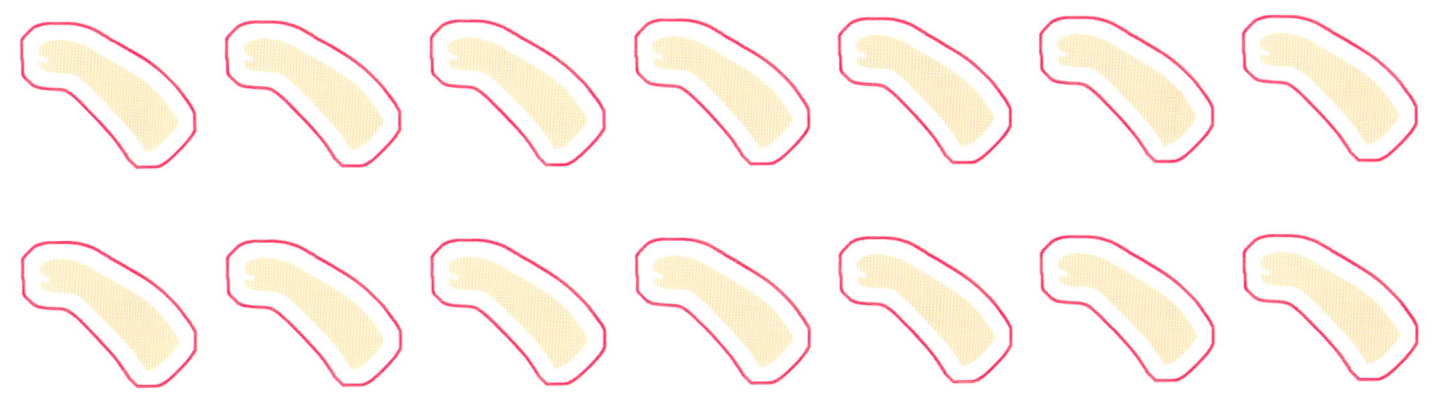

140p 공적 장소 알아보기

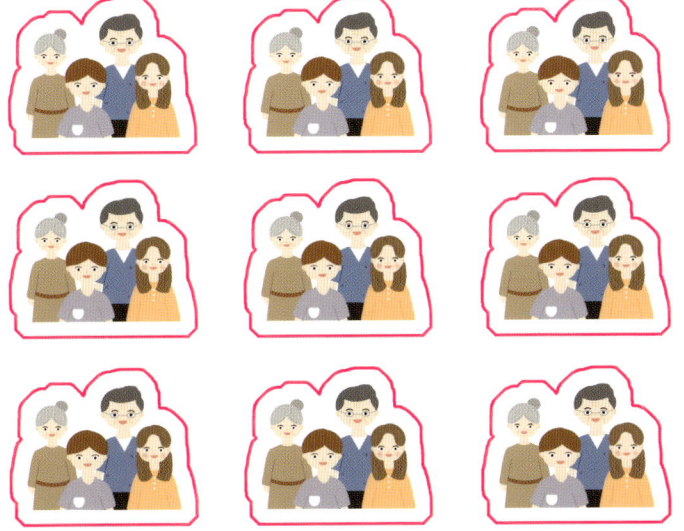

143p 사적 장소 알아보기

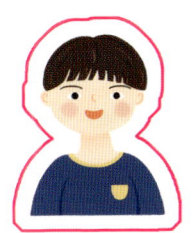
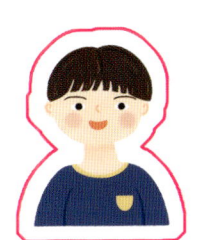

붙임 딱지 ⑩

144p 사적 장소 알아보기

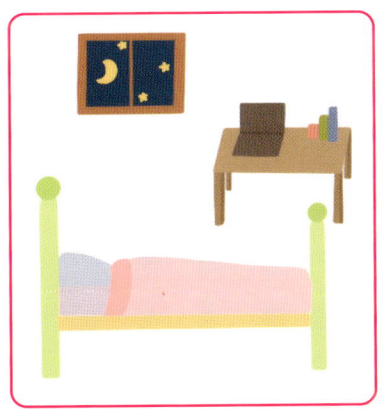
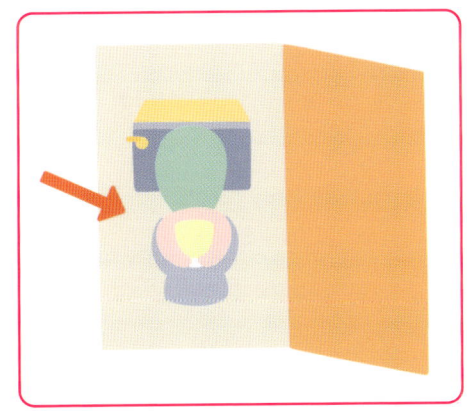

146~147p 마을에 있는 공적 장소와 사적 장소 알아보기

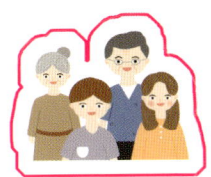 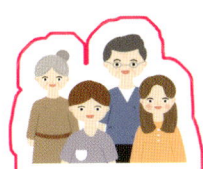 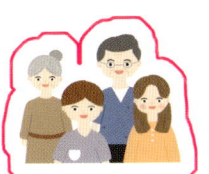 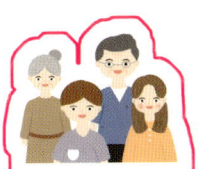 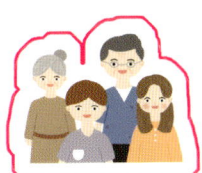
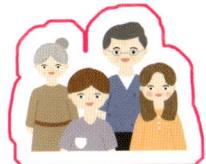 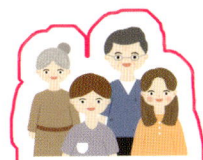 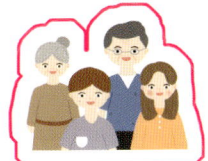 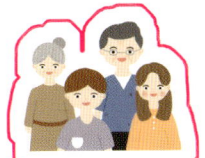 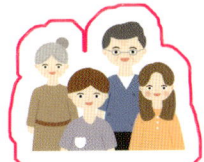
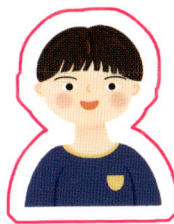 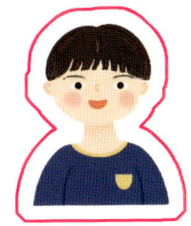

153p 공적 장소에서 하면 안 되는 행동 알아보기

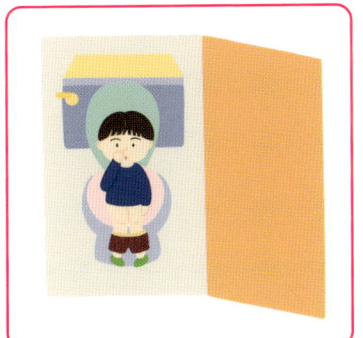 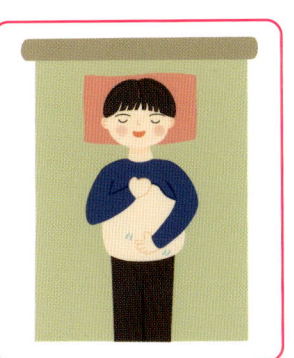

150p 공적 장소에서 하면 안 되는 행동 알아보기

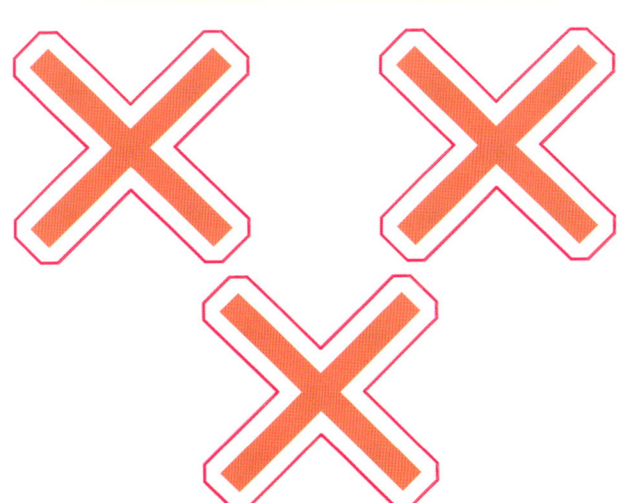
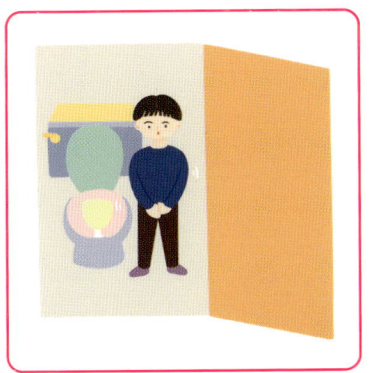

167p 감정 사총사 알아보기

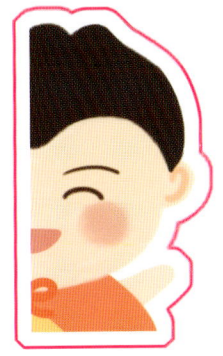 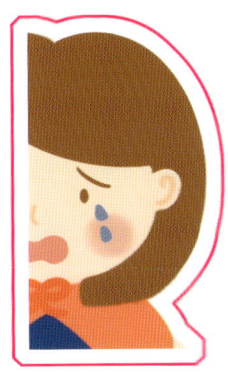 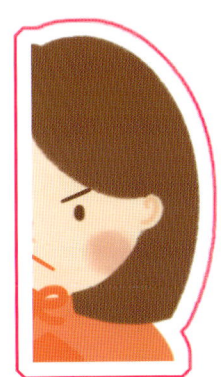 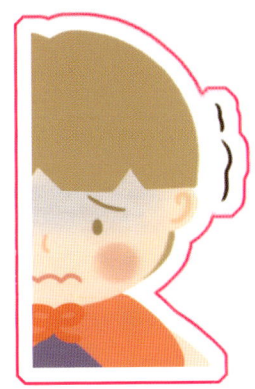

170p 상황에 맞는 표정 찾기

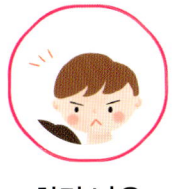	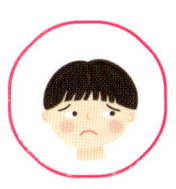	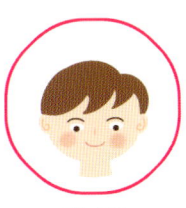	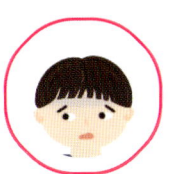
화가 나요	슬퍼요	신나요	무서워요

172p 이모티콘으로 감정 표현하기

화가 나요	슬퍼요	신나요	무서워요
			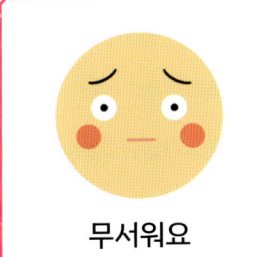
화가 나요	슬퍼요	신나요	무서워요

182p 좋은 접촉, 나쁜 접촉 구별하기

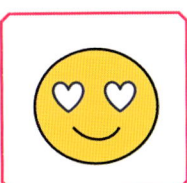 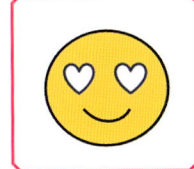  

붙임 딱지 ⑫

189p 나쁜 접촉 대처법 2 : 몸을 보여줄 때

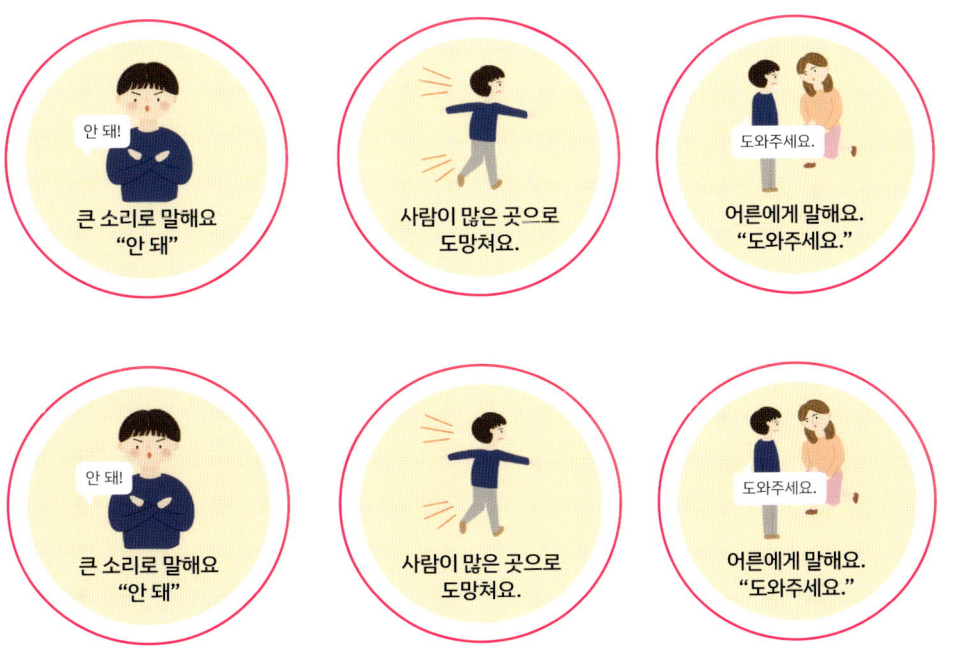

192~193p 나쁜 접촉 대처법 3 : 집에 같이 가자고 할 때

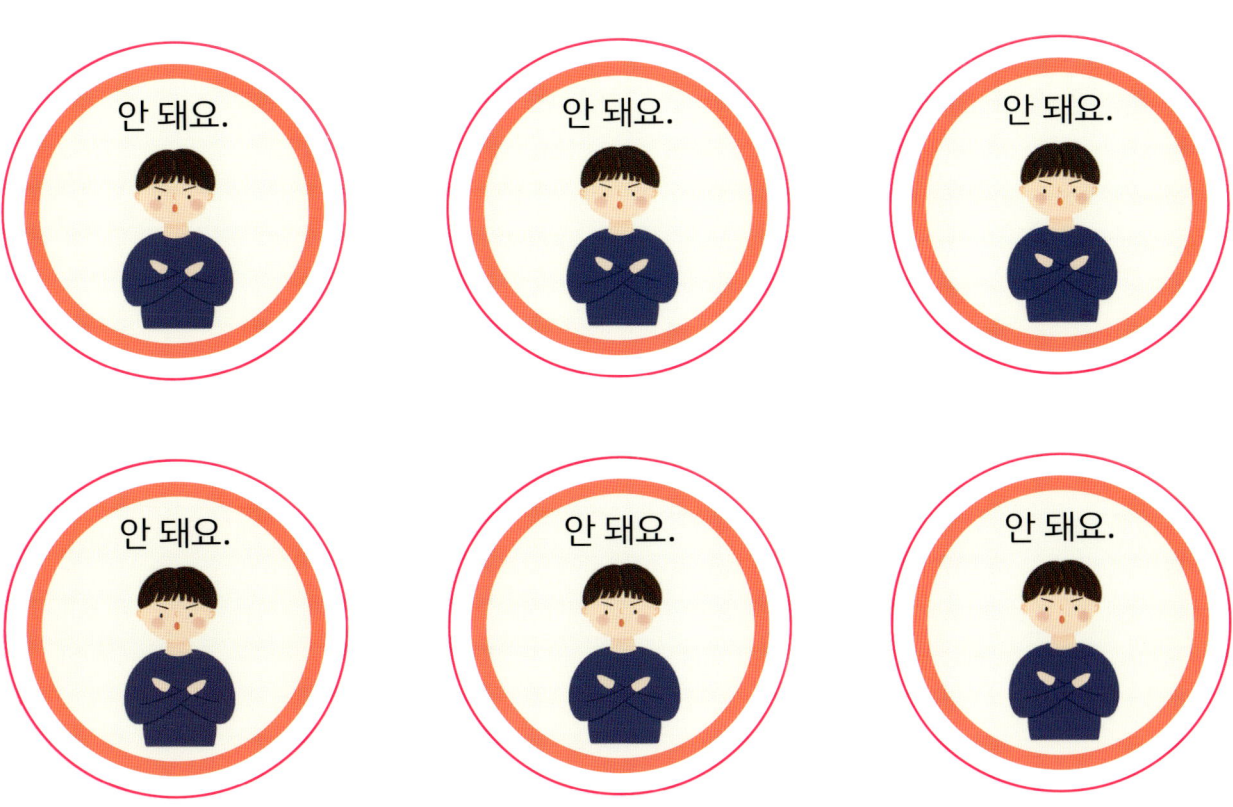

오리기 ①

14p 우리 몸의 이름 익히기

손	발	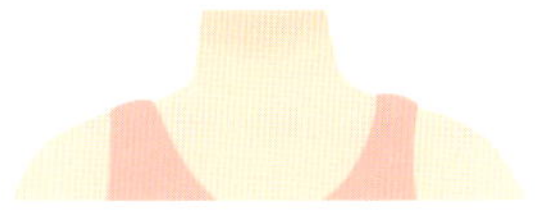 목
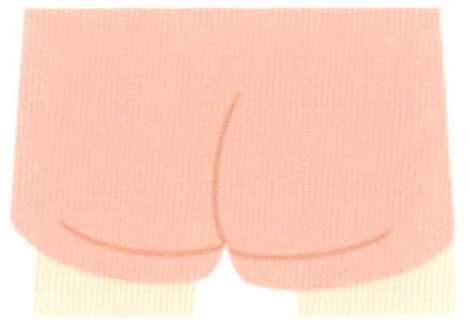 엉덩이	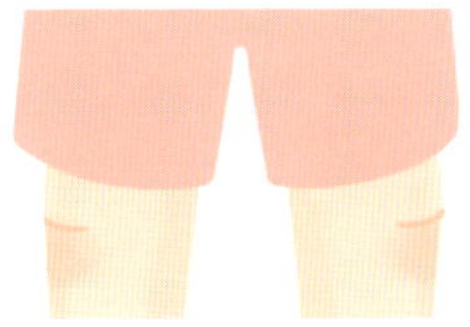 무릎	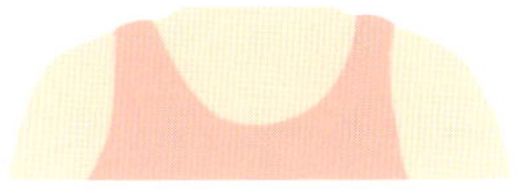 어깨
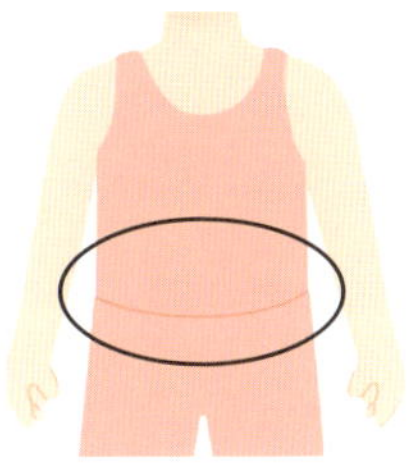 배	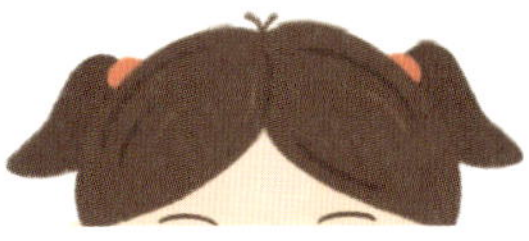 머리	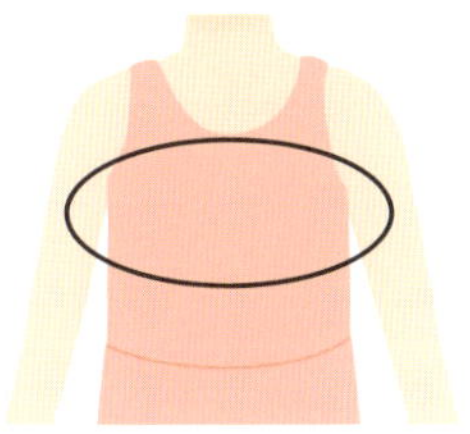 가슴

16p 아픈 곳을 말하는 방법 알아보기

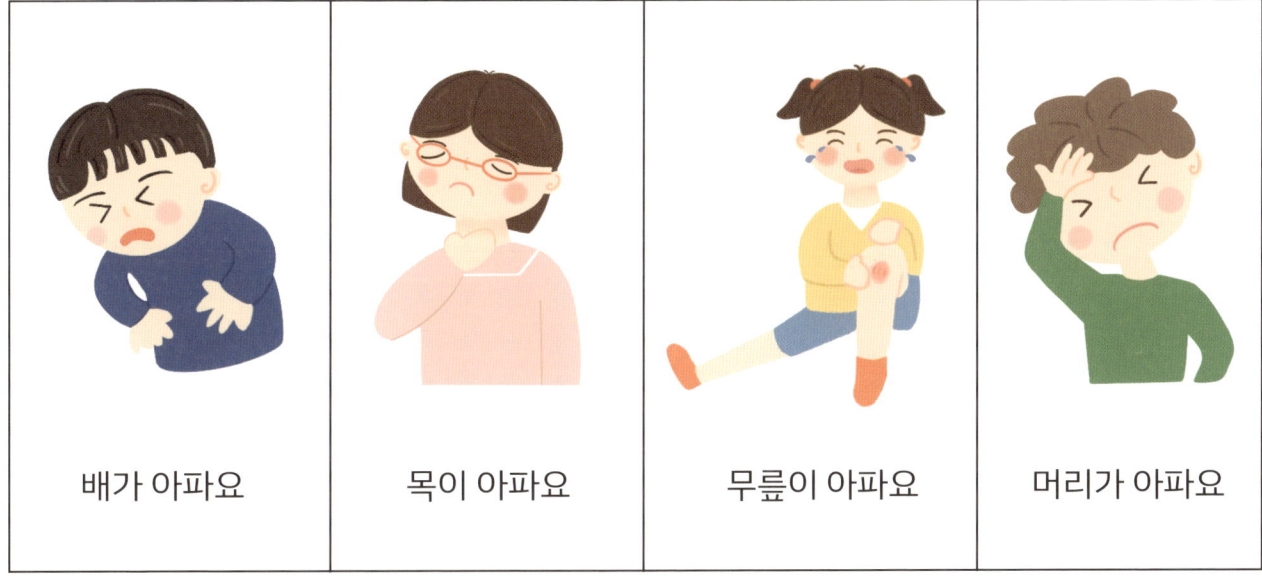

| 배가 아파요 | 목이 아파요 | 무릎이 아파요 | 머리가 아파요 |

오리기 ②

········· 자르는 선
········· 접는 선

79p 몸 씻는 방법 알아보기

샤워북 (이)

1
2
3
9
4
5

79p 몸 씻는 방법 알아보기

오리기 ③

159p 나만의 문패 만들기

_____ (이)의 방

문 열기 전에, 잠깐!
똑똑 두드리고 들어오세요.
똑똑! 노크를 꼭 해 주세요.

"**들어가도 되니?**" 하고
물어봐 주세요.

스스로 마음을 가꾸는 일상 속 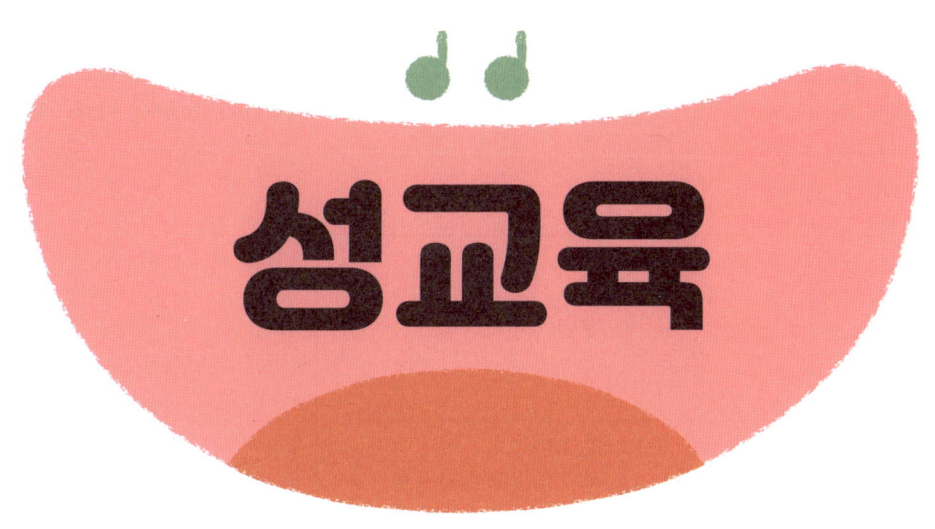 성교육

- 선생님·보호자용 성교육 가이드 -

아이들을 지도하시는 선생님과 보호자님께 도움을 드리고자 작성한 가이드입니다. 막막하게 느껴지는 성교육에 보다 재미있고 알차게 다가가시기를 바랍니다.

1. 구성

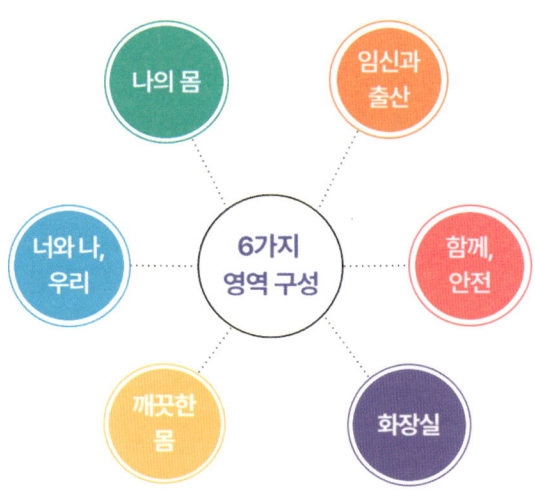

스마일 성교육 어린이편은 총 6가지 영역으로 구성했습니다. 유네스코 「국제 포괄적 성교육 가이드라인」과 교육부 「성교육 표준안」을 기준으로 영역을 나누었고, 아이들에게 필요한 것을 빠지는 내용 없이 촘촘하게 담고자 노력했습니다. 어린이편은 나의 몸을 알고 가꾸며, 이를 바탕으로 '나' 주변의 가족과 친구 간에 성예절을 지키는 방법을 아는 데 중점을 두고 있습니다.

내용 영역	내용 요소	단원
나의 몸(인간 발달)	• 신체 각 부분의 명칭·특성·기능 • 남녀의 신체 차이 • 얼굴 각 부분의 명칭, 가족의 얼굴	1단원. 나의 몸을 배워요 2단원. 우리는 모두 소중해요
임신과 출산(인간 발달)	• 가족의 탄생, 나의 출생 과정 • 나와 너, 우리는 모두 소중한 존재	2단원. 우리는 모두 소중해요
깨끗한 몸(성건강)	• 씻어야 하는 이유 • 얼굴·몸 씻는 방법 • 성기 씻는 방법 • 팬티 관리 방법	3단원. 내 몸을 깨끗하게 관리해요
화장실(인간 발달)	• 화장실의 모습 • 남녀 화장실의 차이 • 화장실 사용법, 용변 처리하기 • 변기의 종류 • 화장실 사용 예절	4단원. 화장실을 바르게 사용해요
너와 나, 우리(인간관계)	• 가족 간 지켜야 할 예절 • 공적 장소와 사적 장소의 의미와 종류 • 공적 장소에서 하면 안 되는 행동 • 사적 장소 활용법	3단원. 내 몸을 깨끗하게 관리해요 5단원. 공적 장소와 사적 장소를 알아보아요
함께, 안전(대처 기술)	• 다른 사람에게 보여주거나 만지면 안 되는 신체 부위(신체적 접촉 범위) • 감정 종류 알기 • 감정에 따라 달라지는 표정 • 좋아하는 마음을 표현하는 방법 • 마음을 건강하게 표현하는 방법 • 좋은 접촉, 나쁜 접촉 • 나쁜 접촉에 대처하는 방법	1단원. 나의 몸을 배워요 6단원. 내 감정과 내 몸은 소중해요

*어린이편은 유아와 초등 저학년의 발달단계를 고려하여 '성 행동'과 '사회와 문화(미디어)' 영역을 제외했습니다.

2. Q&A

Q. 저도 성교육을 잘 몰라요, 그런데 아이에게 가르치려고 하니 민망해요.

우리는 이미 일상에서 수시로 성교육을 하고 있습니다. 아이들이 성장하는 과정에서 자신의 신체와 마음을 들여다보고 돌보는 법을 알려주고 있으며, 타인의 존재 또한 소중히 여기고 조심스럽게 대해야 한다는 것을 경험적으로 깨닫도록 지도해왔습니다. 다만 이제는 아이의 성장에 발맞추어, 사회적으로 통용되는 용어와 지식을 아이가 인식하고 자기 삶에 적용하도록 도와주려는 것뿐입니다.

그 상세한 지도 과정은 아이가 속한 문화와 환경, 지도하는 사람(주 양육자, 보호자, 교사 등)의 생각에 따라 조금씩 달라질 수 있습니다. 물론 전문적인 지식과 검증된 조언도 중요하겠지만, 더욱 중요한 것은 '아이의 특성을 잘 이해하는 사람'이 지도해야 한다는 것입니다. 아이의 발달을 지켜보고 성장 단계에서의 고민을 함께 마주하며, 그의 자립을 응원하시는 분이라면 누구나 성교육을 하실 수 있습니다.

Q. 성교육을 괜히 가르쳐서 아이가 성에 눈을 뜰까 걱정이에요.

아이가 성을 접하고 성에 대해 호기심을 갖는 것은 자연스러운 성장 과정의 일부로, 이를 인위적으로 막거나 숨기기는 어렵습니다. 또래나 미디어를 통해 정확하지 않은 용어와 지식을 배우게 하기보다는 바른 성교육을 통하여 제대로 된 지식과 태도를 갖추도록 하는 것이 바람직합니다.

아이들은 정확한 용어와 성 지식을 알지 못해서 어려움을 겪기도 합니다. 아프거나 불편한 부위를 정확하게 표현하지 못하거나, 성적 충동이나 자신이 추구하고 싶은 감각을 누군가에게 설명하지 못할 수 있습니다. 성적 호기심을 표현하는 것을 부끄러운 일로 여겨 속앓이를 하기도 합니다. 아이들이 성장하며 이러한 어려움을 잘 극복하도록 돕기 위해, 성교육은 필수적입니다. 다만 생활연령에 비해 지나치게 어려운 용어나 적나라한 표현 등은 어른의 선에서 정리해 주거나 용어의 수준을 쉽게 바꾸어 지도해 주시면 좋겠습니다.

아이의 호기심을 피해 무조건 숨기다가 아이가 사춘기가 되고 어른이 되면, 그때는 배우기가 어렵습니다. 어릴 때부터 자연스럽게 배워야 아이도 자신의 변화를 쉽게 받아들일 수 있을 것입니다.

'스마일 성교육'은 처음부터 끝까지 모든 것을 적나라하게 알려주려는 것이 아닙니다. 아이들이 어릴 때부터 필요한 배움을 기초부터 차근차근 쌓아가기를 바랍니다.

Q. 나이에 비해 이른 질문을 한다고 생각될 때, 사실대로 답해주는 게 좋을까요? 돌려 말해줘야 할까요?

똑같은 질문이어도 아이의 생활연령과 이해 정도에 따라 대답의 수준이 달라져야 합니다. 때로는 아이가 주변의 연장자나 미디어에서 들은 이야기를 그대로 되묻는 것일 수도 있습니다. 아이와 대화해 보시면서, 어떤 과정을 통해 그러한 의문이 들게 되었는지, 구체적으로 어떤 점이 알고 싶은지, 관심사가 무엇인지 풀어나가시기 바랍니다. 개별 수준과 특성에 맞는 교육이 중요합니다. 아이마다 다른 속도를 고려하여 지도해 주세요.

성기의 명칭을 어떻게 알려주는 것이 좋을까요?

정확한 명칭으론, 남자의 성기는 '음경'이고 여자의 성기는 '음순'입니다. 나의 몸에 대해 정확히 아는 것이 중요하므로 별칭이나 속칭보다는 정확한 명칭을 알려주는 것이 좋습니다. 다만 이 교재의 경우엔 대상의 수준을 고려하여 '성기'라는 비교적 쉬운 용어를 사용했습니다. 다음 단계부터는 '음경'과 '음순' 등 생식기에 대해 배우며 정확한 용어를 알아갈 계획입니다.

교재로 성교육을 배울 수 있을까요?

교재와 더불어 일상에서의 실천이 병행된다면 더욱 효과적일 것입니다. 이 교재는 일상 속의 다양한 과제를 내용 영역에 따라 엮어냈으므로, 순서대로 배우다 보면 무조건적인 '안 돼!'가 아닌, 아이들도 공감할 수 있는 '안 돼!'의 상황을 알게 될 것입니다. 아이의 경험과 연관 지으며 교재를 학습하는 것을 추천합니다.

선생님·보호자용 성교육 가이드

3. 단원별 지도 가이드

1단원. 나의 몸을 배워요

(1) 내 몸을 살펴보아요	
교재 내용	저자의 비밀노트
[배움 열기 ①] 다리를 다쳐서 보건실에 갔어요. [배움 더하기] ▶ 우리 몸의 이름 익히기 ▶ 아픈 부위와 이름 연결하기 [배움 곱하기] ▶ 아픈 곳을 말하는 방법 알아보기 [배움 열기 ②] 나의 몸은 무엇을 하고 있나요? [배움 더하기] ▶ 내 몸이 하고 있는 일 관찰하기 ▶ 나의 몸이 잘하는 일을 알고 자신감 충전하기 [배움 곱하기] ▶ 나의 멋진 몸을 생각하며 지토의 몸 꾸미기	• 거울을 보며 나의 몸을 관찰해 보는 활동은 앞으로의 학습에 대해 동기 부여가 되며, 교재의 그림과 나의 몸을 연결하여 배우는 기회가 됩니다. • 몸 그림을 관찰하는 활동을 하며 동시에 아이들이 자신의 몸에서 같은 부위를 찾도록 지도해 보세요. • 꼭 배워야 할 몸의 이름만 포함되어 있습니다. 아이들의 수준에 따라 발꿈치, 손목 등 몸의 명칭을 추가하여 지도해 보세요. • 체조나 요가 등 몸을 움직이는 활동을 함께하면 즐거운 활동이 됩니다. • 평소에 자주 있는 상황인 '머리, 배, 목이 아플 때'와 '다리를 다쳤을 때'로 활동을 구성했습니다. 반복 연습하여 일상에서도 스스로 말할 수 있게 지도해 보세요. *말하기가 어려운 학생들은 그림 카드를 활용하여 적절히 표현하면 연습을 할 수 있도록 지도해 보세요.

(2) 아이의 몸과 어른의 몸	
교재 내용	저자의 비밀노트
[배움 열기] 수영장에 갔어요. [배움 더하기] ▶ 여자 어른의 몸과 남자 어른의 몸 알아보기 ▶ 어른이 된 나의 몸 상상하기 [배움 곱하기] ▶아이와 어른의 손 크기 비교하기	• 남녀 차이가 능력의 차이가 아닌 신체적 구조의 차이에서 온다는 것을 이해하도록 지도해야 합니다. • 보호자와 아이의 신체를 비교하며 배우면 효과적입니다. • 1단계는 '어른이 되어 몸이 변한다는 것'과, '아이와 어른의 몸은 차이가 있음'을 아는 것에 중점을 두었습니다. 성기에 대한 세부적인 내용은 담지 않았습니다. 이후 단계에서 생식기에 대해 자세히 배울 예정입니다.

(3) 보여주면 안 돼, 만지면 안 돼	
교재 내용	저자의 비밀노트
[배움 열기 ①] 수영복을 입지 않고 수영을 하면 어떨까요? [배움 더하기] ▶ 몸의 중요 부위 가리기 [배움 열기 ②] 동생이 엉덩이를 만져서 기분이 나빠요. [배움 더하기] ▶ 만져도 될까? 생각해 보기 ▶ 해도 괜찮은 행동과 절대로 하면 안 되는 행동 구별하기 [배움 곱하기] ▶ 우리 몸 신호등 만들기	• 수영복으로 가려지는 가슴과 성기는 만져도, 보여줘도 안 된다는 것을 어릴 때부터 확실하게 알고 있는 것이 좋습니다. 반복해서 알려주시기 바랍니다. 혹시나 긴팔 수영복 착용으로 인해 아이가 혼란스러워한다면, 다양한 종류의 수영복을 알아보는 활동도 필요할 수 있습니다. • '우리 몸 신호등 완성하기' 활동에서는 친구가 만져도 된다고 생각되는 내 몸의 부위에 초록색 붙임딱지를 붙입니다. 이때 사람마다 생각이 다를 수 있음을 알려주시고, 그럼에도 '절대 만지면 안 되는 곳'도 있다는 것을 알려주세요.

함께 보기 좋은 그림책

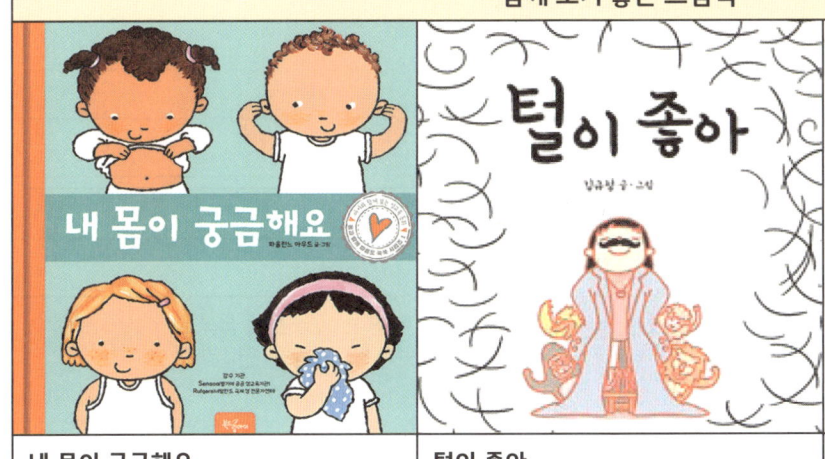
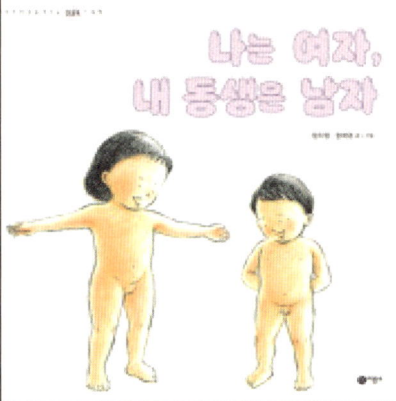

내 몸이 궁금해요
- 파울린느 아우드 (북드림아이)

- 얼굴과 몸의 주요 명칭을 배운 뒤 보면 좋은 그림책입니다. 명칭뿐만 아니라 그 부위가 하는 일도 설명해 줍니다.
- 남자와 여자의 성기에 차이가 있음을 배우기도 합니다. 몸을 깨끗이 하고 보살피는 방법, 아플 때 대처 방법도 포함되어 있어 1~2단원 학습 후 읽으면 생각의 확장에 도움이 됩니다.

#몸의 명칭 #남자와 여자의 차이

털이 좋아
- 김규정 (바람의 아이들)

- 머리털을 잘라서 힘이 약해진 주인공이 어서 엄마, 아빠처럼 털이 많아졌으면 좋겠다고 생각합니다.
- 엄마 아빠의 겨드랑이털과 성기의 털을 힘의 원천으로, 긍정적으로 표현합니다.
- 아이와 어른의 몸의 차이를 익힐 수 있습니다.

#털 #아이와 어른의 몸의 차이

나는 여자, 내 동생은 남자
- 정지영 (비룡소)

- '나(여자)'와 '동생(남자)'의 몸을 통해 남녀 신체의 차이를 알아보며, 어른이 되면서 몸이 달라진다는 점을 잘 표현합니다.
- 다만 출간된 지 오래된 책이라 '아빠도 남자, 엄마도 남자인 사람은 없잖아' 라는 문장 표현이 있으므로 다양성에 있어서 보완 설명이 필요할 수 있습니다.

#남자와 여자의 차이 #어른의 몸

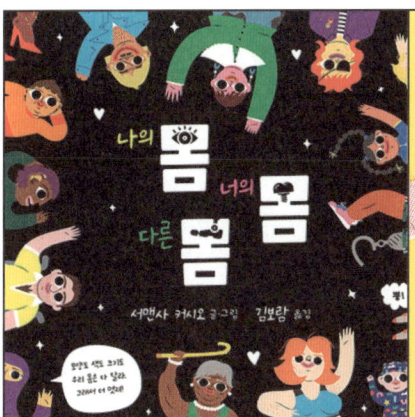
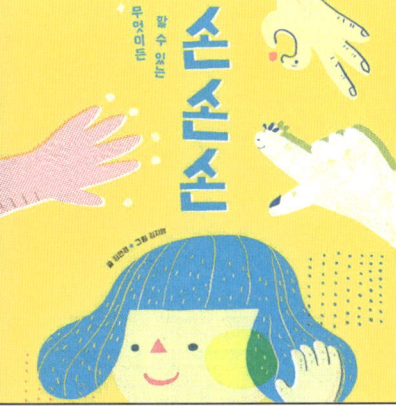
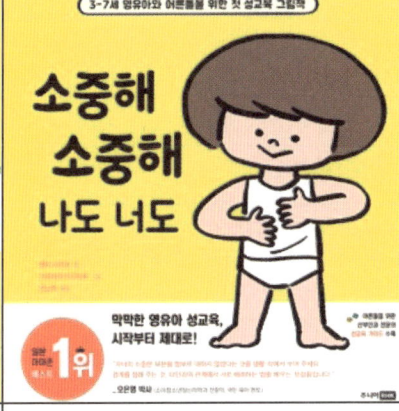

몸몸몸: 나의 몸 너의 몸 다른 몸
- 서맨사 커시오 (불의여우)

- 우리 몸은 모두 다르고 특별하다는 것을 보여주는 책입니다.
- 크기, 색, 장애, 젠더의 다양성도 언급하고, 성기를 '음경, 고환, 음순, 질'로 표현하며 명확한 명칭을 사용합니다.
- 다양한 몸의 명칭을 자연스럽게 배우며 나의 몸은 오직 '나를 위한 것'이라고 알려줍니다. 생각의 확장에 도움이 됩니다.

#몸의 명칭 #소중한 나

무엇이든 할 수 있는 손 손 손
- 정연경, 김지영 (책속물고기)

- 손이 하는 일을 알 수 있습니다. 몸의 기능을 배울 때 '나의 손은 무엇을 할까?'를 주제로 함께 이야기를 나눠볼 수 있습니다.
- 1단원의 '[배움 열기②] 나의 몸은 무엇을 하고 있나요?' 파트를 배우기 전, 도입부에서 함께 읽으면 몸의 기능을 찾는 활동이 더 수월해집니다.

#몸의 기능 #손이 하는 일

소중해 소중해 나도 너도
- 엔미 사키코, 가와하라 미즈마루 (주니어RHK)

- 우리 몸은 다 소중하며 그 중 특별히 소중한 곳은 '팬티 속, 음순, 음경 그리고 엉덩이'라고 표현합니다.
- 내 몸에서 특별히 소중한 곳은 가족도 친구도 선생님도 보거나 만질 수 없다고 알려주며, 누군가 보여달라고 요구할 때의 대처 방법을 알려줍니다.

#소중한 나 #몸의 명칭

2단원. 우리는 모두 소중해요

(1) 소중한 내 얼굴

교재 내용	저자의 비밀노트
[배움 열기] 엄마와 내가 닮았대요. [배움 더하기] ▶ 얼굴의 이름 알아보기 ▶ '눈, 코, 입, 귀'가 하는 일 알아보기 ▶ 얼굴 더 자세히 보기 [배움 곱하기] ▶ '눈, 코, 입' 붙임 딱지를 붙여 얼굴 완성하기	• 얼굴의 명칭을 배울 때는 거울로 내 얼굴을 관찰하며 확인하도록 지도해 보세요. 교재의 눈·코·입을 보고 나의 눈·코·입을 떠올릴 수 있습니다. • 제시된 얼굴의 명칭 외에, 아이의 수준에 따라 '볼, 눈꺼풀, 인중' 등을 추가로 가르쳐 주시는 것도 좋은 방법입니다. • 우리 가족의 사진을 관찰하며 배우는 것도 좋은 방법입니다. 이서의 가족이 예시로 제시되었지만, 가족 구성원은 다양할 수 있다는 것을 지도해 주세요.

(2) 소중한 우리 가족

교재 내용	저자의 비밀노트
[배움 열기] 엄마, 아빠의 결혼사진을 보았어요. [배움 더하기] ▶ 결혼, 임신, 출산이 무엇인지 알아보기 ▶ 결혼, 임신, 출산 더 알아보기 [배움 곱하기] ▶ 다양한 가족의 모습 알아보기 ▶ 같이 사는 우리 가족 소개하기	• '여자와 여자 또는 남자와 남자가 결혼을 할 수 있다' 등 가족의 다양성은 보호자의 가치관에 따라 지도해 주세요. 지도하시며 사람마다 생각이 다르다는 점도 함께 알려주시면 좋겠습니다. • 이 단계에서는 결혼, 임신, 출산에 대해 배울 수 있지만, 무엇보다 중점을 둔 것은 '내가 소중한 존재'라는 점을 배우는 것입니다. • 가족의 수는 늘어나기도 하고, 줄어들기도 하며 변할 수 있다는 것을 알려주세요.

(3) 우리는 모두 소중한 존재

교재 내용	저자의 비밀노트
[배움 열기] 나의 어릴 적 모습은 어땠나요? [배움 더하기] ▶ 나에게 소중한 것 알아보기 ▶ 나에게 가장 소중한 것 소개하기 [배움 곱하기] ▶ 소중한 사람들과 따뜻한 쪽지 주고받기	• 나 자신이 소중한 존재라는 것을 깨닫기 위해 '소중함'의 의미를 알아보는 여러 활동을 구성했습니다. 아이들이 '소중함'의 의미를 충분히 이해할 수 있도록, 여러 예시와 함께 지도해 주세요. • 소중한 사람들에게 마음을 표현할 때 글자를 쓰기 어렵다면 하트를 그리는 등 다른 방식으로 마음을 표현하도록 지도해 주세요.

함께 보기 좋은 그림책

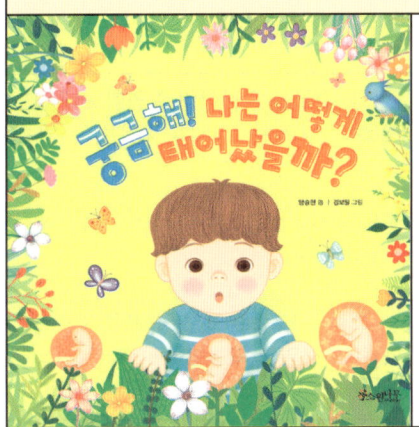	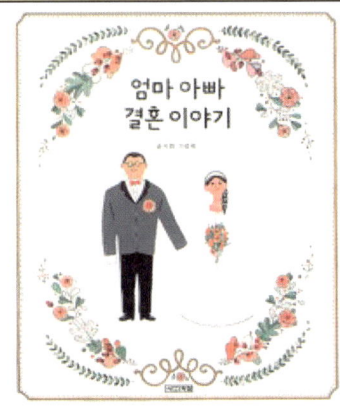	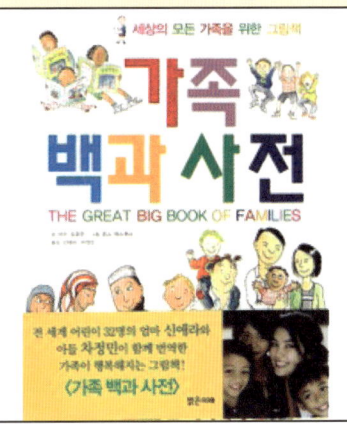
궁금해! 나는 어떻게 태어났을까? - 양승현, 김보밀 (소원나무)	**엄마 아빠 결혼 이야기** - 윤지회 (사계절)	**가족 백과사전** - 메리 호프만, 로스 애스퀴스 (밝은미래)
• '나는 어떻게 태어났을까?'라는 질문을 시작으로, 엄마와 아빠가 사랑하고, 결혼하고, 임신과 출산을 하는 과정을 설명해 줍니다. • 임신의 과정은 간단하게 아기씨가 만나는 것으로 설명되며 내가 소중한 아이임을 느낄 수 있도록 표현되어 있습니다.	• 엄마와 아빠의 결혼사진을 보며 이야기가 시작됩니다. 연애 시절부터 결혼식 준비까지, 엄마 아빠의 결혼 과정을 생생하게 엿볼 수 있는 책입니다.	• 가족 단원에서 여러 형태의 가족이 있음을 알려줄 때 활용 가능합니다. 한부모, 조손, 입양, 성소수자 가정을 보여줍니다. • 가족이 하는 일이 다양하다는 것을 알려줍니다. 가족의 다양성에 초점이 맞춰진 책입니다.
#결혼 #임신 #출산 #소중한 아이	#엄마아빠 #결혼	#다양한 가족

3단원. 내 몸을 깨끗하게 관리해요

(1) 안 씻으면 생기는 일

교재 내용	저자의 비밀노트
[배움 열기] 친구한테서 냄새가 나요. [배움 더하기] ▶ 몸을 깨끗하게 하는 방법 알아보기 ▶ 얼굴 씻는 방법 알아보기 ▶ 몸 씻는 방법 알아보기 [배움 곱하기] ▶ 몸을 바르게 씻는 방법 알아보기	• 거울을 보고 눈, 코, 입이 깨끗한지 살피는 것을 매일 실천할 수 있도록 일과 중에 함께 지도해 보세요. • 위생 습관을 기르기 위해서는 스스로 실천하며 '개운하다'라는 느낌을 경험하는 것이 좋습니다. 특히, 씻는 것을 싫어하는 아이들이 개운함을 느껴보는 경험은 매우 중요합니다. • 혼자 씻는 것이 어려운 아이들이 이 교재를 통해 부분적으로 라도 혼자 씻어볼 수 있도록 지도해 보세요. 자신의 몸을 스스로 관리하는 것은 독립적인 삶을 위해 매우 중요한 기술입니다.

(2) 팬티 속이 가려워요

교재 내용	저자의 비밀노트
[배움 열기] 팬티 속이 가려울 땐 어떻게 해야 할까요? [배움 더하기] ▶ 팬티를 갈아입어야 하는 이유 알아보기 [배움 곱하기] ▶ 씻고 나서 벗은 옷을 정리하는 방법 알아보기	• 1단계에서는 '음순'과 '음경'이라는 정확한 명칭 대신 '성기'라는 단어를 사용했습니다. 아이들의 수준에 따라 가능하다면 '음순', '음경'으로 지도해 주셔도 좋습니다. • 성기는 소중한 곳이므로 스스로 닦을 수 있어야 한다고 알려주세요.

(3) 가족 간 지켜야 할 예절

교재 내용	저자의 비밀노트
[배움 열기] 가족 간 지켜야 할 예절을 알아보아요. [배움 더하기] ▶ 샤워할 때 지켜야 할 예절 알아보기 ▶ 샤워를 한 후 지켜야 할 예절 알아보기	• 씻는 방법을 알고, 씻을 때 지켜야 할 예절도 함께 배웁니다. 아무리 가족이어도 서로 간 경계가 있고, 지켜야 할 예절이 있음을 배울 수 있습니다. • 이 단원은 '5단원: 공적 장소와 사적 장소를 알아보아요'와 이어집니다. 집에서도 나만의 사적 장소는 따로 있다는 것을 알려주세요.

함께 보기 좋은 그림책

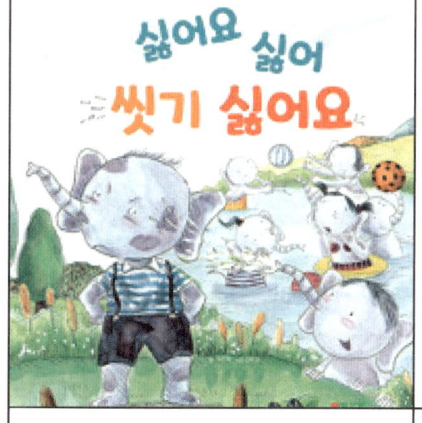	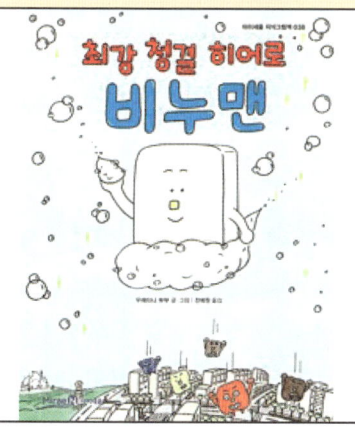	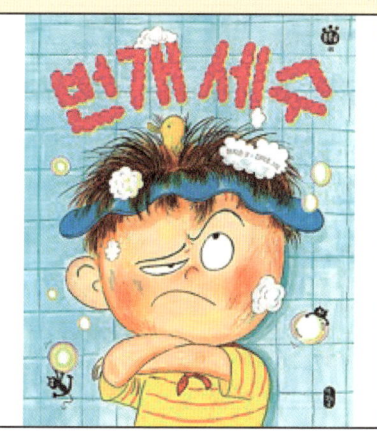
싫어요 싫어 씻기 싫어요 - 김현화, 권효실 (삼성당)	**최강 청결 히어로 비누맨** - 우에타니 부부(미래앤아이세움)	**번개 세수** - 함지슬, 김이조 (책읽는곰)
• 씻기 싫은 코끼리 더리는 안 씻어서 따돌림을 당하고, 온몸이 간지럽고 벌레도 생깁니다. 결국 배탈도 납니다. 씻지 않아 생길 수 있는 일들을 모두 보여줍니다. • 그러다 마음에 드는 친구가 이사 오고, 친구에게 잘 보이고 싶은 마음에 잘 씻기 시작하는 내용입니다. 씻기 싫은 아이들에게 보여주기 좋은 책입니다. #청결 #씻기 싫은 아이들	• 오염단과 싸우는 비누맨이 등장하는 책입니다. 손을 씻어야 하는 이유를 알 수 있습니다. • 손 씻기 외에도 '씻어야 하는 이유'를 재미있게 생각해 볼 수 있는 책입니다. #청결 #세균 #오염	• 세수를 싫어하는 아이가 세수를 하게 되는 과정을 보여줍니다. • 눈이 따가운 아이를 위해 엄마는 '번개 세수' 비법으로 세수의 과정을 재미있게 가르쳐줍니다. #세수하는 방법

4단원. 화장실을 바르게 사용해요

(1) 화장실에 가요

교재 내용	저자의 비밀노트
[배움 열기] 남자는 남자 화장실에, 여자는 여자 화장실에 가요. [배움 더하기] ▶ 남자 화장실 알아보기 ▶ 여자 화장실 알아보기 ▶ 내가 가야 하는 화장실 알아보기 [배움 곱하기] ▶ 화장실의 모습 꾸미기	• 유아기에는 여성 보호자가 남자아이와 함께 여자 화장실을 이용하기도 합니다. 하지만 아이가 남녀 몸의 차이를 어렴풋이 깨닫고 관심 가지는 시점부터는 꼭 자기 성별에 맞는 화장실을 이용하도록 지도해 주세요. 이는 남녀의 신체에 분명한 외형적 차이가 있음을 인지하고 존중하는 첫걸음이 됩니다. • 이성의 화장실에 들어가 친구를 놀리는 아이들이 있습니다. 이는 성별의 차이를 존중하지 않는 행동임을 꼭 알도록 해 주세요. • 종이컵이나 화단 등에 소변을 보도록 하는 경우가 있습니다. 불가피한 경우에는 그 상황에 대해 충분히 설명해 주시되, 바른 화장실 사용법에 대해서도 꼭 언급해 주세요(이동 전에 화장실 미리 다녀오기, 정해진 장소에서 용변 보기 등). • 주변에 화장실이 있음에도 공적 장소(화단 등)에서 소변을 보는 행동은 타인에게 불쾌감을 주며, 신체 노출로 인해 위험에 처하게 될 수 있다는 것을 알려주어야 합니다. 화장실 외의 장소에서 용변을 보는 것이 습관화되지 않도록 주의해 주세요. • 화장실 상징(남녀 표시, 화장실 위치 표시)의 종류는 무척 다양하므로, 새로운 장소에 가면 자연스럽게 화장실을 찾아보고 남녀 상징을 살펴보게 해 주세요. 배운 것을 일반화하는 데 큰 도움이 됩니다.

(2) 변기를 바르게 사용해요

교재 내용	저자의 비밀노트
[배움 열기 ①] 오줌을 싸러 갔어요. [배움 더하기] ▶ 변기에 오줌 싸는 방법 알아보기 [배움 곱하기] ▶ 소변기 사용 방법 알아보기	• 교재에 수록된 단계 중 '아이가 스스로 할 수 있는 단계'를 점차 늘려 가도록 해 주세요. 첫 단계(변기 뚜껑 열기)부터 하나씩 순서대로 지도할지, 마지막 단계(변기 물을 내리고 손 씻기)부터 역순으로 지도할지, 중간중간 단계를 건너뛸지는 아이의 성향에 따라 선택하시면 됩니다. 성취 경험이 필요한 아이라면 마지막 단계부터 스스로 해 보는 것도 좋은 방법이 될 것입니다. 아이가 '이 정도는 내가 할 수 있구나.'라는 성취감과 자신감을 점차 쌓아가게 해 주세요.
[배움 열기 ②] 똥을 싸러 갔어요. [배움 더하기] ▶ 변기에 똥을 싸는 방법 알아보기 [배움 곱하기] ▶ 뚜껑이 없는 변기 알아보기	• 집 외의 장소에서 용변 보기를 어려워하는 아이가 많습니다. 변기 물이 내려가는 소리가 두렵거나, 혼자서 변기 칸에 들어가는 것이 막막하거나, 공적 장소의 변기가 낯설거나, 휴지를 뜯고 사용하는 것이 어려운 등 이유가 다양합니다. 두려움을 이해해 주시되, '용변을 보고 처리하는 방법은 집에서나 밖에서나 비슷하다. 집에서 할 수 있게 되면 어딜 가든 잘할 수 있다.'라는 점을 명심하게 해 주세요. • 여자아이의 경우 소변기의 존재를 인식함과 동시에 '남자는 왜 서서 오줌을 싸는 걸까?'라는 호기심이 생길 수 있습니다. 이는 남녀의 신체 차이(성기 모양의 차이)와 연관해 자연스럽게 설명해 주시면 좋습니다. • 남자아이의 경우, 먼저 대변기(양변기)에 소변과 대변을 보는 것을 지도한 후 소변기 사용을 지도해 주세요. 대부분의 남자 화장실에는 대변기가 있으므로 대변기 사용을 우선하여 지도하는 것이 좋습니다. • 대변기에 앉아서 용변을 볼 때는 '옷을 무릎 아래로 내리는 것'이 중요하고, 소변기에서 용변을 볼 때는 '바지를 완전히 내리지 않는 것'이 중요합니다. 두 가지 상황에서 이 점을 강조하여 지도해 주세요.

(3) 화장실 예절을 알고 지켜요

교재 내용	저자의 비밀노트
[배움 열기] 화장실 예절을 지켜야 해요. [배움 더하기] ▶ 화장실 예절 ① 옷을 무릎까지 내리고 변기 사용하기 ▶ 화장실 예절 ② 바른 자세로 소변기 사용하기 ▶ 화장실 예절 ③ 문을 잠그고 볼일 보기 ▶ 화장실 예절 ④ 화장실 칸에 친구와 함께 들어가지 않기 ▶ 화장실 예절 ⑤ 물을 내리고 변기를 꼭 확인하기 [배움 곱하기] ▶ 화장실 예절 정리하기	• '옷 앞부분만 살짝 내리기'를 지도할 때는 고무줄 바지와 같이 아이가 쉽게 다룰 수 있는 바지로 지도해 보세요. • 보호자의 동행에 익숙한 아이는 화장실 문을 닫고 혼자 남겨지는 것을 거부할 수 있습니다. 문을 살짝 열어둔 채 대화를 주고받으며 아이 스스로 용변 보고 처리하게 하거나, 우선은 문을 닫고 아이 스스로 용변을 보게 한 후 뒷처리할 때만 보호자가 변기 칸에 들어가는 등 아이의 심리 상태에 따라 지도해 보세요. 단, 변기 칸 밖에 있던 보호자가 문을 열고 그 안으로 들어갈 때는 꼭 노크한 후 "들어가도 되니? 들어갈게."라고 말하며 아이의 동의를 구해 주세요. • 변기 칸이 사적 공간이라는 것을 유아기부터 인식하도록 해 주세요. 친구가 "함께 들어가자."라고 제안했을 때 거절할 수도 있어야 합니다. 아이가 변기 칸에 들어가 또래로부터 위협을 받거나, 원치 않는 비밀을 공유받을 수도 있습니다. 성인의 시선이 닿기 어려운 환경이기에, 처음부터 확실하게 거절하지 않는다면 대응이 어려울 수 있습니다. • <물 내림 버튼>을 만지기 싫어하거나, 누르는 힘이 부족하여 변기 물을 잘 내리지 않는 경우가 많습니다. 다음 사람의 편의를 생각해 봄과 동시에, 내가 변기 물을 내리지 않았을 때 타인으로부터 받게 될 부정적인 시선에 대해서도 생각해 보도록 해 주세요. 또, 이 상황이 반복되면 결국 화장실을 이용하는 모두가 지저분한 화장실을 마주하게 된다는 것도 지도해 주세요.

함께 보기 좋은 그림책

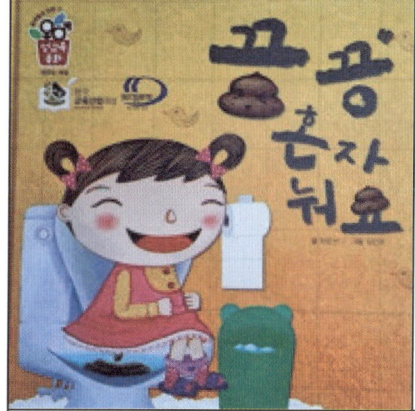

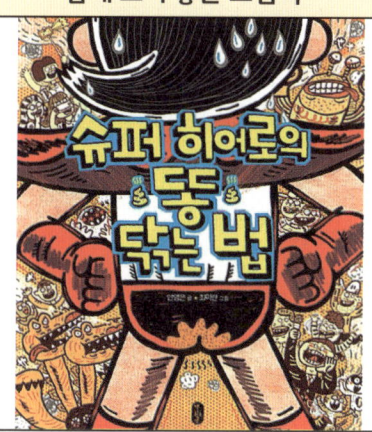

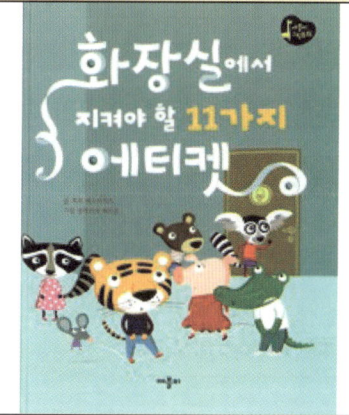

끙끙 혼자 눠요 - 한은선, 김민조 (별똥별)	슈퍼히어로의 똥 닦는 법 - 안영은, 최미란 (책읽는곰)	화장실에서 지켜야 할 11가지 에티켓 - 호프 베스터가드, 발레리아 페트론 (애플비)
• 유아용 변기에서 일반 변기로 전환하는 단계의 아이, 처음 독립적으로 변기를 이용하려 하는 아이에게 추천합니다. • 다섯 살 주인공이 처음 똥 누는 법을 배우는 내용입니다. 변기에 똥 누는 단계를 하나씩 따라 해볼 수 있습니다. • 남자와 여자의 신체 차이에 따라 오줌 누는 방법이 다를 수 있다는 것을 언급합니다.	• 똥을 닦는 행위에 자신이 없어 집 밖에서 대변을 보려 하지 않는 아이에게 추천합니다. • 어떤 자세로 똥을 싸야 하는지, 휴지를 몇 칸 뜯어야 적당한지, 어느 방향으로 항문을 닦아야 하는지 등 '똥 닦는 법'에 대해 집중적으로 탐구한 책입니다. • 적나라하면서도 재미있는 그림이 많습니다. 글밥이 어느 정도 있는 편입니다.	• 동물들이 유치원 생활을 하면서 배우게 되는 화장실 예절을 다룬 책입니다. • 물로만 손을 씻는 아이, 오줌을 참는 아이, 변기 바닥에 소변을 보는 아이, 변기에 너무 오래 앉아있는 아이, 이동 전에 미리 화장실에 다녀오지 않는 아이, 방귀를 아무 데에서나 뀌는 아이 등 생활에 밀접한 일화를 쉽게 풀어냈습니다.
#화장실 사용	#화장실 사용 #청결	#화장실 사용 #화장실 예절 #청결

5단원. 공적 장소와 사적 장소를 알아보아요

(1) 공적 장소와 사적 장소

교재 내용	저자의 비밀노트
[배움 열기] 하루 동안 다녀온 장소들을 생각해 보아요. [배움 더하기] ▶ 공적 장소 알아보기 ▶ 사적 장소 알아보기 [배움 곱하기] ▶ 마을에 있는 공적 장소와 사적 장소 알아보기	• 지역과 문화의 차이로 인해, 교재에 나와 있는 공적 장소의 예시가 아이에게 적절하지 않을 수 있습니다. 아이가 사는 고장을 중심으로 공적 장소를 이용한 경험을 떠올려 보도록 해 주세요. 특정 장소에서 찍은 사진을 아이와 함께 보며 공적 장소와 사적 장소를 구별해보는 것도 좋습니다. • 아이가 아직 경험하지 않았지만 앞으로 배워가야 할 공적 장소에 대해서는 인터넷 검색 및 지도 애플리케이션 활용을 통해 간접 경험해 보도록 해 주세요. • 아이가 혼자 이용하는 사적 장소가 없다면, 편안함을 느낄 수 있을 만한 공간을 작게라도 만들어주세요. 그 공간에 혼자, 또는 보호자와 약간의 거리를 두고 살짝 떨어져서 시간을 보내는 경험을 점차 늘려 보도록 해 주세요.

(2) 공적 장소에서 예절을 지켜요

교재 내용	저자의 비밀노트
[배움 열기 ①] 공적 장소에서는 하면 안 되는 행동이 있어요. [배움 더하기] ▶ 공적 장소에서 하면 안 되는 행동 알아보기 [배움 곱하기] ▶ 공적 장소에서의 행동과 사적 장소에서의 행동 구별하기	• 공적 장소에서는 용인되지 않고 사적 장소에서만 용인되는 행동이 있음을 배우는 것이 단원의 목표입니다. • 아이가 자기 몸에 관심을 보이고 만지는 것 자체는 자연스러운 현상입니다. 다만 이를 나 혼자만의 공간에서 해야 한다는 것, 성기는 우리 몸에서 가장 약한 부분이므로 높은 강도나 빈도로 자극을 주면 다칠 수 있다는 것을 알도록 해 주세요. • 어린아이들은 지루함이나 불안감을 해소하기 위해 성기에 자극을 주기도 합니다. 이 경우, "왜 그곳을 만져?"하고 지적하기보다는 우선 아이의 관심을 다른 곳으로 돌려주세요. 자기자극 외의 활동에 에너지를 쏟도록 해주거나, 대안적인 물건을 만지도록 해주거나, 안정감을 주기 위한 다른 방법을 찾아줄 수도 있습니다. 가장 중요한 것은 아이의 심리 상태를 파악하고, 바람직한 방향으로 욕구를 해소할 수 있도록 돕는 것입니다. • 자극 추구 목적으로 자위를 하는 학생에게, 행동 중재를 적용함과 동시에 "이러한 행동을 '공적 장소'에서 하면 안 된다."라는 것을 반복적으로 지도해 주세요. 대안적 장소를 찾아야 할 때, 학생의 활동 반경을 고려하여 가장 접근성이 좋은 사적 장소를 탐색하고 학생과 약속해 보세요.
[배움 열기 ②] 문을 똑똑 두드린 다음 사적 장소에 들어가요. [배움 더하기] ▶ 사적 장소에 갈 때 허락을 구하는 방법 알아보기 [배움 곱하기] ▶ 나만의 문패 만들기	• 가장 친밀한 가족 간에도 동의와 허락을 구하며 성 예절을 지킬 수 있도록 지도해 주세요. '가족끼리는 괜찮아.'라는 예외가 학습되면 아이로서는 혼란이 올 수 있습니다. • 안전상의 이유로 종종 누군가가 학생의 사적 공간에 들어가야 할 때가 있습니다. 이때 아이에게 허락을 구함으로써, 다른 이의 사적 공간에 들어갈 때는 동의를 구해야 한다는 것을 자연스럽게 학습하도록 해 주세요.

함께 보기 좋은 그림책

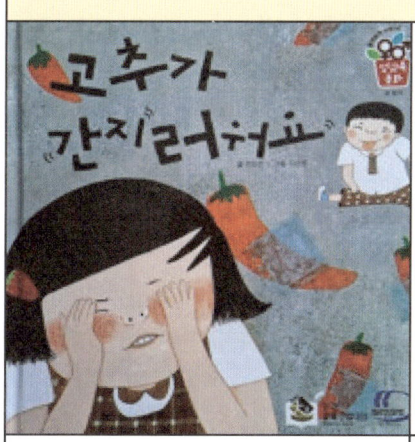
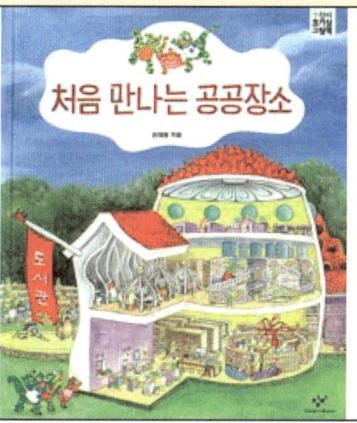
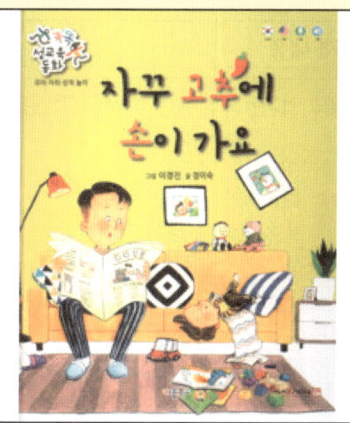

고추가 간지러워요 - 한은선, 김순영 (별똥별)	처음 만나는 공공장소 - 권재원 (창비)	자꾸 고추에 손이 가요 - 정이숙, 이경진 (키움북스)
• 관심을 얻고자 친구 앞에서 바지를 내리는 아이, 이러한 행동을 봤을 때 당혹스러워하는 아이, 반복된 자위로 인해 성기가 아픈 아이가 등장합니다. • 성에 대한 호기심으로 인해 성놀이를 시작하는 아이에게도 추천합니다. • 타인의 몸을 스스럼없이 만지거나 보는 것은 예의가 아님을 알려줍니다. #몸 #경계 #인간발달 #성예절	• '모두에게 열려 있는 장소'로서의 공공장소를 다룹니다. • 카멜레온 삼 남매가 보호자 없이 집 밖으로 나와 공공장소(우체국, 은행, 대중교통, 도서관, 목욕탕, 공항, 시장, 구청 등)를 탐방하는 내용입니다. • 공적 장소와 사적 장소를 구별하기에 앞서, 학생들이 직·간접적으로 접한 공공장소에 대해 경험을 떠올리고 탐색해 보는 수업이 가능합니다. #공적 장소	• 아이들 간 역할 놀이를 하면서 스킨십이 발전되는 사례를 다루며, 우리 몸의 소중함과 경계 존중의 중요성도 알려주는 책입니다. • 유아의 자위와 이를 대처하는 가족의 모습을 담고 있습니다. 아이의 관심 대상을 자연스럽게 전환해 주며, 자위 행동에 당황하지 않고 자연스럽게 대화로 풀어가려는 성인의 태도를 배울 수 있습니다. #몸 #자위 #경계 존중

6단원. 내 감정과 내 몸은 소중해요

(1) 내 감정은 소중해요

교재 내용	저자의 비밀노트
[배움 열기] 마루가 화가 났어요. [배움 더하기] ▶ 감정 사총사 알아보기 ▶ 표정을 보고 감정을 표현하는 말 찾기 ▶ 상황에 맞는 표정 찾기 [배움 곱하기] ▶ 이모티콘으로 감정 표현하기	• 감정은 정말 다양합니다. 1단계에서는 가장 기본인 4가지의 감정에 대해 지도합니다. 감정은 표정에 따라 달라져서, 준비물로 거울을 준비해 두면 더욱 재밌는 수업이 됩니다. • '표정을 보고 감정 찾기'는 사회적 능력 향상의 첫걸음입니다. 유아기, 초등학교 저학년은 자기중심적 사고를 하여 친구 관계에 어려움을 겪는 경우가 많습니다. 다른 사람의 감정 추측하기를 연습하면 다른 사람의 마음을 이해하여 배려하는 태도를 기를 수 있습니다. • 배움 곱하기 '이모티콘으로 표현해요'에서 할 수 있는 활동 2가지를 소개합니다. 상황에 따라 선택하여 활용해 보세요. <활동1> 친구가 붙인 이모티콘을 보고, 같은 모양을 찾아 붙여요. 상황마다 친구와 내가 느낀 감정을 비교하며 이야기를 나누어요. <활동2> 각 상황마다 다른 친구에게 질문하여, 이모티콘 붙임딱지를 붙입니다. 서로 감정을 비교하며 이야기를 나누어요.

(2) 감정을 표현하는 방법

교재 내용	저자의 비밀노트
[배움 열기] 마루는 이서가 좋아요. [배움 더하기] ▶ 좋아하는 친구에게 감정 표현하기 ▶ 감정을 건강하게 표현하는 방법 알아보기 [배움 곱하기] ▶ 몸짓으로 감정 표현하기	• 좋아하는 친구가 생기면 아이들이 가장 많이 하는 방법은 '선물하기'입니다. 이때, 너무 값비싼 물건이나 현금을 선물하면 안 되고, 마음을 전하는 것이 가장 중요하다는 부분을 꼭 함께 지도해 주세요. • 나는 친구를 좋아하는데, 친구는 나를 안 좋아할 수 있습니다. 좋아하는 마음을 표현할 때는 꼭 상대의 마음을 생각해야 한다는 것을 알려주시고, 상대방이 싫어한다면 좋아하는 마음을 강요하지 않도록 지도해 주세요.

(3) 나쁜 접촉에 대처해요

교재 내용	저자의 비밀노트
[배움 열기] 이서는 왜 기분이 나빴을까요? [배움 더하기] ▶ 좋은 접촉, 나쁜 접촉 구별하기 ▶ 내 몸의 경계 알아보기 ▶ 나쁜 접촉 대처법 ① 내 몸을 만지려고 할 때 ▶ 나쁜 접촉 대처법 ② 몸을 보여줄 때 ▶ 나쁜 접촉 대처법 ③ 집에 같이 가자고 할 때 ▶ 나쁜 접촉 대처법 ④ 집에 혼자 있을 때 [배움 곱하기] ▶ 나를 지키는 방법 정리하기	• 아동 성폭력 예방을 위해 '경계'를 지키는 것이 가장 중요합니다. 경계란 눈에 보이지는 않지만, 내가 심리적으로 안정될 수 있는 나만의 영역을 의미합니다. 경계는 상대와의 친밀도에 따라서 그 범위가 달라지기도 합니다. 나의 감정과 경계를 인식하고, 다른 사람의 경계를 함부로 넘지 않을 수 있게 꼭 지도해 주세요. • '나쁜 접촉 대처법' 지도 시 꼭 함께 알려주세요. - "너의 잘못이 아니야. 당황스럽거나 무서운 감정이 드는 모든 상황은 너의 잘못 때문이 아니야."라고 말해 주세요. - 자신이 당한 일을 말하기 어려울 때는 그림으로 그리거나, 일기에 적어두는 것도 좋아요. 마음이 진정되고 나서 꼭 선생님, 가족에게 말할 수 있도록 지도해 주세요.

함께 보기 좋은 그림책

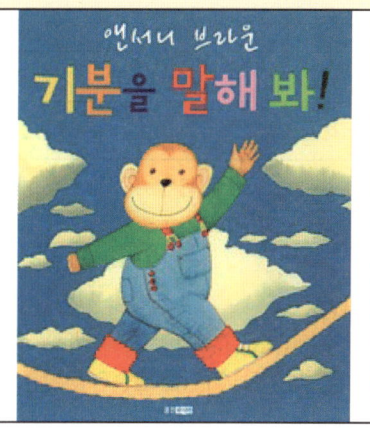	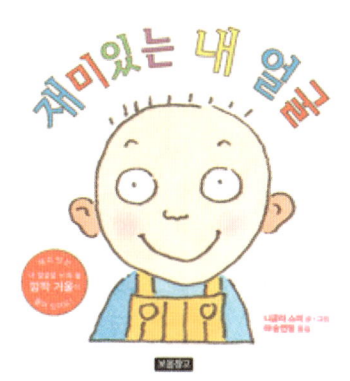	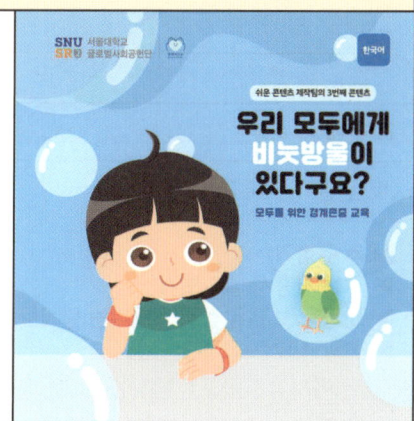
기분을 말해봐 - 앤서니 브라운 (웅진주니어)	**재미있는 내 얼굴** - 니콜라 스미 (보물창고)	**우리 모두에게 비눗방울이 있다구요?** - 서울대학교 글로벌사회공헌단
• 주인공 뒤로 가득 찬 배경 색은 각 감정에 따라 주인공이 느끼는 색과 기분을 직관적으로 표현했습니다. • 한 페이지 당 한 문장으로 구성되어 쉽게 이해할 수 있습니다.	• 감정에 따른 표정 변화를 직관적으로 배울 수 있는 책입니다. • 한 문장으로 이루어진 짧은 동화라 읽는 것이 어려운 아이들도 쉽게 읽고, 이해할 수 있습니다. 책에 대한 재미를 느낄 수 있습니다.	• '경계'에 대해 쉽게 배울 수 있는 책입니다. • 일상 속에서 자주 겪을 수 있는 일을 아이들의 눈높이에서 쉽게 설명했습니다. • e북으로 무료 배포 중이며, 한국어, 영어 등 다양한 언어로 읽어 볼 수 있습니다.
#표정 #감정표현	#몸 #감정 #표정	#경계존중 #비눗방울 #동의와 거절
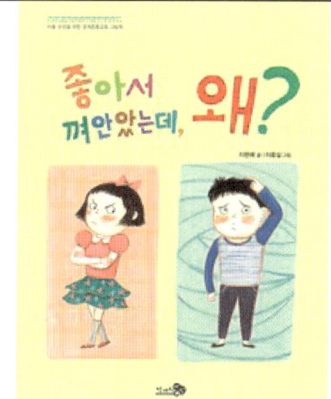	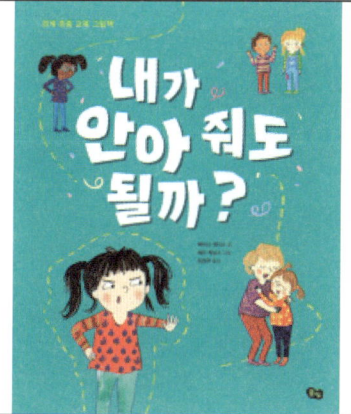	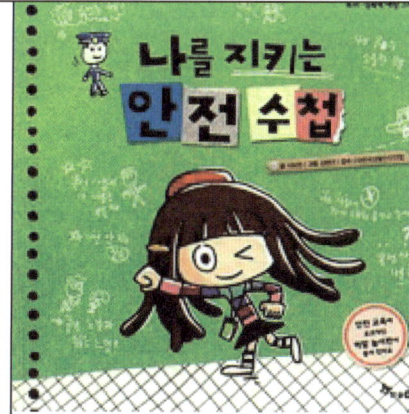
좋아서 껴안았는데 왜? - 이현혜, 이효실 (천개의 바람)	**내가 안아 줘도 될까?** - 제이닌 샌더스, 세라 제닝스 (풀빛)	**나를 지키는 안전 수첩** - 서보현, 김령언 (한솔수북)
• 일상 속 경계를 알려주어, 아이들이 경계에 대해 쉽게 이해할 수 있도록 도와줍니다. • '다른 사람의 경계를 넘을 때 동의를 구하는 표현'을 다양한 상황별로 알려주어 학생들이 직접 연습할 수 있습니다.	• 동의와 거절의 표현을 다양하게 배울 수 있는 책입니다. • '안전망'이라는 용어를 제시하여, 위험한 일이 생겼을 때 위험을 알릴 수 있는 어른이 누구인지 생각해 볼 수 있습니다. 각자의 '안전망'을 만드는 활동을 함께 해도 좋습니다.	• 주인공이 심부름 가는 길에 겪을 수 있는 위험요소를 소개해 주며, 실제 생활에서 겪을 수 있는 성폭력 대처 방법을 알려 주는 책입니다. • 성폭력 예방법을 꼭 기억할 수 있도록, 책에서 소개하는 '나만의 안전 수첩'을 직접 만드는 활동을 함께 해도 좋습니다.
#경계존중 #동의와 거절	#경계존중 #동의와 거절	#경계존중 #성폭력예방 #거절

참고 도서

1. 내 몸이 궁금해요(2020), 파울린느 아우드, 북드림아이

2. 털이 좋아(2018), 김규정, 바람의아이들

3. 나는 여자, 내 동생은 남자(1997), 정지영·정혜영, 비룡소

4. 몸몸몸: 나의 몸 너의 몸 다른 몸(2022), 서맨사 커시오, 불의여우

5. 무엇이든 할 수 있는 손 손 손(2023), 정연경·김지영, 책속물고기

6. 소중해 소중해 나도 너도(2022), 가와하라 미즈마루, 주니어RHK

7. 궁금해! 나는 어떻게 태어났을까?(2019), 양승현·김보밀, 소원나무

8. 엄마 아빠 결혼 이야기(2016), 윤지회, 사계절

9. 가족 백과사전(2010), 메리 호프만·로스 애스퀴스, 밝은미래

10. 싫어요 싫어 씻기 싫어요(2020), 김현화·권효실, 삼성당

11. 최강 청결 히어로 비누맨(2018), 우에타니 부부, 미래앤아이세움

12. 번개 세수(2017), 함지슬·김이조, 책읽는곰

13. 끙끙 혼자 눠요(2022), 한은선·김민조, 별똥별

14. 슈퍼히어로의 똥 닦는 법(2018), 안영은·최미란, 책읽는곰

15. 화장실에서 지켜야 할 11가지 에티켓(2010), 호프 베스터가드·발레리아 페트론, 애플비

16. 고추가 간지러워요(2022), 한은선·김순영, 별똥별

17. 처음 만나는 공공장소(2014), 권재원, 창비

18. 자꾸 고추에 손이 가요(2019), 정이숙·이경진, 키움북스

19. 기분을 말해봐(2011), 앤서니 브라운, 웅진주니어

20. 재미있는 내 얼굴(2014), 니콜라 스미, 보물창고

21. 우리 모두에게 비눗방울이 있다구요?(2021), 서울대학교 글로벌사회공헌단

22. 좋아서 껴안았는데 왜?(2015) 이현혜·이효실, 천개의 바람

23. 내가 안아 줘도 될까?(2019), 제이닌 샌더스·세라 제닝스, 풀빛

24. 나를 지키는 안전 수첩(2016), 서보현·김령언, 한솔수북